本书为北京科技大学基本科研业务费资助项目"医生、药铺
与病人：金石药在近现代中国的应用与转型"
（项目编号：FRF-TP-19-018A1）成果。

从本草
到中药

王传超 著

中国传统本草知识的近代转型

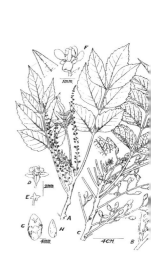

中国社会科学出版社

图书在版编目（CIP）数据

从本草到中药：中国传统本草知识的近代转型／王传超著．—北京：中国社会科学出版社，2024.3

ISBN 978-7-5227-3371-5

Ⅰ．①从…　Ⅱ．①王…　Ⅲ．①本草—研究—中国—近代　Ⅳ．①R281

中国国家版本馆 CIP 数据核字（2024）第 065749 号

出 版 人	赵剑英
责任编辑	王丽媛
责任校对	孙延青
责任印制	王　超

出　　版	中国社会科学出版社
社　　址	北京鼓楼西大街甲 158 号
邮　　编	100720
网　　址	http://www.csspw.cn
发 行 部	010-84083685
门 市 部	010-84029450
经　　销	新华书店及其他书店

印　　刷	北京君升印刷有限公司
装　　订	廊坊市广阳区广增装订厂
版　　次	2024 年 3 月第 1 版
印　　次	2024 年 3 月第 1 次印刷

开　　本	650×960　1/16
印　　张	21.5
插　　页	2
字　　数	302 千字
定　　价	89.00 元

凡购买中国社会科学出版社图书，如有质量问题请与本社营销中心联系调换
电话：010-84083683

目　录

绪 论

··+··+··+··+··+··+··+··

一　问题的提出

清末民初，历史悠久的"传统医药行业与知识体系"步入了千年未有的新境遇。伴随着兴起于近代西方、完全异质之另一种医学知识与药物引入与传播的规模越来越大、执其为业者的队伍不断扩大，因而有了中医与西医之分、中药与西药之名。西医西药，不仅在营业上成为中医药强劲的对手，而且挟近代文明之势、借科学之力，对中医药存在的基础构成了挑战。向来对巫医、顶香看病嗤之以鼻的儒医们愕然发现当初的指责竟然被加于自身，于是奋起反击。在此背景下，中西医及其各自的支持者之间展开了旷日持久的论战，加之政府的参与，矛盾数度激化。尽管医学理论的争辩达到了非此即彼、你死我活的程度，但对于中药本身的价值，双方却存在某些共识。西医普遍承认沿用千年的中药在经验上相当有价值，但是应以现代科学方法整理之；即便是激进的中医废除论者也往往主张对中医可以"废医存药"或"废医验药"。而中医界不仅尝试从"科学"的角度论证中药的效果，以图与西医一较长短，而且积极进取，从一些方面努力改良自身。势不两立的双方出于不同的目的，在中药改良这一论题上居然取得了某些共识，并分别付诸行动，做了不少工作。

因此，笔者认为，考察中国近代的中西医关系和医药观念流变，从中药入手，或者可以得到一个较好的切入点。医学理念之争，双方往往自说自话，且多意气用事之语，很难有真正意义上的交流与交锋，而在中药问题上，双方反而能不时地就同一问题展开较为深入的互动。通过对双方相关言论及行动的考察，能够更深入地理解双方的立场与影响。不仅于此，药作为治疗疾病最重要的工具，作为一种关乎国计民生的商品，作为思想文化的一种载体，将医生、病人、政府及社会联系在一起。因而通过对它的考察，触类旁求，可以往来出入于社会史、思想史、文化史，获得更为广阔的论说空间。

正因如此，与中药改良相关的种种思想及行动所包含的信息是非常丰富的。一方面面对西方科学的强势地位，中医药界的精英人士需要对原有的知识、信条进行改进、再解读以求应对新形势，更何况"西方的观念和做法与当地的治疗存在互动，后者自身也在变化之中"①。这种再解读与改进的过程，复杂多变而又饶有意味，非常值得探求，虽然其中有不少内容若以今日的"科学"视角视之，纯属荒诞的比附，但在当时从主、客观两方面看来皆属严肃的努力。另一方面，除了改造旧知识，中药改良还是一个吸收、改造新知识的过程，这一过程的复杂程度更甚。传统社会往往对西方医学"抱持着分歧、矛盾以及选择性利用的多样态度"②，因此要厘清中医界、西医界、中药生产者等各群体在中药改良这一大的框架上各自的动机和他们之间的利益纠葛，才能理解他们在对中药进行改良的时候所选择的不同路径和引入的不同知识手段。

此外，中药改良作为一个内容多样、因时有变的概念，在不同地域、不同时代背景下有着不同的表现形式，其中既涉及跨文化交流的科学传播问题，比如所谓"中药（汉药）科学研究"早期其实是由日本学者发扬光大的，中国早期从事中药科学研究的那批学者大多受其影响；也涉及政治与科学的互动，尤其突出的是国货运动时期中药研究及生产的借势。

---

① ［美］约翰·伯纳姆：《什么是医学史》，颜宜葳译，张大庆校，北京大学出版社2010 年版，第 103 页。

② 李尚仁主编：《帝国与现代医学》，中华书局 2012 年版，第 10 页。

通过不同群体的努力，中国旧有的本草学知识系统以及药物观念与外来的新知识冲突、交融，从形式到内容都给中药学（本草学）以及中药本身带来了重大的影响，产生了一系列新旧杂陈、风格多样的观点、著作；呈现出"新瓶旧酒"或"旧瓶新酒"的多彩局面。例如，很多在内容、形式上更接近传统本草格局的著作，被时髦地冠上了"药物学""药学词典"之名，而受过新式科学训练的赵燏黄所编的生药学著作，反而是以"现代本草"为名。

因而，中药改良这一概念虽然笼统，却是一个恰当的象征，通过对它的考察，我们可以看出近代中国的医药界处于中西新旧之间，是如何在外来的"科学"与民族的"国粹"之间呐喊与彷徨、奋斗与妥协的。

二 相关研究综述

尽管中国近代药学史不是医学史界研究的传统热点，但仍有一些前辈学者致力于此，在基本史实方面做了大量工作，为后来者打下了一定的基础。近年来一些历史学界学人也开始涉足医疗史领域，其论著往往涉及中国近代药学研究，从不同侧面拓展了这一领域的研究视野。

（一）中药通史与中药学背景知识

溯往方能知来，虽然本书关注的焦点在近代，但必须对传统中药学具备起码的了解，才能区分何者为传统，何者为流变。

在中药通史方面，20世纪50年代北京中医学院编有一册《中药简史》①，按照时间顺序梳理了中国药学史，内容比较全面，提供了基本的历史脉络。该书基本框架采用从原始社会到社会主义社会的五阶段制，表现出浓厚的政治色彩，非常注重药学成就的"发明优先权"，有些地方对社会基础与上层建筑关系的论述比较牵强。渠时光的《中国药学简史（初稿）》② 写成于"文化大革命"结束之初，

---

① 北京中医学院一九五七年班编：《中药简史》，科学技术出版社1960年版。
② 渠时光编：《中国药学简史（初稿）》，沈阳药学院、辽宁省药学会、辽宁省药物研究所1979年版。

且过于仓促，与上述《中药简史》相比，并无突破。

20 世纪 80 年代初，俞慎初完成了《中国药学史纲》① 一书，以朝代顺序编排史实，虽然篇幅不大，但在社会上引起了广泛的注意，② 尤其是引起了中医药界很多人对药学史的关注。不过该书没有涉及近代史部分。随后，薛愚主编的《中国药学史料》③ 出版。该书收集了比较丰富的史料，并进行了精心编排，很有条理，且用三分之一的篇幅叙述了近代部分，具有较高的参考价值。张明皋主编的《药学发展简史》④ 分为两大部分：第一部分是中国药学通史，并以专章介绍了几个主要少数民族的药学史；第二部分则按照学科，介绍了国内外生药学、药物化学、药剂学和药理学的发展史。傅维康主编的《中药学史》⑤ 是作为教材使用的，可供了解基本史实，在内容和体例上基本沿用了前人著述。朱晟、何端生合著的《中药简史》⑥，第一章为"中药发展概述"，第二章至第七章分别介绍炮制、汤药剂型、成药、药用度量衡、炼丹术、中国古代医药化学的历史及文献，第八章探讨"为什么近代医药化学没有在中国产生"，全书资料较丰富，很多观点有启发意义，但全书更像是一本论文集，且偶有以今类古之处。

在国外，文树德（Paul U. Unschuld）所著关于中药的通史性著作⑦较为详尽，并附有大量插图，且有专章记述 20 世纪中药学的情况。

在中药学背景知识方面，郑金生的两本书提供了重要的基础：

① 俞慎初：《中国药学史纲》，中华全国中医学会福建分会 1981 年版。
② 刘德荣、王邦彦校辑：《俞慎初著〈中国药学史纲〉评介资料汇编》（内部资料），1990 年。
③ 薛愚主编：《中国药学史料》，人民卫生出版社 1984 年版。
④ 张明皋主编：《药学发展简史》，中国医药科技出版社 1993 年版。
⑤ 傅维康主编：《中药学史》，巴蜀书社 1993 年版。
⑥ 朱晟、何端生：《中药简史》，广西师范大学出版社 2007 年版。
⑦ Paul U. Unschuld, *Medicine in China*: *A History of Pharmaceutics*, Berkeley, Los Angeles, London: University of California Press, 1986.

《中药》① 是一本小册子，图文并茂，从来源、本草学史、药理、药业、炮制、杂事等方面简明扼要地对中药进行了介绍，是极好的入门书；《药林外史》② 虽名为"外史"，但内容与结构实则由内而外、深入浅出、系统全面地介绍了中药学的主要内容与发展脉络，并旁及若干与中药相关的社会文化、人文思想话题，引人深思。尚志钧等著的《历代中药文献精华》③ 对本草学发展史上的重要文献逐一介绍点评，是一部非常实用的工具书。

此外，还有大量关于中药鉴别、炮制、成药制作的著作，此处不一一列举。

（二）中国近代药学史

关于近代中药科学化，早在 1949 年，张昌绍的《三十年来中药之科学研究》④ 一文，简要介绍了数种重要中药的研究情况，并附相关文献。中华人民共和国成立后，张氏又编著《现代的中药研究》⑤ 一书，详细回顾了民国时期对中药的科学研究，并按照研究热点，将其分为 20 年代（麻黄）、30 年代（防己、贝母）、40 年代（抗疟药）等时代。张氏的论著总结的主要是西医现代生药学方面的研究，而没有涉及中医药界的工作。

全面介绍中国近代药学史的论著，有陈新谦、张天禄编著的《中国近代药学史》⑥ 是一部基础性的著作。该书系统全面地整理了鸦片战争至中华人民共和国成立之前的中国药史，不仅介绍了药学研究情况，还专章交代了中西药商业及制药工业、药学教育、药学团体、药学出版、药品检验、医院药房、根据地和解放区药学、少数民族药学等方面的情况，并附有大事年表、史料简述、药学人物

---

① 郑金生：《中药》，"图说中医"丛书，人民卫生出版社 2011 年版。

② 郑金生：《药林外史》，广西师范大学出版社 2007 年版。

③ 尚志钧、林乾良、郑金生：《历代中药文献精华》，科学技术文献出版社 1989 年版。

④ 张昌绍：《三十年来中药之科学研究》，《中华医学杂志》第 35 卷第 7 期，1949 年。

⑤ 张昌绍编著：《现代的中药研究》，中国科学史料丛书（现代之部），中国科学图书仪器公司 1953 年版。

⑥ 陈新谦、张天禄编著：《中国近代药学史》，人民卫生出版社 1992 年版。

简介等三个很有价值的附录。

（三）其他医学史论著

除药学史论著外，还有大量记述或反思近现代医学史的论文、书籍涉及中药科学化问题，可资借鉴。关于近代医学史，赵洪钧编著的《近代中西医论争史》① 是一部史论兼长的著作，常读常新。邓铁涛、程之范主编的《中国医学通史》② 资料翔实，能够提供很多研究线索。针对近代医药史上某些特定的人物、事件的论著有很多，其中一般会涉及药学内容，如高晞的《德贞传：一个英国传教士与晚清医学近代化》③ 中关于鸦片的论述，沈伟东的《医界春秋1926—1937：民国中医变局中的人和事》④ 中对该刊"药物学专号"内容的介绍，等等。近年来对近现代医药学史进行反思的论著颇多，⑤ 虽然其着眼点大多在当下，但对于重新解读历史总能提供一些新的视角。

中国医学通史的著作是不可少的基础，李约瑟《中国科学技术史》的医学分册和廖育群等的《中国科学技术史·医学卷》作为中国医学史研究领域有代表性的著作，⑥ 为本书写作提供了基本的历史框架。

（四）近年来的动向

近年来，历史学界逐渐开始关注医疗史的研究。如皮国立⑦、余

---

① 赵洪钧编著：《近代中西医论争史》，安徽科学技术出版社 1989 年版。

② 邓铁涛、程之范主编：《中国医学通史·近代卷》，人民卫生出版社 2000 年版。

③ 高晞：《德贞传：一个英国传教士与晚清医学近代化》，复旦大学出版社 2009 年版。

④ 沈伟东：《医界春秋 1926—1937：民国中医变局中的人和事》，广西师范大学出版社 2011 年版。

⑤ 赵洪钧：《回眸与反思：中西医结合二十讲》，安徽科学技术出版社 2007 年版；中国科学技术协会学会学术部编：《中医药的科学研究》，中国科学技术出版社 2007 年版；朱建平主编：《近代中医界重大创新之研究》，中医古籍出版社 2009 年版。

⑥ ［英］李约瑟：《中国科学技术史·第 6 卷第 6 分册·医学》，刘巍译，科学出版社、上海古籍出版社 2013 年版；廖育群、傅芳、郑金生：《中国科学技术史·医学卷》，科学出版社 1998 年版。

⑦ 皮国立：《近代中医的身体观与思想转型：唐宗海与中西医汇通时代》，生活·读书·新知三联书店 2008 年版。

新忠①、梁其姿②、杨念群③等人的著作，皆属立足社会史、文化史视角的代表性著作。关注近代药物问题的专题性研究也逐渐增加，如雷祥麟④详细考察了20世纪40年代对抗疟药常山的研究，发现在进入现代技术科学网络后，尽管常山治疗疟疾的用途没有变化，但它的身份和科学地位却发生了重大的转换，原本长期使用这一药物的中医却反而被排除在这一科学网络之外。

　　台北"中研院"近代史研究所的张宁自2005年起，开始从事以"从西药到新药：民国时期上海的药房与药厂"为题的综合研究，目标在分析西药引进中国的过程及近代中国制药工业的建立。她发表的文章中，有一篇以20世纪最重要的镇热止痛剂阿司匹灵为例，检视民国时期上海华商药房与德国拜耳药厂之间的竞争；⑤还有一篇借清末风行一时的"艾罗补脑汁"，观察草创时期的华商药房如何借着清末"脑为一身之主"的新生理知识创造新药，从而在外商控制的西药市场上站稳脚跟。⑥

　　总体来讲，中华人民共和国成立初期的研究往往一方面受民族主义和国家提倡民族医药的影响，对中药抱有崇拜仰视视角，另一方面着重关注太平天国和革命根据地、解放区的工作成就，并强调近代开展相关研究的阻力与困境，对近代中药学的状况难以

----

　　① 余新忠主编：《清以来的疾病、医疗和卫生：以社会文化史为视角的探索》，生活·读书·新知三联书店2009年版。

　　② 梁其姿：《面对疾病：传统中国社会的医疗观念与组织》，中国人民大学出版社2012年版。

　　③ 杨念群：《再造"病人"：中西医冲突下的空间政治（1832—1985）》，中国人民大学出版社2013年版。

　　④ Sean Hsiang-lin Lei, "From Changshan to a New Anti-malarial Drug: Re-networking Chinese Drugs and Excluding Traditional Doctors", *Social Studies of Sciences*, Vol. 29, No. 3, 1999, pp. 323-358（雷祥麟：《常山——一个"新"抗疟药的诞生》，载李建民主编《从医疗看中国史》，中华书局2012年版，第339—384页）。

　　⑤ 张宁：《阿司匹灵在中国：民国时期中国新药业与德国拜耳药厂间的商标争讼》，《"中央研究院"近代史研究所集刊》2008年第59期。

　　⑥ 张宁：《脑为一身之主：从"艾罗补脑汁"看近代中国身体观的变化》，《"中央研究院"近代史研究所集刊》2011年第74期。

做全面系统的了解，对外来科学、医药学的影响往往仅视为负面因素一笔带过。20 世纪 80 年代以来，相关研究渐渐开始着重史料的整理，和历史脉络的梳理。近年来，随着知识转型、文化交流、科技传播等话题在全球范围内医学史研究领域的盛行，国内外越来越多的研究开始关注外来的医学知识如何与本土知识互动，揭示不同质的医学文化间碰撞融合的复杂情况。本书的研究视角即由此而来。

最后，需要指出的一点是，与医学史学科的繁荣相比较，药学史方面的著作与论文明显偏少，专门以近代中药学史为研究对象者更属寥寥，这也是本书选题所考虑的因素之一。

三　研究内容

近代中药改良这一主题不仅关涉传统本草之学向中药学转化的知识转型问题，还关系到多个社会群体的文化交锋和权力博弈，因此是考察近代中国文化转型和社会转型的一个较好切入点。本书将围绕这一主题展开跨学科研究，结合中药学、社会史、文化史等相关领域的研究成果，在近代科学和西方医学知识传入的背景下，讨论相关各方如何对传统的中药学知识加以改造或重释，考察他们的意图、行动及最后所得的结果。主要涉及以下内容。

第一，导致中药改良这一命题产生的内部因素和外部因素。

关于推动中药改良这一命题出现的因素，较为引人注目因而讨论比较便利的是外部因素，比如西医药的进入给中药地位带来的冲击、中国近代科学观念的推广及中国科学化运动的兴起、20 世纪上半叶西方化学药品的飞跃发展等。这些因素固然重要，但研究时也不应该忽视内部因素，即本草学发展自身的要求。历史上本草学的发展自有其脉络，每一时期都有其特定的主题。考察其源流演变尤其是清代中期以来变化的趋势（注重辨伪、以药物效用分类编纂本草书籍等），可以明了其发展的内在需求。一般来说，外来知识中与其内在需求合拍者将会被更好地吸纳改造。

第二，有哪些外来知识受到重视，它们究竟对传统中药学知识产生了多少影响，其原因何在。

近代与中药改良相关的学科主要有以下几个：生药学（及药用植物学）、药化学、药理学。这几个学科所受到的关注程度有所不同，对中药进行化学分析以提取有效成分的思路早在晚清就有人提倡，此后也一直受到较多的关注，但它对中药学发展产生的实际影响却比不上相对低调的生药学。这一矛盾现象产生的过程及背后的原因值得分析。

第三，中药知识自身究竟发生了哪些变化，在此过程中中医师采取了哪些行动、发挥了什么样的影响。

无论是生药学研究，还是药化学与药理学研究，严格来讲都属于西医药学，其研究者大多在西方或国内受过较为严格的现代科学训练，因而对中医学及传统本草学谈不上有多深入的了解，遑论好感（部分生药学家可能会是例外）。因此本书要考察在此背景下传统中药学知识的嬗变，就需要着重关注中医师在面对新知识，尤其是国内中药科学研究者的研究结果时所持的态度、所采取的行动以及这些行动产生的影响。毕竟，中医师才是中药知识的使用者，若要讨论传统本草之学的嬗变，最重要的还是要看一看主人的想法，而不是简单地去评判其是进步还是落伍。举例来说，民国时期关于中药化学成分的分析做了不少，前人对此已有不少总结，但简单罗列化学分析所得，无助于本书所要解决的问题。本书关注的焦点在于中医师对这些成果是什么态度、吸纳了多少以及这种态度背后的原因。

第四，中药制剂及其应用发生了哪些变化。

炮制从广义上讲也是中药学的组成部分之一，因而本书将近代中药制剂的变化及使用情况也纳入了考察范围。这一话题涉及中药研究者、生产者、使用者之间复杂的互动交流，对于在更广阔的空间里去考察中药学的嬗变是一个比较好的切入点。

四 研究思路与方法

中国科技史的研究者往往将中国古代科技中成就突出、研究深入的部分归结为"农、医、天、算"四大学科。四者之中，农学、天文、算学在今日已不再作为现实生活中实际应用的学科，只留下浩如烟海的文献资料供后来者或发思古之幽情、或做严谨之考证，当然，世事无定，来日方长，或有一天时移世易，换了人间，这些学科重新焕发生命力也未可知。中医之学虽则磕磕绊绊，却一直行用至今，这就给医史研究平添了难度。

对于研究者来说，只要能保证资料的获取，在时间上、空间上、情感上距离越远的研究对象就越理想，因为可以最大限度地摆脱情感的牵绊和现实的干扰。当然，为现世所干扰本是历史研究者无法摆脱的宿命，正如柯林伍德脍炙人口的名言："一切历史都是当代史。"作为研究者，唯一能做的只是尽可能多反思，提醒自己尽量以不偏不倚的立场去观察研究对象。

对中国医学史的研究来说，近代史尤其是敏感地带。对中医来说，那是最坏的时代，外忧内患、政府压制，就连生存都岌岌可危；可若换个眼光看，又何尝不是一个上好的时代，外有科学知识作为参照，内部又打破了传统束缚，各路豪杰闻风而起、各抒己见，呈现出百家争鸣的繁荣局面。不过，对于后来的研究者，尤其是持有鲜明的学派立场者来说，这也带来了一些困扰：左袒中医者以受害者自居，控诉西医霸道、政府昏庸，书写一部中医挣扎求存的血泪史；定科学于一尊者将近代中医辛苦弥缝旧学新知得来的一堆折衷之论视作呻吟呓语，大笔一挥全给扫进历史垃圾堆。本书将尽最大可能避免上述情况，努力去接近真实的历史。

本书将重点关注传统本草之学向中药学转变的知识转型问题，通过跨学科的研究视野与研究方法，考察这一过程中相关各方的文化立场、利益之争与权力博弈，由此分析传统知识体系的"变"与"不变"，以及背后的学科发展逻辑和社会文化因素。研究将主要通过文献解读分析来展开，需要说明的有以下两方面。（1）在表达形式方面，将尽量使用插图，使表达更加直观。近代中国遗留了大量图像史料和实物资料，如能将此类资料利用起来，更能起到事半功倍的效果。（2）在论述方面，注重对比。史实总是在对比之中才能彰显其价值、构成"研究"、避免堆砌，更何况近代中国处于新旧中西之间对立抗衡、对接转型问题愈加凸显的历史阶段，充满了各种矛盾，其表现形式多样而普遍。就本书研究而言，中医与西医、中药与西药、本草药与民间药、城市与乡村等都是可以用对比法来展开论述的。

本研究的难点在于史料的数量过于庞大，难以把握，"目前已知的近代史料已经不胜其烦，而扩张的速度幅度又极快极大"[①]。中药改良虽然是一个比较具体的题目，但仅就目前所见，史料的数量仍然是非常大的。如何将庞杂的资料条理化，择其精要来展现历史概貌是对本研究最大的考验。

除绪论与背景介绍外，本书主要从三个方面讨论近代中国传统本草之学向中药学转变过程中发生的变化：（1）生药学（包括药用植物学）对中药基原辨正工作的影响；（2）药化学及药理学研究背景下中医对中药药效之理的探索；（3）中医师及中药生产者在西药影响下对中药剂型及生产工艺所做的改良。

第一，药物基原的考订在本草学的发展中一直是一个重要问题。但在传统社会，识药、辨药经验大多依靠口耳相传，因此有很强的地域性和时间上的局限性，即使本草书籍中记录这些经验，往往也会因缺乏精准的分类体系和精细的描述手段而使其记载不具实用价值。因而基原辨正延续千年，始终无法根本解决。生药学方法的出现，适应了这一需求，有了拉丁学名，再辅之以详细的形态描述，一种药物就在自然界凡百万物中有了清晰明确的定位，这对于传统本草学来说是一种革命性的变化，使从根本上消除药名歧异成为可能。故而在近代对中药开展的各种科学研究中，生药学的成果最易于为中医所接受，发挥的效果也最好。此后在中药学教材、著作中，一般都会首列学名、科属、形态。

---

① 桑兵：《晚近中国研究的史料与史学》，载教育部社会科学委员会历史学学部编《史学调查与探索》，北京师范大学出版社 2011 年版。

第二，对中药进行化学分析以确定其有效成分在晚清以来，是中药改良中呼声最高的一种途径，从事相关研究的人员数量也颇不少，分析了多种药物的成分，并对其开展生理作用及病理作用的研究。但其背后所包含的理论是，中药之所以有效是因为其中的有效成分，这种理论与中医固有的理论有所冲突。不仅如此，研究者进行药化学与药理学研究的目的在于提取有效成分并阐明其药理作用，使之成为西医药理论指导下的新药，而不是为了帮助中医改进用药。因此无论从理论上讲还是从实践上讲，中药的药化学及药理学研究对于中药学来说完全是异己的。虽然相关研究呼声很高，但在中医界反响并不好。而且从总体上看，当时分析所得的成分与中医实践经验很难挂钩，有些还有所抵牾。故而成分项之著录在中药学书籍中不似学名、形态项那么普遍。且大多著录成分者也只是聊备一格，未作深究，也偶有努力为成分与经验不相符合做出种种推理性解释者。

第三，晚清民国时期，随着西药输入与使用的规模越来越大，其疗效精确和外观整洁给国人留下深刻印象，同时与国内的中医药在声誉和营业上产生了日益激烈的竞争。到 20 世纪 20 年代，中医药界越来越多的人意识到要对中药制药做出改良，以适应新的时代要求，应对西药的冲击。他们所做出的努力，一方面是努力研究改良原有剂型，尽力使之服用方便，另一方面则参照西药剂型，寻求开发中药新剂型。他们的工作主要集中在 20 年代和 30 年代的十数年间，所取得的成效主要体现在：虽然大部分传统药店还停留在手工业作坊的水平上，但已经有先行者在制药过程中引入了新式机器和科学仪器，努力生产在形式上与西药接近的中药产品。

第一章

近代西药东来与中药改良之发端

外来药物的引入、传播与实际应用是中国医学史上一个饶有趣味的题目。虽然早在汉代就有外来药进入中国，但当时中医的理论体系已经形成，因此千余年来，这些药品要么较好地融入中医药的体系，要么就迅速湮没在历史长河之中。但清代之后尤其是晚清时期，情况大有不同，西洋药物的传入，再也不像此前历代的外来药，能很快被中医药改造吸纳，为中医所用。从此，中医传统话语中的"番药""洋药""海药"等称呼成为历史，"西药"这一概念逐渐走上前台，深刻地影响了国人的医疗实践和医药知识系统，由此中国医学史进入了中西对立的时代。面对西药，清末民初的中医有何种反应，传统知识框架在其中所发挥的作用以及产生的变化，仍然是值得深入挖掘探讨的主题。

第一节　近代之前的外来药物

外来药物早在汉代就开始传入中国。只不过在近两千年的岁月中，一则由于中药传统理论体系具有极强的吸纳、解释能力，再则因为中国人普遍具有的华夷观念，这些外来药物要么为中药体系所接纳、重释，从而占据一席之地，要么就只是昙花一现，湮没无闻。尤其突出的例子是元代曾在医疗机构中专设"回回药物院"，而当时翻译的《回回药方》收药400余种，可说是中国古代少有的大规模引进外来药物，至今犹为回族学者津津乐道。① 但若仔细推敲，这些药物大多数：

> 不过是药物名称的"汉字化"（译名）——是否真正传入，难于断言；即便传入，大概也主要是由回回药物院的医生使用……由元入明，不仅国家政权重归汉族，而且在用药方面也回归到"传统"的固有知识体系……即便是在异族统治的金元时期，医药学知识的主流并未发生什么改变，并且呈现出沿着固有"传统"之轨迹发展的明显态势。②

自明末以来，随着欧洲人的地理大发现以及传教士的东来，美洲作物及少量西洋药物被引入中国。清代初期，由于康熙的个人爱好，引进的西洋药物从数量上有所增多，并在宫中设露房供传教士白晋、张诚制取西洋药物。与此同时，也有少量有关药物的著作被引进，如南怀仁的《吸毒石原由用法》，石铎琭的《本草补》，白晋、张诚的《西洋药书》（满文），等等。

此时引入的西洋药物，间亦被称作"西药"，但其实与近代以来所说的西药有很大不同。试举一例，1678 年，澳门使臣佩雷拉（Benoit Pereyra）向康熙皇帝进献狮子，朝中无人认识。传教士利类思从所携带的西方文献中纂辑了与狮子有关的内容，作《狮子说》，其中有"狮体治病"一条：

> 狮生能力如此之异，狮死亦有异常之用，血、肉、油、五脏、筋骨、皮革等项，名医取之以治病。狮血涂身，百兽不敢残害。狮油擦体，百兽闻之远遁。傅其患处，能止诸痛。灌于耳，亦止耳疼。狮肉食之，能去昏迷、妖怪。食狮脑，其人即

---

① 王锋主编：《中国回族科学技术史》，宁夏人民出版社 2008 年版。
② 廖育群：《传统医学纵横谈——漫步在科学与人文之间》，上海交通大学出版社 2014 年版，第 278—280 页。

疯。狮皮作履穿之，足趾不疼。作褥子坐之，无血漏之病。制
造膏药，入狮干粪，能脱除疤痣。狮齿于小孩未生牙前，及脱
牙将生之候，悬持胸膊间，一生牙齿不疼。食狮心，与别肉拌
食，其人一生无疟疾。食狮胆，立时便死，将胆调水擦眼，眼
即光明。①

其中表现出来的治疗理论，从本质上讲，并不比中医高明，依然停留
在类比思维层面上，亦即巫术中的"相似律"。《山海经》中记载，吃
了皮肤光滑的鳛鱼可以使人不生赘疣，读来与此颇有相通之理。

因此，康熙时期东来的西洋药物，从本质上与此前历史上的外
来药物没有太大区别。因此它虽然一度行用于宫廷，但在民间反响
寥寥，且随着中国与教廷关系的恶化很快就销声匿迹了。

第二节 近代西药地位之确立

19 世纪以后，西方科学较之明末清初已经有了长足的进步，医
药之学也因此得到较快发展。鸦片战争之后，外国人在中国的活动
越来越便利，西医药也因之很快传播开来。此时传入的药物与之前
的完全不同，"中药""西药"这一对概念由此产生。西药在中国人
的医疗中获得了独立的地位并受到越来越多的重视。

关于鸦片战争以后，西药是如何随着中外通商的扩大和传教士
医生的医疗活动而日益风行，前辈学人已经做了大量工作，理出了
较为清晰的发展脉络。② 这里根据前人研究，简要回顾一下西药输入
的过程，并对近代影响较大的西药译介书籍加以介绍。

其一，开办诊所、医院。西药被引入中国，首先是在传教士开办

---

① ［意］利类思：《狮子说》，载黄兴涛、王国荣编《明清之际西学文本：50 种重要
文献汇编》第 4 册，中华书局 2013 年版，第 1815—1821 页。

② 陈新谦、张天禄编著：《中国近代药学史》，人民卫生出版社 1992 年版；邓铁涛、
程之范主编：《中国医学通史·近代卷》，人民卫生出版社 2000 年版。

的诊所和医院中。鸦片战争之前，就有马礼逊（Robert Morrison，1782—1834，1820 年起在澳门）、郭雷枢（Thomas R. Colledge，1796—1879，1827 年起在澳门、广州）、伯驾（Peter Parker，1804—1888，1835 年起在广州）等人来华开设诊所。鸦片战争后，随着通商口岸越来越多，传教士在内地开办的诊所、医院越来越多。据统计，到 1905 年，国内已有教会开办的诊所 241 处、医院 166 处。[①] 这对于西药的意义就是，有一个独立的西医群体作为它的消费者和推广者，而不是像历史上的外来药那样需要等候中医来选择使用。

其二，培养医药人才。传教士还有意识地培养掌握西医药技术的中国人。起初只是招收学徒，1866 年广州博济医院内建立了博济医学校，此后各地纷纷建立医校。不仅是传教士，国内公私各界也成立了不少医药教育机构。且从洋务运动起，中国政府就开始向国外输送留学生，其中不少人选择了药学。这些人才成为西医药在中国普及、推广、研究的基石。

其三，西药书籍的翻译出版。洋务运动中翻译了一大批西方科技书籍，其中江南制造局翻译馆的工作尤为出色。有些传教士为医疗或教育需要也着手翻译了一些医药书籍。在晚清翻译的药物学书籍中，比较突出的有《内科新说（下卷）》（合信，1858）、《西药略释》（嘉约翰、孔继良，1871）、《西药大成》（傅兰雅、赵元益）、《万国药方》（洪士提反，1890）等。19 世纪 80 年代就已出现了介绍西方医药学的医药期刊。这些药学书刊"对推动近代西方药学在我国的传播起了不小的作用。正是通过这些药学书刊，培养了我国早期一代甚至两代的药学工作者"[②]。最重要的是，通过这些书籍，中国人开始接触一种与中药理论完全不同的新药理。

其四，药行、药房、药厂的开办。随着西药逐渐得到应用，国人对西药的需求日益增加，于是专营西药的洋行、药房开始兴办起来，

---

① Kenneth Scott Latourette, *A History of Christian Missions in China*, New York: The Macmillan Company, 1929.

② 陈新谦、张天禄编著：《中国近代药学史》，人民卫生出版社 1992 年版。

并进一步促进了国人对西药需求的增长。需求大到一定程度，西药厂也开始建立起来。这些机构的设立保障了西药在中国的传播。

通过种种努力，西药的功效逐渐为国人所认知。这个过程是很自然的，比如下面这个例子很能代表一般情况：

> 北洋陆军各镇，每营设中医一员，而各镇医局则皆系西医。无如兵丁囿于习俗，有病多就中医，西医几无人过问。近日知识开通，渐知信用西药。五陆两镇自去年五月起至十二月止，计九个月西医药费已达至湘平银八千五百余两。①

从图1-1、图1-2能很直观地看出，当时的北洋军中虽仍是中西医并用，但西医很快占据了优势，赢得士兵信任，这与西药的功效密不可分。

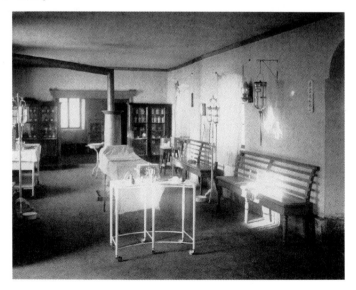

图1-1 1906年前后北洋陆军第三镇第二混成协军医院器具②

---

① 佚名：《兵信西药》，《卫生学报》第2期，1906年。
② 陈克、岳宏主编：《新军旧影：清末新军照片文献资料选》，天津古籍出版社2008年版，第29页。

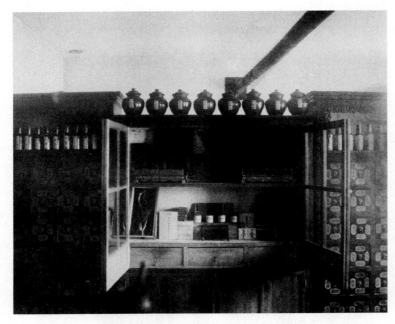

图1-2　1906年前后北洋陆军第三镇第二混成协军医院材料①

第三节　中西医药早期之交流

近代早期西药相对于中药尚未有明显优势，传教士对中医药也有一定的兴趣，比如粦为仁（William Dean，1807—1895）在一本成书于1844年的宗教宣传品的"前言"中评价中医：

> 且尝考其药书，入肺用桔梗，清心使麦冬，补血以鹿茸，补气用人参，即疮疥之末，亦能尽得其方脉之妙……②

而从中医这方面来说，虽然近代输入的西药与历史上之前的外

---

① 陈克、岳宏主编：《新军旧影：清末新军照片文献资料选》，天津古籍出版社2008年版，第31页。

② ［美］粦为仁：《真假人物论》，上海美华书馆1868年版。

来药物完全不同，但在鸦片战争之后的很长一段时期里，中医界对此并没有清晰的认识。虽然在传教士医生日渐扩大的就诊者队伍中，最不可能出现的就是中医，但也并非绝对没有。美国基督教监理会书记蓝华德（Walter R. Lambuth，1854—1921）讲述的这个故事发生在 19 世纪 80 年代，是其中较为和缓的：

> 一位中医来到苏州的西医院摘除他那小圆白菜大的肿瘤，这给了他一个实际体验西医的机会。他特地询问医院的医生是否有止痛的药物，并主动介绍说他的一位同行有麻醉药。我给他施用以太进行麻醉。术后，这位病人带来了中医的麻醉药，那是一种用"蟾蜍眼睛的液体"制成的琥珀色胶状物，据说是从数百只蟾蜍眼睛中提取的，用水和某种树根上的白瘤进行调和①。我亲自尝试，将食指放入液体，几分钟后手指就麻木了，针扎也没有感觉。这可能是蛙捕食时使蚊虫失去知觉的分泌物，令人惊奇的是中国人能够得到启发。这真是让人印象深刻。不过，可卡因已经被发现，我认为还是它更方便，也绝对干净得多。②

文中的中医在手术完成后，仍然坚持将自己熟知的中式麻醉药带给西医看，这中间除了自尊心的作用，也能看出他对中药的自信。这件事大体上可以看作是一次平等的对话交流，但在更多时候，中、西医一旦正面相对，因理念不同而产生的分歧、因自尊自负而发生的对抗在所难免。中医虽然对西药的异己性质有所察觉，但对西药的批评仍是中医药传统理论的延伸，只不过表现形式有所变化。

---

① 根据描述，这里的中药应当是蟾酥，《医宗金鉴》已记载其可作为"外敷麻药"。但在细节上有所差异，蟾酥不是蟾蜍眼睛的液体，也不是从蟾蜍眼睛中提取的，而是搜集蟾蜍眉裂间的白色分泌物而成。

② Walter R. Lambuth, *Medical Missions: The Twofold Task*, New York: Student Volunteer Movement for Foreign Missions, 1920, pp. 17-18.

1. 对于剂型的批评

西药与中药最直观的区别是外观上的，"制法殊精，有数药而制为一药者，有一药而分为数用者，有炼取其精英而去其渣滓者"①，但这种外观上的区别成为中医不认同西药的原因之一。因为中医用药，要看药物的色、味、形，以定药性，而西药经过上述加工精制之后，在中医看来自然是"面目全非"，无法使用。一位西医的支持者也不得不承认：

> 第（西医）用药与中国各别：中国则配合君臣佐使、制造咀片丸散，皆用中国之药物。外国之药，其名既异、其性复殊，而且研末炼水，更无从而知其形，故中国人明知其药之良，而不敢服，诚恐服之有误而无术以救正之故。西医虽良，中国不敢延请者，职是故也。②

既不敢服用，那么所谓"其药之良"，也不过是句轻飘飘的场面话罢了。

2. 中西用药歧异

对中医及其信服者来说，闻所未闻之药品固然不敢轻服，但更大的问题在于那些中、西医都会使用的药物。美南浸信会传教士纪好弼（Rosewell Hobart Graves，1833—1912）1856年开始在两广一带开展传教活动达56年，系外国传教士在华时间最长者之一。他在自传中曾批评中医的五行说和中药的性味理论，并举例说：

> 中国人对这套理论极为自信，以至于他们拒绝任何与该理论不相符合的治疗。比如，我曾给一位病人开了些硫磺作为通便剂，结果病人拒绝服用。他说，硫磺性属火；是制造火药的

---

① [英] 合信：《西医略论·药物论》，上海仁济医馆1857年版。
② 佚名：《医论》，《申报》同治壬申四月十七日（1872年5月23日）第1版。

原料之一；我已经上火了；服用硫磺将增加我体内的热并加重
我的病情。①

这位患者显然在中医方面并不精通。硫磺作为一味中药，其使
用较为复杂，但精制的硫磺早在宋代就被认识到有"通利大肠"之
用，这与西医将其用作"轻泻药"是相通的。这里的关键是中药理
论与西医的冲突，这一点在其他很多中西共用药物上表现得更为典
型。早在19世纪50年代，名医陆以湉就意识到：

> （西医）内治之法，亦与中国异。如治疟用信石酒、霍乱用
> 雅片膏、樟脑滚酒和服，使中国医人用之，悖矣！②

在清末的数十年间，这些药物在中、西医手中的不同用法，屡
屡为中医所提及，作为维护中医、反对西医的论据。而其解释这些
差异的原因时，往往认为这是由于中西之人体质不同，并由此将药
性太过酷烈、不合于中国人的体质作为批判西药的主要着力点。而
这种观点在晚清相当流行，中西双方经常在《申报》上隔空笔战。
李鸿章于1881年在天津开设西医院之后，有作者发表文章，在对中
医界种种乱象做出批评并对李氏此举表示理解之后，笔锋一转，
提到：

> 窃以为中西医术微有不同：中医之用药，皆草木之类；西
> 医之用药，多金石之类。金石性重，西人气体强壮，日食牛羊
> 厚味，故足以胜之；华人体多柔弱，日食五谷，肠胃脆薄，恐
> 不足以容金石之峻剂，未可以遽合也。且西医渊源，中人究无
> 从窥测，其制炼药水之法，华人又不及周知，故以中人之疾而

---

① R. H. Graves, *Forty Years in China*, *or China in Transition*, Baltimore：R. H. Wood-
ward Company，1895, pp. 229-230.

② （清）陆以湉：《冷庐医话》，上海科学技术出版社1959年版，第38页。

令西人医之，其得失尚属参半。若以西医之法而令华人习之，则未有能精之者。①

与此类似的文章很多，中医徐龄臣虽然承认西医遴选药材比较认真，"必用新美真实者"，强于国内的药材铺，但用更大的篇幅来阐述这些药材很可惜地用之不当：

> 西医治病用药，亦多中土药品，观《中西本草录要》、《西药略释》，则了然可识矣。惟华药草木为多，西药金石为主；华人多用煎剂，必品数多、分量重而后功效可见，西人则掇取其精华，故所用仅分厘；且金石之性多烈，用之合与否，其验立见。
>
> 西医治病，大致不过两端，曰虚者补之、实者泻之，其药多以大黄为君。凡遇壮盛之年，治之必以放血泻热，盖西人平日所食，煎熬燔炙，其味浓重，其气血素旺，非泻之、放之不可。华人饮食不同，体质亦异，必曰脏腑中西相同，吾弗信也。②

而在一篇貌似新闻、实为英商屈臣氏软广告的文章中，作者在历数屈臣氏"生平酷好方药，从事刀圭，配合君臣、讲求佐使"的事迹后，不无委屈地总结了反对西药者的观点：

> 顾说者谓中西药材其质品性味各有不同，况以饮食殊调则脏腑之厚薄自异、水土殊地则躯秉之强弱相悬，又以中药多草木、西药多金石，中药重用，率以钱计，西药轻用，率以厘计，

① 佚名：《论天津增设医院并及扬州考试医生事》，《申报》光绪辛巳九月初十（1881 年 11 月 1 日）第 1 版。
② 佚名：《论中西医学之异》，《申报》光绪十三年六月十一日（1887 年 7 月 31 日）第 1 版。该文在报纸上未署名，但被收入《经世文潮》1903 年第 2 期时署名为徐龄臣。

有此数端，遂生异议。①

这些文章中体现的观点如下：西人因水土、饮食习惯与中国不同，身体较中国人强壮，脏腑厚薄也不一样，因此生病时需要使用峻烈之药，其表现一是"西药多金石，中药多草木"，二是"中药重用，西药轻用"。

3. 异法方宜

上述中医对中西用药歧异所做的解释，看似就西药使用情况有感而发，其实仍是中医药传统理论的延伸，也是金元以来中医南北分途的继续，只不过表现形式换成了"东西异治"。中医史界向来认为医之门户分于金元，政治上的分隔导致了不同的医学流派。大致来说，北人刚劲，故多用寒凉之剂；南人柔弱，故重温补。治疗方式因地因时而变化，因此面对中、西药冲突的时候，中医很自然地就会使用这种思维方式来看待新问题。张锡纯是清末会通中西药物的大家，他主张兼用西药，在当时很多中医看来已经算激进的了，但即便是他也认为：

尝读《内经》至《异法方宜论》谓"西方水土刚强，其民不衣而褐荐，华食而脂肥，故邪不能伤其形体，其病生于内，其治宜毒药，故毒药者亦从西方来"诸句云云，显为今日西药道着实际。凡人生寒冷之地且多肉食，其脾胃必多坚壮。是以西药之原质本多猛烈，而又恒制以硫酸、硝酸、盐酸诸水以助其猛烈，是取其猛烈之性与坚壮之脾胃相宜故也。其取用中药之处，若大黄、巴豆之开破，黄连、龙胆之寒凉，彼皆视为健胃之品；吾人用之果能强健脾胃乎？廿余年来，愚亦兼用西药，然必细审其原质本未含有毒性，且其性近和平，一次可用至半瓦以上者，至其用量或十分瓦之一及百分瓦之一者，原具有极猛烈之性质，实不敢于轻试也。且其药味虽多，至以之治病似

---

① 佚名：《利济为怀》，《申报》光绪九年四月十八日（1883 年 5 月 24 日）。

仍未全备；如人之气血原并重，而西药中但有治贫血之药，毫无治贫气之药，是显然可征者也。①

张氏不仅很好地总结了中医对西药的批评，而且举出了《内经》的大旗。但其论证中有一处可商榷，即以"毒药"为"猛烈之药"。其实"毒药"的本义是泛称药物，并非后世的虎狼之药。况且，《内经·异法方宜论》与"西方之毒药"对举的是"东方之砭石""北方之灸焫""南方之九针""中央之导引按跷"，显然此处的"毒药"就是"药物治疗"之意，并不包含药性猛烈之意。但张氏能将《内经》之西方与当时的"西方"联系起来，且能自圆其说、成一家之言，也可谓用心良苦。

具体到"金石"与"草木"的问题，这也是中国医学史上的老问题。其实中药中也有不少金石类的药品，西药在当时化学药品刚刚起步，也有不少植物药。但西药的所谓"提精制纯"，却往往给人留下矿物药居多的印象。而在中国，虽然由秦汉以至隋唐，社会上层广泛流行服食金丹的风气，魏晋时期"五石散"之类的矿物药更是士大夫居家必备，《神农本草经》也收录了不少金石类药物，但自宋以后，医家对金石类药物便采取了慎之又慎的态度。待西药东来，中医家自然难以接受。晚清有人专门写文章讨论，给出了一种比较有意思的解释：

> 西国之药，大半昉自中国。古法以金石为主，盖中国三代时犹有药石之称。秦医和缓著名一时，而治晋景公之厉则曰"攻之不可、达之不及"，治晋平公之蛊则以五行失宜为说，其绪论有合于今之西医。自汉仲景出，而后《灵枢》、《素问》之书以行，凡用药皆尚草木，此亦气化渐薄，古今人体质不相及、胜草木而不任金石之故也。②

① 张锡纯著，河北省卫生工作者协会审订：《医学衷中参西录》第 2 册，河北人民出版社 1957 年版，第 79 页。

② 佚名：《医院说》，《申报》光绪九年六月十七日（1883 年 7 月 20 日）第 1 版。

这种西药中源别出心裁，但将"药石"释为"金石之药"，还是有些牵强附会。总体说来，在晚清时期，中医界对西药的解读仍是基于中医传统理论，认为水土、饮食的不同决定了体质的差异，而体质的差异决定了用药的不同，因而西药不适用于中国人。

4. 西医的回应

针对中医的上述观点，西医及其支持者做出了多方回应。较早的如西医合信在著作中专门予以批驳：

> 或疑西法与中国不同，未可互用，不知人类身体无少歧异，受病大约相同，其不同者，气候、性质、风土、饮食微有差别，在医者权衡斟酌耳。或谓西国药料酷烈，与华人脏腑不合，殊非确论。夫造化主生物无私，既有是病、即有是药，本在智者审择，如西国采买他邦药物甚多，岂以味浅功缓而弃之哉？中国多用草木、西国多用金石，因物制宜，见功取效则一也。①

合信认为"气候、性质、风土、饮食微有差别"，医生可以自由裁量。但他没有意识到中医所看重的正是那微微的差别，直到民国初年，还有中医借合信的观点来支持中药：

> 且中西异禀，强弱不同，即合信氏亦尝有言，中土本草所载，药性淡薄者多，偶然误投，其害犹缓，若番药各有功力，用之得当，取效甚速，苟或误施，关系匪轻。又言华人血不足者居多，西人血常有余，无先用收敛之理，各国人体质不同，治法亦因之小异，不可不知。足见中西体质互异，西医亦知其未尽合宜，而谆谆垂诚。奈何华人之无识者，反一盲引众盲，至死而不悟，良可叹也。②

---

① ［英］合信：《西医略论·医学总论》，上海仁济医馆1857年版。
② 杜子良：《中西药性论》，《神州医药学报》第2卷第2期，1914年。

"小异"被解读成了根本差别，这种效果恐怕是合信当年始料不及的。支持西药者更曾针对西药不适于华人的说法晓之以理：

> 不知产药虽区乎南北东西，而用药不出乎寒凉温热，中药西药究其旨归一也，惟在乎善用之耳。试观近日西医所译西药本草，昭然可睹，其间多有参用中药者，然则以中药治西人则可，以西药治华人则不可，岂理也哉？①

在西药支持者笔下，使用的仍然是传统的"寒热温凉"等中药学术语②，但对中医及其信服者来说，上述解释实在无力，他们完全可以按照既定思路解释：西人体魄强健，用中药则可，华人体质羸弱，难胜峻烈之西药。

而合信在为西药辩护之外，还对金元以来中药的归经理论和法象理论提出了批判：

> 诸家注解，大概以色味配五行，分属脏腑，岂知药物必先入胃，有色化为无色、有味化为无味，无因色味不同，分入各脏腑之理也。
>
> 有谓食猪腰则补内肾、食脑则补头昏、食脚则补足力，尤属臆断。盖食物必先入胃消化，由胃至小肠，与胆汁、甜肉汁会合，榨出精液，众小管吸之，运至会管，达于心而为血。如果所食之物有益，则周身皆与其功，无独益一处之理。③

这里他已经明确地表达了对中医药学理论的不认同，但他的批

---

① 佚名：《利济为怀》，《申报》光绪九年四月十八日（1883 年 5 月 24 日）。
② 当时不少人虽然支持西药，但所使用的术语、观念仍然是传统中医的，主张在中医理论的框架中采用西药。如 1879 年 8 月 30 日《申报》记载西医为李鸿章夫人治病，询知该病因怒气而作，遂用"西国平肝散气之剂"。
③ ［英］合信：《西医略论·药物论》，上海仁济医馆 1857 年版。

判更多的是从解剖学入手，于药理方面则语焉不详。这是由当时西药的发展状况决定的。此时西药刚刚步入提纯、萃取的阶段，在药物治疗方面相对中医并无优势。在西方，直到：

> 20世纪20年代，大约只有十一二种可靠的药物可用于治疗疾病……一些正直的医生对所有药物的药效描述养成了一种正确的不信任态度，无论这种药物产自何处。……"你成活与否取决于你的病况"，美国医生路易斯·托马斯写道："医药只能起微小的作用或不起作用。"①

在这种情况下，西医对中药的抨击未免底气不足，中医界在很长时间里也没人回应这些攻击。总之，就中医对西药的种种反对意见，西医长期没能给出可以说服对方的解释，反击也不甚有力，双方就同一问题展开的论说总是不在同一个频率上，自说自话。

总体而言，晚清时期中、西医围绕药物展开的论争与后来的刀光剑影、势不两立相比，还是比较平和的。这一方面是因为双方在治疗上的差距并不明显，另一方面甲午之前的中国士民尚保有一定的自尊，虽然天朝上国的迷梦已经散去，但还维系着"中外一家、永敦和好"的假象，民族矛盾并未激化，因此双方还能心平气和地探讨学理。

但没有压力就没有改变的动力。鸦片战争以后，中医界在很长一段时间里，尚未意识到西药是在中医药传统学理之外的存在，仍按照传统理论来解释它，在张锡纯等人那里，甚至对经典做出了新的解读，将西药也包含在《内经》的框架之中。最终，如前所述，这一时期中医界对西药问题的认识仍是中医药传统理论的延伸，只不过表现形式有所变化。

---

① ［美］托马斯·海格：《显微镜下的恶魔——第一种抗生素的发现》，肖才德译，湖南科学技术出版社2011年版，第35—36页。

第四节　中西对立之激化与中药改良之发端

清末民初，一方面西医西药在中国站稳了脚跟，并在营业和学理两方面对中药的固有地位发起了挑战，双方矛盾不断激化；另一方面甲午战败给国人在心理上带来了沉重的挫败感和羞辱感，促使他们日益激进地求新求变。随着大批归国留学人员的大力宣扬，这一观念深入人心，遂日益成为一种信仰。人心思变，改良中药的呼声日甚一日。关注中药发展前途的业内人士从各自专业的角度出发纷纷提出了中药改良建议。

19世纪末20世纪初，中药的生存空间加速恶化。一方面，西方化学制药开始发力，新药层出不穷；另一方面，日本汉方医家开展的和汉药近代药理学研究随着甲午战后的留日潮传入中国，开始对传统中药产生冲击。日本研究汉药用力颇勤，丁福保努力将其成果引入国内，引起很大反响。陈邦贤在《汉药实验谈绪言》中称其开创了一个时代：

> 至丁氏《化学实验新本草》、《家庭新本草》、《食物新本草》出现，采用日本药物学，是为汉药之日本学说输入时代。……吾闻日本之用汉药，习自中土，其初亦本乎阴阳五行生克等说，至科学昌明以后，则一变为科学的学说，有吾国最尊崇之药、彼以化验而决为无用而废弃之者，有吾国不恒用之药、彼用之而获奇效者，有吾国用以治此病罔效，而彼取以治他病则有特效者……呜呼！它山之石，可以攻玉，以海外之经验证中华之药物，力辟蚕丛，独开新境……①

因为日本与中国人种相同、文字相近，医学上也大有渊源，故

---

① 陈邦贤：《汉药实验谈绪言》，载［日］小泉荣次郎《汉药实验谈》，晋陵下工译述，上海医学书局1926年版，第1—7页。晋陵下工即丁福保。

此较易得到认可：

> 日本汉方医学，源出我国。至近今，西洋医学，虽日见发达，而竭力提倡汉医学者尚不乏人。其议论之新颖、识见之精卓，或为我国所不及。本书遇此等学说，足与我国旧说互相发明者，亟详述之，以资印证。既觉臭味之相同，尤见佐证之确凿云。①

在东风与西风夹击下，当时的中医感受到空前的压力：

> 呜呼！吾不料十九世纪后，工战、商战、兵战而外，又成一医战之新舞台。试观通商各埠，若英美、若德法、若日本。无不创立医院、各树一帜，即内而腹地，星罗棋布，何处蔑有。彼岂真爱我四百兆同胞哉？特挟其解剖之术、持其器械之精，横行大陆，夺我中医之利权、为我中医之公敌。欧风美雨，漫天盖地而来，彼高冠短褐、碧眼紫须、履声橐橐、日往来于通衢大道者，非西医乎？持闻症筒、寒暑针、反光镜、显微镜，以诊查各症者，非西医之治病乎？以气化为诞妄、理想为拘迂、诊脉为模糊影响者，非西医之角逐中医乎？茫茫禹域，不五年、不十年后，不为各国医学之大战场不止。尤可慨者，于中医源流漫无根底，率从事于东西医学，略得东西医门径，即排斥中医、不遗余力。推其意，必将四万万同胞之生命，悉拱手让诸西洋、东瀛之医生而后已。呜呼！彼即不为中医生机计，独不为利权外溢计耶？即不为利权外溢计，独不为国体攸关计耶？即不为国体攸关计，独不为国粹沦亡计耶？②

虽然没有直接提到中药，但这篇写于 1909 年的文章明确提到了

---

① 谢璡编著：《中西医学速成法》，上海会文堂书局 1923 年版，例言。
② 赵逸仙：《中西医学竞争论》，《绍兴医药学报》第 14 期，1909 年。

东西医的压力，且推其文意，颇有营业竞争失败的愤懑不平之气。在压力之下，有部分中医做出了一些妥协，承认西药的效力和中药存在的不足，开始试用西药及西医器械。如张锡纯所言："尝盱衡中西之药品，西人之用药恒失之猛烈，中华之用药又恒失之庸腐。今欲求吾中华医学日有进步，非一洗庸腐之旧，使所用之药类皆精粹之品，又必兼取猛烈奇异之品，以匡寻常药饵所不逮不可也。"张锡纯本人的妥协仍是以中医药为本位，将西药纳入中医的体系。即便如此，类似行为还是遭到中医药界内外两方面的批评和反对：

> 尝观坊间有种医书，将中西医法，囫囵吞下，每一病症，首列中西病理数句，此列中西药方数道，笼统抄来，漫无别择，是犹化学中之混合物耳，非化合物也。如此而言沟通中西，恐终无达到之望。①

此评论大概是针对《中西验方新编》一类的书所发。参用西药既不可行，中药客观上又的确存在很多问题，亟待改变。归根结底，中医药界要求生存，必须要吸收外来知识，对中药进行改良。值此巨变时期，得风气之先者开始着手进行改良中药的实践。对于其中较为特出者，当时有人总结道：

> （中药）生克制化之妙，即近今科学发达，尚有体会未到者。但药系粗用，未能纯取精华，原质分析，不甚明晰，此古无理化科学，限于时代之不得不然也。方今有志之士，改良药物，如无锡丁福保将中药化验多种，析其成分；沈阳张锡纯化验中药以代西药，中西药并用；河间卢谦甫将中药化验制成西药，诊病用西法、处方用中药。此医林近时之三杰也。故大势所趋，又有由理学而入科学之势。②

---

① 傅再希：《致本会书》，《医学杂志》第 12 期，1923 年。
② 冉雪峰：《范氏〈本草便读〉序》，《医学杂志》第 28 期，1925 年。

民国时期有人讨论改良本草学之必要性与途径：

> 洎夫近代，科学昌明，药重实验，我固有本草诸书，虽多经验心得，大多空言浮夸、缺乏系统，无俾实际需要，时下能自标一帜之学者、继李赵吴三公①之余绪，几寥若晨星。据此我国药学之退化，不容讳言。返观欧美各国，新药之发明层见叠出，真有一日千里之势。相形之下，宁不自惭？岂再以原料生药及形色气味与升降浮沉之臆说，而因循苟安，焉能望其图存于二十世纪耶！然则改进生药之道，舍科学方法鉴别化验分析暨搜求历代本草之菁英以为佐证，又安能光大于世界也？②

综合上述两段文字，可以看到民国时期对于改良中药，主要有以下几种思路：（1）以科学方法鉴别药物；（2）化验分析；（3）改良制药。

较早着手有意于全面改良中药者为近代著名实业家南通张謇，他曾于1921年计划以现代科学研究中国药物，编修《中药经》：

> 南通张啬公为沟通中西医药、谋医学之革新起见，特发起编订《中药经》。拟集合同志十人，共筹经费十万元，聘德国柏林大学药物院教授托姆司氏、化学工程师密勒氏，及吾国老于药业、精通药学者数人担任此事。先延密勒氏来华，就南通农科大学化验，以所得成绩寄与托姆司君征验确否，然后要求东西各国药物学大家核验之，以研究结果著录为《中药经》。刻已将意见书分投海内各名人征求同意云。③

张謇此举虽未获成功，却开了改良中药的先声，此后努力从各

---

① 指李时珍、赵学敏、吴其濬。
② 周复生：《历代本草书目考》，《华西医药杂志》第2卷第11—12期，1948年。
③ 佚名：《发起编订〈中药经〉》，《绍兴医药学报星期增刊》第76号，1921年。

自学科、领域从事中药研究者逐渐多了起来。

小 结

近代以来进入中国的西药与历史上的外来药物完全不同，有着独立的理论体系指导，有西医群体作为支撑，借助于资本和现代科学的力量，对中药的营业乃至生存构成了巨大挑战。起初中医界并未认识到这一点，虽对其异己性有所知觉，但还是习惯性地在中医理论框架内对其加以批评，有人还做过将其纳入中医体系的努力。但随着西医营业的扩张，双方矛盾日益激化。国内也有不少声音以西药为参照对中药提出批评。在此背景下，中药需要改良遂逐渐成为各界的共识。关于改良的途径，综合各方意见，大致有如下三种：确立药物基原；通过化学分析有效成分并进行药理实验；改进制药方法。

第二章

本草与生药

——近代中药的基原鉴定及相关研究

所谓中药基原，简单说来，就是中药所出自的原植物、原动物、原矿物或其他天然产物的名称。虽然我国古代本草历来重视药材辨正，但由于地域差异的存在、古籍图文不够精确，尤其是缺少区分度高的鉴别方法，在中药使用中长期存在同药异名、同名异药等现象。在近代，随着西方生物学命名体系和生药学知识的引进，我国药学家终于找到了解决这一问题的有效途径。在解决问题的过程中，我国的生药学学科逐渐建立起来，与此同时，作为研究生药学及药用植物学的重要途径，中药栽培事业也获得一定程度的发展。

第一节　近代开展中药基原整理工作的背景

本草学在我国古代历来受到重视，各种官私著作层出不穷，积累了数量庞大的药物记录，并形成了药物辨正的传统。但到了近代，随着各地交流的增多，以及传统本草又遭遇了一些新的问题，需要在新学科的基础和方法指导下重新对中药进行整理。

一　中药辨正的传统和近代面临的新任务

（一）中药辨正的传统

药物基原的确定是安全有效用药最基本的前提。中国古代本草学家在这方面用力颇多，在解决药物名称混淆、辨析药物形态等方面积累了大量经验。① 早在南北朝时期，陶弘景就在《本草经集注》中将鉴别药物的种类和产地作为本草之学的重要内容。到唐代，孔志约为苏敬等人所编《新修本草》作序时，特别强调了药物的产地与采摘时节：

> 窃以动植形生，因方舛性；春秋节变，感气殊功。离其本土，则质同而效异；乖于采摘，乃物是而时非。名实既爽，寒温多谬。②

"名实既爽，寒温多谬"的问题、原因，绝非"物是而时非"那么简单，而是"基原"都未必一样。这种观念促使本草学家去努力辨析产地不同的同名或近似药物在形态上的细微差别，事实上，来自不同地区的同名植物在近代科学的分类学中的确往往会被区别开来。在编修《新修本草》的同时，编撰者还根据药品实物绘图，将对药物种类来源的辨析以图形的形式固定下来，以统一认识、传之后世。唐人对药物产地的重视还体现在孙思邈的《千金翼方》中，后人常说的"道地药材"就出自该书。这对后世本草影响极大。

宋代本草最突出的成就之一就是考订药物基原，其中苏颂和寇宗奭表现最为突出。尤其是寇宗奭，不迷信书本记载，注重实际考察，其著作《本草衍义》记载了很多观察记录和实验结果，在中国古本草中独树一帜。而明代李时珍的《本草纲目》是中国古代药物基原考证工作的集大成之作，在实地考察和文献考订两方面都做出了突出成绩，因此有学者称道："中国本草中的药物基原确定的问题，历经千余年的不懈努力，终于在李时珍的《本草纲目》中基本解决。"③ 但因为缺少科学合理的命名系统，加之交流传播不畅，实际上中药名实之间仍

---

① 关于中国古代药物基原考订的历史，前辈学者已经理出了明晰的线索。本节主要参考了郑金生《药林外史》，广西师范大学出版社2007年版，第38—44页。
② （唐）孔志约：《序》，载（唐）苏敬等撰，尚志钧辑校《新修本草（辑复本）》，安徽科学技术出版社1981年版，第11—13页。
③ 郑金生：《药林外史》，广西师范大学出版社2007年版，第38—44页。

存在大量问题，而这些问题直到近代才根本解决。

（二）近代中药辨正的新任务

李时珍的工作固然冠绝一时，但这并不代表后来的学者可以高枕无忧了。由于宋元以来医药分途造成药物操于药商之手，商人逐利，往往以次充好、假冒道地，这就使药材鉴定成为药物考辨工作的重点之一。明末清初就出现了几部以鉴定药材为重心的本草，如李中立的《本草原始》、倪朱谟的《本草汇言》、郭佩兰的《本草汇》等。

到了近代，中药作伪的现象愈加严重，而且随着各地交通的便利和商业的发展，药材流通的地域大为扩展，外来药物的品种和数量大大增加，给讲求道地的中药带来了不少新的困扰。当时有人举例说明：

> 以湘黄乱川黄，以坪贝乱川贝。附子与天雄不分，川芎与抚芎混用。石斛以养胃阴，东洋斛反以滋燥。西洋参所以补肺，作伪者流弊无穷。黄连肉桂，因价昂而真货更难考求。[1]

对于这些乱象，批评者所在多有，也有人专门搜集辨药经验，其中最突出者为曹炳章（1878—1956，图 2-1）。曹炳章字赤电，浙江鄞县人，少小习医，1903 年担任《绍兴医药月报》编辑，与越中名医相过从，医道日进。1913 年春，曹氏参与发起和济药局并担任总管，订正丸散膏丹方书，意图改良中药，为考订传讹药品做了诸多努力：

> 撰《规定药品之商榷》二卷，内分规定乱真之假托、规定仿造之伪品、规定不精之泡制、规定不良之贮藏、规定埋没之良材、规定删除之次货，为六类。……按期排印，原为兴利除

---

[1] 佚名：《本会致中华医药联合会意见书》，《南京医学报》第 5 期，1912 年。

弊、谋病家之幸福，不料因此激动同业众怒，以为不应公开宣
布，欲置鄙人于死地。①

虽然遭此挫折，但也有所收获。福州人郑肖岩（1848—1920）
寄来所著《伪药条辨》书稿，托曹氏作序刊行。书中"所采伪药，
计百十一种，能将传讹作伪等弊，从实验条辨发明"②，曹氏将其分
门别类，保留郑氏原文，自加按语，于 1927 年编成《增订伪药条
辨》4 卷（图 2-2），次年刊行。该书批评当时的中医师"率承父师
之庭训，沿袭方士之俚谈，既未曾阅历山川、访众材之出土，又不
能搜罗经史，采明哲之讨论"，按条目介绍了诸多辨别药材的经验。
这些经验多是从阅历中来，如"川椒"条下曹氏所加按语：

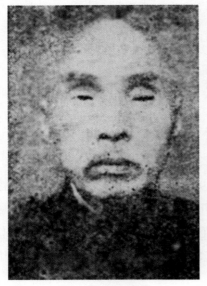

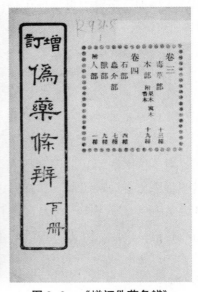

图 2-1　曹炳章③　　　　图 2-2　《增订伪药条辨》

---

① 曹炳章：《中华本草历代变迁》，《中国出版月刊》第 2 卷第 3—5 期，1934 年。
该书印行后之反响，据《增订伪药条辨·绪言》所称："刊印以来，传诵遐迩，荷蒙海内
同志所欢迎，纷纷报告改良者，已有十余埠之多。"而此处却说是激起众怒，未知孰是孰
非。抑或欢迎者系医界同人，动怒者为药业同人？待考。
② 郑肖岩著，曹炳章增订：《增订伪药条辨》，绍兴和济药局 1928 年版，绪言。
③ 曹炳章：《曹炳章自传》，《华西医药杂志》第 2 卷第 1 期，1947 年。

　　产地首推中州，名曰南椒，颗粒大，外紫里白，气味浓厚，
椒多目少，最佳。江浙间酿酒家皆需此。产于蜀者名川椒，产
于秦岭者名秦椒，颗粒略小，尚佳。产于山东即墨县者，名东
椒，又名女姑椒，色红黑，气味较薄，为次；江淮间产者，名
土椒，色青黑，粒小味淡，更次。①

作为经验之谈娓娓道来，若是有过直观感受者，读之有会于心，自
然能够理解其中关键。但对于未有经验者来说，像"大""略小"
"粒小""气味较薄""味淡"等表述还是过于笼统，难以把握。经
验性的定性描述到近代已经登峰造极，药材辨正工作要想更进一步，
需要引入科学化的定量描述方法。

　　（三）地方本草与民间草药的整理

　　随着医学理论的推衍、医疗经验的积累和地理视野的扩展，中
国古代本草收药的种类是不断增加的，从《神农本草经》的 365 种
一直到《本草纲目》的 1938 种，清代赵学敏的《本草纲目拾遗》
又搜罗 900 余种。但以中国之大，地方中医习用而不为《本草》所
录的药物依然所在多有，民间日用的草药更是浩如烟海。

　　近代以来，随着出版事业的发展，民间草药的整理较之古代更
为便利。曾有人在期刊上发表文章征集新药：

　　继《纲目》而起者，虽有续本，其发明新药者，大率模棱
而不求甚解。西医于药石，专重采新。余昔幕游三湘七泽、荆
楚宁绍之间，皆有卖药者，罗列各种之草根树皮，成担成筐，
沿街叫卖，一如菜佣之卖菜。而居民呼之来、告以何病，渠即
取其担上之物，或根、或皮、或叶，售于病者，嘱其服法与宜
忌，取效甚速。余素报采新主义，唤之来，而细审之。渠一乡

――――――――――

① 参见郑肖岩著，曹炳章增订《增订伪药条辨》卷 3，绍兴和济药局 1928 年版。

愚，盲然不解，但云从祖宗传留指择认识，因而入山挑拗、依样葫芦，治头痰①者即名头疼草，疗泻痢者即名痢疾草之类。余约其将本草之根茎花叶采其整棵者市余，俾余细玩其形色性味，用备新选。……今拟请各省府州县同业诸君，就地采取所产之新药石之全体，见惠于余，使余得偿其初志，使中国药物从新发明，未始非将来医药之一大转机！②

可以看出，作者对民间草药的关注，是受到西医重视新药的刺激，而他在搜集草药的时候注重全体而不仅仅是药用部位，倒是与古人注重考证基原的传统暗合。这种严谨的态度是很有必要的，当时很多人都意识到医药分途以来医师不明药物基原是很有问题的，比如：

上古无药店，医师即药师。神农尝百草，是为以草药治病之祖。至于后世，业药者不知医，业医者不知药。花草木石，执《本草》以为揣摩，故用药每多不合。而业药者尤多上下其手，以伪乱真。病家受害，无可告诉。《千金》、《外台》所用之药，亦多无考，然其药尚在人间，良由草药失传，无从质证之咎。故吾人研求草药，亦礼失求诸野之意也。尝见乡人以草头治病，每有奇功，惜所用之品，秘而不传。苟能究其根底，大约半属官药，而化其名。推其所以神效者，以用药多而力专、用药鲜而力全。然若辈绝少学识，所以成败参半，而草药之功用，反磨灭而不彰。倘能博采兼收、广为栽种，标其名目、功用，俾海内有识之士互相讲求，将来医药发达，不可以道里计！③

---

① 当为"疼"。
② 葛荫春：《论中医急宜设法采访新药》，《医学杂志》第 19 期，1924 年。
③ 洪佩纶：《药学一斑》，《中西医学报》第 3 期，1910 年。

作者在这里使用的"草药"一词，包含两重意思：一是民间所用之药，与《本草》所收的"官药"相对；二是"全草之药"，即被加工前的原药全体，与加工后的药材相对。这里所指出的问题是，其实有些所谓"草药"应该就是《本草》所载的药物换了个名字。这也就是说，虽然古人已经对药物基原的辨正费了很大工夫，但随着社会的变迁、语言的演化，新的时代总是会出现新的问题，清理同药异名的工作还是要继续做下去。更何况，有时候还不仅仅是同药异名的问题：

> 鄙人因有感夫药之失真，非无真也，有其真而不知其真，故真者反为假掩耳。今市肆所售伪药甚多，即如葶苈子一项，考诸《本草》：枝茎青，花微黄，结角，子扁小如黍，主治积聚结气、破坚逐邪、利水除痰，为疗肺之要药。而药肆所售，乃圆小如虾子，究不知系何物，而其为假也无疑。敝地张玉堂先生家中，种有一草，可治肺痈，济人已广，自名过江绿豆。鄙人曾采而审之，其花、茎、根、子，颇与本经葶苈相类，盖知世间，有真药而失真名者，由来渐矣，岂第葶苈一项已哉？①

此条所记真伪，姑且不论，有类似情况存在是肯定的，此时对伪药的辨析就同对草药的整理有机结合起来了。而解决问题的关键，还是在于"正名"。中药的别名层出不穷，历代本草家在这方面都下过不少功夫。到了近代，地区之间的交流增多，加上各种报刊的发行，很多原本只在小范围地域内使用的药物别名也开始突破地区限制，这就带来了新的混乱。试观1920年前后的《绍兴医药学报星期增刊》，每期都有"问药"栏目，供各地读者交流药物知识，其中大多是关于药名的问询和答复。

---

① 陈澹：《论葶苈子》，《中西医学报》第2期，1910年。按："过江绿豆"一物，《中华本草》无载。唯何廉臣所作《实验药物学》于"葶苈子"条下记："药肆所备皆伪，惟吾绍乡间所种、俗名过江绿豆者真。"

在此情况下，国内中医界亟须根据性状对药物加以整理，消除同名异药、同药异名现象，至少要将其登记在案，使同行交流有章可循，同时尽可能将各地草药汇总起来，详录其性状、功效。这项工作的意义尽人皆知，在民国期刊上也不时有人按照本草体例零星报道各地草药。在整理民间草药、编行地方本草方面，广东表现比较突出，一来其远离中原，兼且生物品类繁多，未被纳入《本草》的药物数量庞大，二来得风气之先，影响较大的有萧步丹《岭南采药录》（1932）和胡真《山草药指南》（1942）两书。但翻阅两书，可以发现其记载很不完善。如广东较常用的草药"宽筋藤"，《岭南采药录》的记载为：

> 宽筋藤，味甘、性和，消肿，除风湿，敷疮散热，浸酒舒筋络，其根治气结疼痛、损伤金疮，治内伤，去痰止咳，治痈疽、手足拘挛，和热饭同捣敷，甚效。①

该条列举了宽筋藤的诸多功用，并附了用法，但外地同行读了之后，却依旧对宽筋藤的性状一无所知。《山草药指南》的记载大体类似：

> 宽筋藤，别名伸筋草，味甘、性和，除风湿，散热消肿，浸酒饮，舒筋络治风痹，凡手足拘挛属风湿者，取根和热饭捣烂敷贴甚效。②

除功效更为集中，又增加了别名和药用部位之外，并无其他改进。两书均无图，条目又简略过甚，尚达不到传统本草对药物记载的要求，若是同当时国内已经开始进行的生药学研究相比，就更是瞠乎其后、望尘莫及了。

---

① 萧步丹：《岭南采药录》，广东科技出版社 2009 年版，第 62 页。
② 胡真编著：《山草药指南》，广东科技出版社 2009 年版，第 133 页。

二 东西方生物学及生药学知识的传入

(一) 西方生药学的发展及输入

古代各种族的药物知识，无非借助感官认识，依靠经验积累。"生药"一词在中国古已有之，但学科意义上的"生药学"，一般将19世纪初的德国学者马蒂乌斯（Theodor W. C. Martius）看作其先驱。[①]总体来说，近代生药学是在继承古代药物知识的基础上，借助近代科学发展起来的。在这一过程中最主要的推动因素有两个。（1）随着近代对世界各地考察探险的深入，西方博物学命名体系不断发展完善，独立的植物学、动物学学科形成，人们对药用动植物的名称、产地有了更清晰的认识，能以更加科学严谨的术语描述其形态并为其定名。（2）显微镜的使用和细胞学说的创立，尤其是德国学者施莱登（Schleiden）通过观察发现根据显微构造的不同可以清晰地区分生药的种类，使生药鉴定突破了人体感官的限制。到20世纪，生药学研究已经由原来的偏重于外形鉴定发展到对生药内部构造和化学成分的全面鉴定。

鸦片战争以后，随着贸易、通商、传教的发展，西方博物学家也进入中国，大量采集动植物标本，分门别类，开展研究。[②] 在工作中，他们少不了要利用中国原有的本草著作。有些人对这些书印象很不错，如德国动物学家穆麟德（Otto F. von Möllendorff）认为《本草纲目》中的动物分类体系"即便不优于，也至少相当于林奈以前的欧洲动物学家所发展出的体系"。但不是每个人都这么看，美国传教士卫三畏（S. W. Williams）就认为中国的分类法"粗糙且不科学"，并以其中的植物分类为例，指其"各类群里的成员之间甚至比埃及奴隶贩带着的各色各样的一群人之间更没有亲属关系"，认为

① 张明皋主编：《药学发展简史》，中国医药科技出版社1993年版，第201—202页。

② 关于英国博物学家在华工作情况的介绍和深入研究，可以参阅［美］范发迪《清代在华的英国博物学家：科学、帝国与文化遭遇》，袁剑译，中国人民大学出版社2011年版。关于近代欧美人士在华开展植物学工作情况的简要介绍，可以参阅［俄］贝勒（Emil Bretschneider）《中国植物学文献评论》，石声汉译，国立编译馆1935年版。

《本草纲目》甚至远远落后于罗马时期普林尼的著作。[①]

洋务运动时期，中国人开始较为系统地接触西方生物学知识，"植物学"这一名词就是当时供职于江南制造局翻译馆的李善兰所定。嗣后随着译书的流传，尤其是甲午战后国内创办了一批报刊传播新知、宣扬革新，国人对西方生物学越来越熟悉。虽然其间少不了有些比附和误会，如有人认为"分别植物种类，是《淮南子》最精，西人分类的法子，亦不能外他了"[②]，但总的来说，西方生物学还是以其包罗万有的气象和体大思精的严谨使多数国人服膺。他们反观国内的本草书，自然觉得颇有不尽如人意处，随举一例：

> 如人参属五加科，黄连属毛茛科，苦参、甘草属于豆科，石膏、石脂属于无机物质，而吾国本草则以形名、以色名、以味名、以质名者，皆未明博物学分科之原理也。[③]

到 20 世纪初，随着接触增多，越来越多的人认识到生药学与中国传统本草的差异，有志于以此突破改良中国的医药事业，并为此远赴异域求学。德国柏林大学作为药学中心吸引了数量众多的中国学生，如黄鸣龙、黄鸣驹兄弟、连瑞琦等人均是其中的佼佼者，回国后均长期从事药学工作。1923 年柏林大学药学院院长汤姆斯（Dr. H. Thomas）曾应邀来华访问一个月，受到国内教育界热情欢迎（图 2-3），在江浙一带就药学问题及其研究方法多次发表演讲，并参观了胡庆余堂等中药厂商，临走时携带若干中药样品回国。这是当年中德药学交流的一件盛事。

[①] 资料来源于［美］范发迪《清代在华的英国博物学家：科学、帝国与文化遭遇》，袁剑译，中国人民大学出版社 2011 年版，第 160—161 页。

[②] 叶瀚：《物类释·草木植物》，《蒙学报》1897 年第 2 期。

[③] 陈邦贤：《汉药实验谈绪言》，载［日］小泉荣次郎《汉药实验谈》，晋陵下工译述，上海医学书局 1926 年版，第 1—7 页。

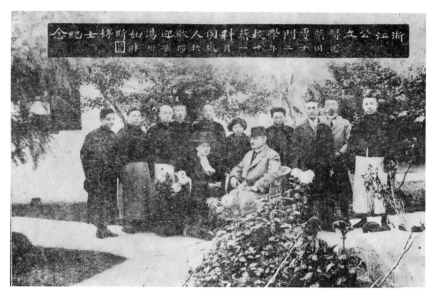

图 2-3　浙江公立医药专门学校药科同人欢迎汤姆斯教授留影

（左起：黄自雄、赵世晋、赵燏黄、李定、汤姆斯夫人、秦文中、杨竞安、汤姆斯教授、黄胜白、周冠三、张修敏、於达望）①

（二）日本生药学之输入

与此同时，近代生药学知识传入中国的另一重要来源是东邻日本。早在 18 世纪末，就有瑞典人将林奈的分类之学传到了日本，之后日本学者将其与中国本草之学结合起来，"结果则成植物学化的本草学，而本草学之进步，骎骎乎有直追欧美之势"，再到明治维新之后，"由各种自然科学之挽入，煅炼镕铸而成之本草学，一变而为崭然独立之生药学矣"②。早在清末，丁福保译述《汉药实验谈》时就将新的分类方法引入了中国：

---

①　黄胜白：《汤姆斯先生东游记之一：欢迎筹备会纪事》，《同德医药学》第 6 卷第 6 期，1923 年。

②　赵燏黄、徐伯鋆编著：《现代本草生药学》上编，中华民国药学会 1934 年版，第 Ⅶ—Ⅷ页。

吾师晋陵下工悯至理之失真、叹国粹之不彰，因译《汉药实验谈》以饷吾医界。是书以日本药剂师小泉荣次郎所著书为原本，而益以所未备。其论药之基本，凡植物则分为某科，动物则详其某类，矿物则定为某种，非若吾国，仅以产地、名称定其基本也。其论形态，则植物某科与某科比较，动物某类与某类区别，矿物则形状为何、结晶为何、色料为何，皆论之綦详，非若吾国仅论其色状，不论其比较与结晶也。①

虽然该书直到 1926 年才正式出版，但其工作的开展却是从 1909 年就开始了。不过将日本生药学系统引入中国还要依靠留日学生群体。清末曾有一拨留日高潮，这些学生中很多人选择了医药之学。当时日本的生药学研究比较发达，且以汉药研究为特色，颇吸引了一些中国学生就学。正是他们于 1908 年在东京发起成立了中华药学会。

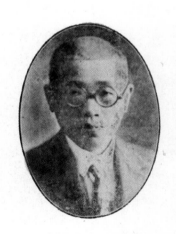

图 2-4　赵燏黄②

他们之中就有后来在生药学领域做出了突出贡献的赵燏黄（1883—1960，图 2-4）。赵氏字午乔，号药农，江苏武进人，1906 年进入东京药学专门学校，1908 年毕业后考入东京帝国大学医科大学药科，随日本生药学权威下山顺一郎学习"和汉药学"，之后又随长井长义博士学习药物化学。辛亥革命爆发后回国，之后长期从事生药学研究。赵氏的学术根基于留日期间奠定，后来曾于 1933 年将就读东大药科时所拍摄的一张教学楼照片寄给《科学》杂志发表（图 2-5），

① 陈邦贤：《汉药实验谈绪言》，载［日］小泉荣次郎《汉药实验谈》，晋陵下工译述，上海医学书局 1926 年版，第 1—7 页。
② 佚名：《药友三百人传——赵燏黄》，《药友》第 2 卷第 6 期，1937 年。

并加按语追忆当年留学时的盛况：

> 　　上图为 1809 年①间摄影。时药学泰斗长井博士（即国药麻黄素 Ephedrin 发明者）担任药化学讲座，下山博士担任生药学讲座，丹波博士担任卫生化学、裁判化学讲座，丹羽博士担任药品工业化学讲座。诸教授已于 1911 年以后 1928 年以前先后去世。现代研究和汉药大家朝比奈博士（现任本教室生药学教授）、研究本草学大家中尾博士（现任上海自然科学研究所汉药部部长）及记者皆此教室之出身。②

　　文中所提到的几位药学家，即下山顺一郎、丹波敬三、丹羽藤吉郎都曾担任过日本药剂师会的会长，长井长义是国际知名的药物化学家，朝比奈泰彦、中尾万三后来也都是日本汉药研究方面的权威，堪称群英荟萃。赵氏于

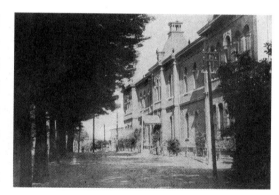

图 2-5　东京帝国大学医科大学药科生药学教室③

此亲炙数年，得到的确实是一流的生药学教育。因他是中国人，下山顺一郎还曾专门叮嘱他："中国为产药最富之国，汝毕业返国后须负整理国药之责任。现在对于生药学一科，尤须加意勤习。"④

　　当时在东京帝国大学学习药学的中国留学生的确往往被教授们

---

　　①　为"1909 年"之误。

　　②　赵燏黄：《东京帝国大学医科大学药科生药学教室侧面之一部》，《科学》第 17 卷第 9 期，1933 年。

　　③　赵燏黄：《东京帝国大学医科大学药科生药学教室侧面之一部》，《科学》第 17 卷第 9 期，1933 年。

　　④　谭守仁：《现代本草生药学编辑之经过》，《新医药刊》第 10 期，1933 年。

寄予厚望，曾与赵燏黄等一起发起中华药学会并担任会长的王焕文曾回忆长井长义教授，认为他：

> 性温和、重道义，待吾国留学生尤极亲切。著者留学日本时，曾在其化学教室研究三年，获益匪浅。年必造其庐二次：一为采莓会，一为耶稣圣诞，至则飨以酒食，皆博士折柬相邀，而其本国学生不与焉。归国时，殷殷以奖掖后进相属。①

去往东西方留学的中国学生们在海外不仅学到了新知识、新技术，其在外的所见所闻进一步刺激了他们归国研究整理中药的奋发之心。20 世纪 30 年代赴美留学的学生中还有这样的情况：

> 朱保仁君，在美国哈佛大学医科研究肠胃病专科。朱君素稔国医所用之肉桂，治肠胃病有奇效，因函托家人购寄肉桂一枝，持呈教授，将炫示此药治胃病功能之奇伟也。语未发，教授谓之曰："此肉桂，汝知以产于何地者为最佳乎？"朱君瞠目无以对。教授导之入一室，取巨册示之曰：肉桂共有×种，产于中国广州者性味如何，安南交趾者性味如何，成分又如何，而以产于印度者为最佳，历历如数家珍。朱君舌挢不能下。②

而留学日本者，由于日本的情况与中国有更多的相通之处，对此感受更深。赵燏黄归国后，十余年间一直持续关注东邻研究中国药的状况，于 20 世纪 20 年代末为中央研究院拟定中药研究计划时还对此念念不忘、耿耿于怀：

---

① 王绍文：《悼日本理学博士、药学博士长井长义先生》，《天津特别市卫生局月刊》第 1 卷第 2 期，1929 年。按：王焕文，字绍文，见曹晖《中国药学会创始会员生平史料考略》，《中国药学杂志》2003 年第 2 期。
② 施济群：《欧美学者研究中国医药之努力》，《医药年刊》第 4—5 期，1940 年。

尝查世界各国，研究中药之盛，以日本国为最。中药已知
之成分，十之七八为日人所发明。欧战以后，政府奖励斯学，
因之研究者益众。中央特设和汉药草试植场，大学中特别注重
和汉生药学科，内务省卫生试验所设有和汉药检明部、药用植
物栽培试验场圃，民间设有和汉药讲习会、和汉药研究所者，
比比皆是。噫！国产药材，国人不知研究，徒供外人为研究之
资料，此岂仅可惜而已？实可耻孰[1]甚！[2]

受此激励，随着在东西方留学的学者们学成归国，到 20 世纪 20
年代，国内的医学院校如浙江公立医药专门学校等开始开设生药学
课程，师生们学以致用，开始用新理论、新方法来整理中国药物。
此外民国时期还有一些外国学者也继续在从事中药整理的研究工作。
　　近代中国学者对开展中药研究做出过系统思考，并一直保持着
清晰思路去践行计划的，首推赵燏黄。1928 年中央研究院甫成立之
时，他应总干事杨杏佛之邀，为拟成立的中药研究所制订了详细的
研究计划。[3] 这一计划的核心观念得到了药学同人的响应，此后又经
他多方推广，深入人心。其大纲如他自己总结并多次陈述的：

余常谓研究现代本草之学，须分三大纲。第一纲，必求得
本草上生药学之地位，第二纲，须发见本草上药化学之成分，
第三纲，始阐明本草上药理学之功用。[4]

而在这三纲之中，最基础、最紧要的工作是第一纲，如赵氏所
言："假使治本草之学者，舍生药学上未解决之问题而不顾，徒从事
于药化学、药理学，则根本错误。"[5] 这一点得到了诸多学者支持。

----

① 当为"孰"。
② 赵燏黄：《中央研究院拟设中药研究所计划书》，《医药评论》第 1 期，1929 年。
③ 赵燏黄：《中央研究院拟设中药研究所计划书》，《医药评论》第 1 期，1929 年。
④ 赵燏黄：《序黄劳逸氏〈本草学〉》，《新医药刊》第 53 期，1937 年。
⑤ 赵燏黄：《序黄劳逸氏〈本草学〉》，《新医药刊》第 53 期，1937 年。

即便是较为传统的中医师，有些人虽然对药化学研究心存疑虑，但也赞成"用生物学之分类，考察中药之产地、培植方法，在显微镜下，察其构造、定出科属，以便采取"①。在此认识下，民国时期有众多学者将精力集中在考证中药基原的形态、产地、组织构造方面，以定其学名，并旁及药物栽植研究。

第二节　外国学者在华开展的本草研究工作

晚清时期，随着通商开放，外国人到中国旅游、考察日渐便利，就有不少国外的博物学家来华采集生物标本，并结合中国古籍记载定其学名。虽然他们的目的不在于药学，但其研究成果的确在客观上促进了中药药名的规范化，典型的例子如福威勒（A. A. Fauvel）将《本草纲目》中的"鼍龙"考订为扬子鳄。② 在此过程中，不少人对中国的古本草产生了兴趣，开始从事《本草纲目》等古籍的翻译、注释工作。③ 到民国时期，仍有不少外国学者在华从事本草研究工作，其中最有成果的要数英国学者伊博恩和日本学者中尾万三等人。

一　伊博恩及其本草注释工作

伊博恩（B. E. Read，1887—1949），生于英国布来屯镇。1908年毕业于伦敦大学药学院，次年来华，执教于伦敦教会主办之协和医学校，"自抵华后，对于中国之药品及植物即大感兴趣，研究不遗余力"④。1916年赴美深造，1918年获耶鲁大学理科硕士学位，旋即返回中国。1924年再度赴美获耶鲁大学哲学博士学位。1925年任协和医学院药物学教授。1927—1928年一度赴印度新德里公干。1932

---

① 胡康年：《整理国医国药之我见》，载《华北国医学院第一届毕业纪念刊》，华北国医学院1935年版。

② ［美］范发迪：《清代在华的英国博物学家：科学、帝国与文化遭遇》，袁剑译，中国人民大学出版社2011年版，第169—172页。

③ 详见王吉民《本草纲目译本考证》，《中华医学杂志》第28卷第11期，1942年；潘吉星《中外科学技术交流史论》，中国社会科学出版社2012年版，第7章。

④ 佚名：《伊博恩博士逝世》，《新医学报》第1卷第1—3期，1949年。

年离开协和，被聘为上海雷士德医学研究院生理学部主任（图 2-6、图 2-7），主要从事中国本草研究。

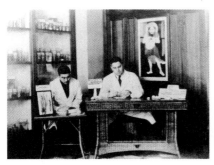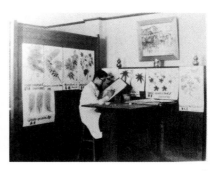

图 2-6 伊博恩（右）和助手在雷士德研究所研究中药龙骨①　图 2-7 伊博恩的助手绘制中药图谱②

　　在伊博恩之前，已有多人尝试过将《本草纲目》译成英文，并有过部分成果。曾任教于朝鲜汉城一所医校的 Ralph Mills 素有将这一事业完成的志愿，并搜集了大量资料，编成 40 余册稿本，后因事中辍。1920 年，他将稿本移交给伊博恩使用。

　　伊博恩为完成这一工作，做了大量努力。他与北京博物试验所刘汝强合作，将《本草纲目》草木部的 868 种药物按照恩格勒（A. Engler）的自然分类法重新整理分类，并搜集近代以来关于各药成分及生理效能的研究，汇成《本草新注》（图 2-8）一书出版。该书主体为表格形式，每种药物下设拉丁学名、中文名、药用部位、成分、产地、研究文献、备注等项，各项内容若尚无相关研究就付之阙如。该书引证丰富、简明扼要，且便于翻检，是一部非常实用的工具书，1923 年由北京协和医学院印行。1927 年又出了第 2 版。第 3 版于 1936 年由北平博物学会印行，新增 30 种药品，篇幅也大

____

　　① 上海图书馆编：《上海图书馆藏历史原照》（下），上海古籍出版社 2007 年版，第 453 页。
　　② 上海图书馆编：《上海图书馆藏历史原照》（下），上海古籍出版社 2007 年版，第 453 页。

为扩充，书后还附有中文、英文、拉丁文三种药名索引。① 第 3 版出版后，随即就有中国人对其高度评价并有意将其译成中文：

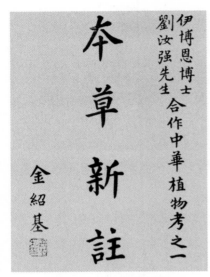

图 2-8　《本草新注》

伊博士现任上海李斯德研究院生理学部主任、约同研究专员，将《本草纲目》之药用植物八百九十八种，依自然科学方法，考证其学名、同名、英名、中名、药用部分、成分、产地等，以及著者除自己试验生药搜集各省标本实验，尤注重关于中国药用植物之中、英、美、法、德、日各国文献之记录，搜罗至为广博，诚为研究中药之必要工具。②

搜集资料的同时，伊博恩一直坚持组织同人进行《本草纲目》的英译工作，前后经二十余年的努力，才完成全部工作，分专册由北平博物学会次第刊行。截至中华人民共和国成立，其出版情况如表 2-1 所示：

表 2-1　　　　　　伊博恩《本草纲目》英译出版简况③

部类	《本草纲目》位置	篇幅	插图情况	出版年
金石部	8—11 卷	120 页	无	1928；1936（再版）

① Bernard E. Read, *Chinese Medicinal Plants from the Pen Ts'ao Kang Mu A. D.* 1596 本草纲目 *of a Botanical, Chemical and Pharmacological Reference List*, Peking: Peking Natural History Bulletin, 1936.

② ［英］伊博恩编纂，宋大仁述译：《中国药用植物考证：〈本草纲目〉之植物学、化学、药学的考证目录》，《中西医药》第 2 卷第 8 期，1936 年。

③ 根据王吉民文章整理，见王吉民《李时珍〈本草纲目〉外文译本谈》，《中华医史杂志》1953 年第 4 期。

续表

部类	《本草纲目》位置	篇幅	插图情况	出版年
兽部	50—51 卷	164 页	4	1931
禽部	47—49 卷	112 页	2	1932
鳞部（1）	43 卷	66 页	7	1934
介部	45—46 卷	95 页	12	1937
鳞部（2）	44 卷	136 页	60	1939
虫部	39—42 卷	164 页	4	1941

　　而最重要的草木部几乎占到全书的一半，伊博恩经多年努力，已将该部分译竣，且不像其他部分那样直译，而是选取 876 种药品，按照字母顺序排列，参照近代以来的研究增加了详尽的注释。另外，伊博恩还与同事一起绘制了约 300 幅彩色图谱，从图 2-7 中我们可以看出这些图片的精美细致。可惜由于种种意外，该部分未能如约在国内出版。

　　除了研究《本草纲目》，伊博恩还曾对《救荒本草》进行过研究。1937 年后，日军占领上海，英、美等国的租界成为"孤岛"，加之战争阻隔、港口关闭，当时上海沦入对饥荒、药荒的恐惧中。伊博恩通过研究历史上的救荒植物及实际考察，连续写出了《荒年可食之植物》《上海之食品》《中华国产药物》等小册子，主张以本地所产之品救急，"读者德之"①。由此，伊博恩对《救荒本草》发生了兴趣，并根据近代研究对其加以注释，于战后出版。②

　　太平洋战争爆发后，伊博恩被日军投入集中营，心力交瘁，身染重病。抗战复原后，他虽两度回英美治病，但终究回天无力，加之为重建雷士德医学研究院耗尽心力，于 1949 年 6 月去世。讣告中

---

① 王吉民：《哲学博士伊博恩传》，《中华医学杂志》第 35 卷第 11—12 期，1949 年。
② Bernard E. Read, *Famine Foods Listed in the Chiu Huang Pen Ts'ao: Giving Their Identity, Nutritional Values and Notes on Their Preparation*, Shanghai: Henry Lester Institute of Medical Reaearch, 1946.

称他重视中国药物，"此种学识洵为全球之首屈一指者"①。盖棺之论，容有溢美，但观其一生致力于中药研究，勤搜博采，的确堪称大家。

二 日本学者的本草考证工作

日本人对中国本草的兴趣由来已久。近代以来，随着中日两国先后被迫放弃闭关锁国政策，两国间人员往来日益增多。而日本生药学起步较早，不少有志于考察药物基原的日本药学家来华从事研究。随着对华军事、文化侵略的加深，日本在中国开办了一系列为侵略及殖民目的服务的科研文化机构，其中涉及本草研究的主要是伪满洲医科大学（前身为成立于 1911 年的"南满医学堂"，1922 年升格为大学）和上海自然科学研究所（1927 年筹建并开始开展研究工作，1931 年正式成立）。

在"满洲"医科大学做中药研究的主要是久保田晴光。虽然并非中国人，但他与其同事都会参加中方组织的学会活动。久保田曾在 1931 年 4 月召开的中华民国医药学会第十二届大会上宣读论文《属于防己科之汉和药的研究》，该文虽以药化学和药理学研究为主，但其起点仍须立足于对防己科药用植物的筛查与辨析，作者并由此感叹：

> 中国悠久的历史，医学因时代有所变迁，同时供药用的生药，亦当有几许的移转。在统一名称之下所用的药物，因时代迁移似有竟用异植物的。此等在征求文献之外，现今无所调查。②

这一感叹并非他独有，日本学者在研究中国药材的时候特别重视古代文献的整理。久保田在"满洲"医科大学的同事冈西为人著

① 佚名：《伊博恩博士逝世》，《新医学报》第 1 卷第 1—3 期，1949 年。
② ［日］久保田晴光：《属于防己科之汉和药的研究》，郭光武译，《新医药》第 1 卷第 1 期，1931 年。

有卷帙浩繁的《宋以前医籍考》，至今仍为学界看重。在文献之外，他们也很重视药物标本的搜集整理。久保田和冈西曾合作编写《和汉药标本目录》，主要搜罗了中国东北地区出产的药物标本，1931年由伪满洲医科大学铅印出版。

　　此外，久保田曾在陆渊雷主办的《中医新生命》上连载《汉药之知识》①，同时将该文结集于1936年以《汉药研究纲要》为题由上海世界书局出版。

　　上海自然科学研究所的中药研究工作是在中尾万三领导下开展的。中尾万三（1882—1936，图2-9）出生于日本京都，1908年毕业于东京帝国大学医科大学药学科。随后来中国东北，此后长期在"满铁中央"试验所工作。1923年获得博士学位后被任命为代理所长。1926年去职，自费赴欧洲游学。1927年底回日本，次年到日本外务省东方文化事业部工作，去筹办中的上海自然科学研究所（图2-10）从事汉药研究，直到1936年去世。②

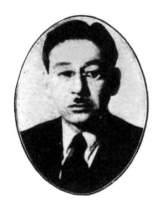
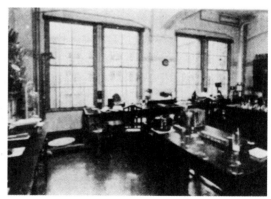

图2-9　中尾万三③　　　　图2-10　上海自然科学研究所生药实验室④

---

① ［日］久保田晴光：《汉药之知识》，《中医新生命》第12期，1935年第31期，1937年。

② 『上海自然科學研究所十周年紀念誌』上海自然科學研究所、1942年。

③ 『上海自然科學研究所十周年紀念誌』上海自然科學研究所、1942年。

④ 『上海自然科學研究所要覽』上海自然科學研究所、1936年。

中尾万三治生药学的特色之一，是注重本草古籍的考证。1934 年 9
月 25 日，他应浙江省立医药专门学校之邀赴该校演讲。讲词中
提到：

> 研究本草，当深究古籍。最古之《山海经》，吃药称服药，
> 盖当时药物有不直接吃食，惟置袋中而佩带之、借以辟邪
> 者——今日民间端午节，以菖蒲插于门首，或亦源出古风也。①

观点的确较为新颖，能够由常见的文词之中读出新意，难能可
贵。再比如中尾氏通过本草古籍发现：

> 至于本草的记述，因中国域土广大、南北气候风土的差异，
> 因以很难作确切的判明，何者植物属于何种原植物、何者植物
> 系属何项名称，南方与北方作者的见地，就有差异。②

有些问题，不通过仔细辨读历代本草，是很难发现的。中尾万
三在本草古籍方面的具体研究，以《食疗本草》最为人所熟知。
《食疗本草》为唐人所作，原书早已散佚，但 1907 年英国探险家斯
坦因在敦煌莫高窟中发现了该书残卷。中尾万三据此并旁搜博采、
考求轶文遗事，撰成《食疗本草之考察》一书，被列为《上海自然
科学研究所汇报》1 卷 3 号出版。③ 该书 200 余页，分"敦煌石室发
现《食疗本草》残卷考"和"《食疗本草》遗文"两编，最后将遗
文校合，并附索引。通观全书，作者不仅是考证遗文，对《食疗本
草》之前中国古代的食疗也有系统的考察，为后人的研究打下了坚

---

① 桦：《中尾博士药学演讲》，《药报》第 42 期，1935 年。
② ［日］中尾万三：《日人的汉药观》，匡麟译，《新中医刊》第 3 卷第 2 期，1940 年。
③ 中尾万三「食療本草の考察」、『上海自然科学研究所彙報』1930 年第 1 卷
第 3 號。

实基础。① 此外，中尾万三还著有《绍兴校定经史证类备急本草之考察》一文②

中尾氏注重本草古籍考证，但并不是好古成癖，为考证而考证。当时中国的生药学者就认识到了这一点：

> 中尾氏并考察吾国历代本草之渊源，备极详尽，自《山海经》、《毛诗》、《尔雅》、历代本草典籍，以及关于本草的经史百家杂著，无不旁征博引、悉心探讨，著为记录。处于现代生药学的立场上，大有将起吾国数千年以前旧本草复活之概。日人推为中国本草学大家，并无愧色。嘻！中尾氏之本草学，岂真使吾国旧本草复活之目的乎？所以使现代生药学的研究上，可得许多参证之助云尔。语云：温故知新，可以为师。其中尾氏之谓矣！③

中尾万三本人也说："研究中国本草所载药物之方法，一言以蔽之，即须以科学为工具，探求药之来源、成分、效用……"④ 所以他考证古籍是为了更好地确定古人用药的真相，而对药物本身的研究分析当然还是要以科学方法进行。在这方面，他所做的主要工作是与同事木村康一一起搜集整理药物标本，拍摄药材及其原植物的照片，附以部分古籍药图及药物微观图片，编成两辑《汉药写真集成》⑤（图2-11），共收药材99种。除印刷精美的图片外，文字部分

① 其书刊出不久，范凤源就据其原文编了一本《重刊古本草食疗本草》，准备付梓，并请赵燏黄作序。赵在序文最后勉励国人："希望海内留心斯道者，以本国人之眼光及见解而考察之，与中尾博士之说互相比较，其议论当为何如耶？"一较长短之心，跃然笔端。见赵燏黄《〈重刊古本草食疗本草〉序》，《医药评论》第59期，1931年。
② 中尾万三「紹興校定経史證類備急本草の考察」、『上海自然科學研究所彙報』第2卷別冊2、1933年。
③ 赵燏黄、徐伯鋆编著：《现代本草生药学》，中华民国药学会1934年版，第Ⅷ页。
④ 桦：《中尾博士药学演讲》，《药报》第42期，1935年。
⑤ 中尾万三、木村康一「漢藥寫眞集成」第1辑、『上海自然科學研究所彙報』1929年第1卷第2號。中尾万三、木村康一「漢藥寫眞集成」第2辑、『上海自然科學研究所彙報』1930年第1卷第5號。

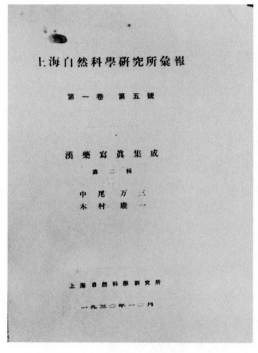

还详细考证了每种药材的形质、历代记载、原植物及关于成分的已有研究。

中尾氏的助手木村康一，于 1937 年向东京帝国大学医学部提交论文《汉药石斛之生药学研究》以申请博士学位论文，获得答辩委员会一致通过，堪称生药学界后起之秀。据当时的报道，其论文的核心价值，是有可能改变石斛"产量不多，价值高贵……不易栽于平地"的现状：

图 2-11　《汉药写真集成》第 2 辑

曾往台湾、广东、广西等原产地，搜集多数材料，经多年研究之结果，竟收一大效果：即不能平地种植之石斛，今已突破难关，断定不论何处，均可栽培。渠于三年间苦心实验，不惟能在平地栽培，且一经枯死者，亦能苏生。并发见新种约百五十种，又将石斛类生药之原植物分为三十余种，因此得到石斛类生药学之全貌。此伟大的发明，竟将本草中所载石斛及石斛类生药学之原植物等定说，完全推翻。①

在另一篇文章中，木村康一以常山、石斛、莨菪为例分别说明了汉药使用中的三种复杂情况，确系经验之谈：

---

① 朱寿朋：《日人木村康一发明石斛栽培新法》，《医界春秋》第 121 期，1937 年。

汉药中各药物之本原，固亦有单纯者，但多数均为复杂。现在所盛行者，一、有与昔时所用药物完全不同者；二、或在同一名称之下，而所用生药，有多至二种以上者；三、亦有同一种类之药物，每因形态、产地、选别、调制法等之不同，而用于各种杂多不同之生药名者。①

日本学者在生药学方面的确积淀甚深且人才辈出，所以成果颇多，不仅以众多研究成果为后人打下了研究基础，而且在研究方法上也对中国同行有深刻影响。只不过由于日本的侵华行为不断，两国间紧张的关系使学术上的交流并不畅通。冈西为人曾言：

> 事变之结果，中日之距离愈近，两国关系将必愈密。际此，我医药界，得勿有以新眼光而再检中国医学及其医药之必要欤？②

但事实上，政治与学术是无法完全分割的。日本学者居然认为"七七"事变以后，随着战争的进行，两国关系及学术交流会更加密切，这是中国学者难以理解和认同的。就以上海自然科学研究所来说，本来按照预先的组织大纲，研究所由中日两国共建，所长由中国人担任，但随着中日关系紧张，最终导致委员会中全部中方委员退出。因此，后来虽然也有少数中国人在研究所从事研究工作，但整个研究所基本上是由日方包办了。

第三节　赵燏黄及其"新本草"

回顾国人近代以来对传统中药的研究整理工作，首先要提到的人就是赵燏黄。他被中国药学界称作我国"现代本草学和生药学先

---

① ［日］木村康一：《汉药之研究》，王一木译，《近代杂志》第 1 卷第 1 期，1938 年。
② ［日］冈西为人：《中国之医药》，《同仁医学》第 12 卷第 1 期，1939 年。

驱"，在生药学学科建设和中药整理研究方面都有着开创性的贡献。关于他留学日本的背景，前文已有介绍，这里着重论述他在民国时期所做的几项主要工作。

一　从事生药学教育及主编《现代本草生药学》

没有可以执行计划的人才，再好的计划也只能是纸上谈兵。赵燏黄归国之后，曾短暂到政府出任公职，很快就因对政治失望而退出，于 1915 年赴杭州浙江公立医药专门学校药科担任教授，主讲植物学、生药学和卫生化学。由于当时国内的药学教育刚刚起步，这些课程都没有本国教材可用，赵燏黄为此付出了很多艰辛劳动："每周要授课 16 小时，课余要收集资料，编写 3 门课程的教材讲义，经常工作至深夜，假日也无暇出校门一探西湖之胜。"① 具体到生药学的教材，他主要参考了下山顺一郎的《生药学》（先用改订增补第 12 版，东京苍虬堂，1915；后来使用更新的版本；图 2-12），并辅之以较新的研究及中国适用的材料，编成讲义。

在此过程中，赵燏黄完成了下山顺一郎原著的翻译工作，有意将之出版作为教材，只是还存在一些问题。他在写给药专同人的信中表示：

> 只以前半部，系据该书第十二版翻译，至最近版，其中显微镜的构造以及成分等，经朝比奈先生更改之处甚多，故鄙人之译稿，上半部须大加更改。前邵君作孚拟为执役，后因事又未成就。然此书出版之夙愿，并未消灭。下山及朝比奈教授，为鄙人留日时亲授斯学之恩师。……兄亲炙二师之教训，至今不忘。故久拟将下山师遗著传之吾国以饷后学也。②

虽然有这些良好的愿望，但这件事还是耽搁了下来，直到赵燏

---

① 章国镇：《赵燏黄》，载中国科学技术协会编《中国科学技术专家传略·医学编·药学卷 1》，中国科学技术出版社 1996 年版，第 1—19 页。

② 谭守仁：《现代本草生药学编辑之经过》，《新医药刊》第 10 期，1933 年。

黄于 1928 年离职后，药专聘日本千叶药学士徐伯鋆担任生药学课程的教学。徐氏到任后，也是"苦无专书"，就将下山顺一郎《生药学》（朝比奈泰彦增补第 18 版，1926）草草编译作为教程。因为考虑到《生药学》是"研究国药唯一之专书，药学界最重要之著作"，药专同人决定筹措经费，将之排印出版。当时采取的方式是译书教学同步进行，译出一部分就排印一部分，等全部译完再结集出版。在这一过程当中，药专同事将部分书稿寄给赵燏黄，请他提意见，并约请他共同完成这项工作。赵回信拟定了一份合作规约，并将自己一直以来未将下山原书付梓的考虑总结出来，供药专同事参考，主要是：其一，对于下山原书中收录的国药，应另定中国自己的标准进行鉴定；其二，应增收一些确有实效的药物。详说如下：

> 然弟等照原书翻译时，其中如黄连、莨菪、远志、龙胆、缬草之类，以寓意必须另定国药之鉴定标准，不宜再蹈现行《药典》之覆辙（现行《中华药典》对于国药一项虽尽量采用，而其内容大半用日本药局方之规定）。中央研究院以国药之科学研究属之鄙人，现正从事于国药之生药学的鉴定，凡对于下山师原著中之国药，拟提前研究其生药上的原植物、形质、构造等项，得其成绩，预备修改下山师原著中之国药，且备《中华药典》改版时之采用。并拟增加桔梗、麻黄、当归、汉防己等近世已公认为确有伟效之国产药材。有以上各种之关系，则下山师原著之《生药学》一书，更不敢轻易着手编译矣！吾弟既有志于此，敝处极愿共同合作。①

赵燏黄此处提出的问题，药专的同事们也已有所考虑，并采取了一些措施以改进下山原书，使之更加符合时代需要和中国国情。在药专负责译文校对的谭守仁给赵燏黄回信详细解释了这些改进：

① 谭守仁：《现代本草生药学编辑之经过》，《新医药刊》第 10 期，1933 年。

　　既编译后，觉下山《生药学》原书中成分、应用等项，殊欠详明。且该书日人为本位，今欲供国人之需求，自有增删之必要。乃搜集文献以资参考，如 "*Gilg–Brandt*" *Pharmakognosie*（Dritte Auflage）、*Kommentar zum Dentschen Arzneibuch*（6 ansgabe 1926）、*United States Dispensatory*（Wood La Wall）、*Materia Medica*（by H. Chatel）、窪美氏《植物成分检出法》、高濑氏《植物成分之研究》等，此外国药参考以刘米《邦产药用植物》为主，旁及《和汉药物学》《和汉药考》《北支那之药草》《本草从新》《植物学大辞典》《本草纲目》《植物名实图考》等书。本编《生药学》每类之后（如根类、皮类）即将国药及稀用生药概行附入，以供学者之研究。……又下山《生药学》中，无绪言、总论，现拟将生药在医药上历史之考察、生药学之意义及研究之范围、生药之研究法（A. 显微镜之研究，粉末生药、组织之镜检；B. 有效成分分离法）等则，详细记载，列于卷首。书尾附录则增加字划索引、外国语索引、植物分类索引、应用索引等。此已定之方针也。如吾师愿同合作，生等无状，谨附录数则于后……是书已在付印，如愿赐教，还恳早订合同。①

　　对这些计划，赵燏黄表示同意，尤其对在每类生药之末附加国产生药表示满意，愿意订约合作，并将自己原来译成装订的 12 本译稿借给药专使用。在之后的通信中，他还提出了两项改进意见：其一，应留下空间预备插入"汉药中之紧要照片"，至于所需照片，赵燏黄已经搜集了很多，足敷使用；其二，应当参考《日本药学杂志》《日本药报》《日本化学总览》等期刊中关于汉药成分的最新研究，将其补入书中。另外，他还主动要求承担编书过程中以化学试验法检验生药的工作。

---

① 谭守仁：《现代本草生药学编辑之经过》，《新医药刊》第 10 期，1933 年。

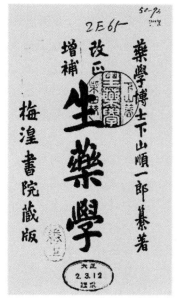 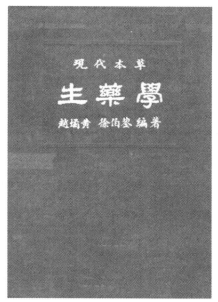

图 2-12　下山顺一郎《生药学》　　图 2-13　《现代本草生药学》上册

另外，双方在书名上发生了分歧。药专方面拟就以"生药学"为书名，认为：

> "生药"二字，虽系日名，惟认为尚有可取之义。"生"字意义，可作二种解说：一则取材于生物界之意，二则未成品之谓，亦即生货之意也。[①]

而赵燏黄对"生药学"三字不甚中意，认为最好将书命名为"近世新本草学"，只是鉴于药专方面的坚持，同意折衷为"近世新本草生药学"。而最终，双方将书名议定为"现代本草生药学"。赵氏坚持以"新本草"命名，虽无明文道其理由，但从其著作命名多带"本草"二字，可以窥见其上承百代、下开新篇的历史责任感和

---

① 谭守仁：《现代本草生药学编辑之经过》，《新医药刊》第 10 期，1933 年。

宏大气象。

经过双方紧张的工作，《现代本草生药学》一书之上编于 1934 年 4 月正式出版（图 2-13）。书前有蔡元培、褚民谊、余云岫、汪企张四人分别作的序，极尽赞美之词，如蔡称此书"诚足一新二千年来吾国本草学之壁垒"①。通观全书，也的确当得起这种评价，与传统本草书比起来，它采用了科学严谨的研究方法。而与其日文蓝本相比，该书明显的特色在于：（1）增加了总论部分，使学习者对生药之起源、生药学发展史、生药学与旧本草学的关系与区别、生药学一般的研究方法有比较详尽的了解；（2）每类药物之后都在原本的基础上附加生药，尽量将常用而有效的中药纳入进来。此书一出，不仅受到主张对中医"废医验药"者的欢迎，就连中医陆渊雷及其学生所办的《中医新生命》杂志虽然对该书本草学史方面的内容略有微词，但也"很诚意的推荐这一部体大思深的《生药学》给读者"②。

当然作者收获的不会全是赞美之声，山东大学教师赵幼祥专门写了数千字的书评，认为该书取材庞杂、列序颠倒且有掠美之嫌，并在细节上提出数条商榷意见。③ 而赵燏黄与徐伯鋆并不认可这一批评，认为大多是无稽之谈，"无非评者欲自诩其学博，攻人之短、炫己之长，蹈晚近伪士浮夸之恶习而已"④。两人合撰的长篇驳议有多家杂志刊载。

该书上册出版之时，下册的主体内容也已就绪，却未如期出版。直到 1937 年，浙江药专教师叶三多才出版了重新编订的《生药学》下册。此后一直到中华人民共和国成立，国内药学教育所用的"生药学"教材就是这套书。这与日本的情况大不一样，下山的《生药

① 蔡元培：《〈现代本草生药学〉序》，载赵燏黄、徐伯鋆编著《现代本草生药学》上编，中华民国药学会 1934 年版。
② 诵穆：《〈现代本草生药学〉之展阅》，《中医新生命》第 18 期，1936 年。
③ 赵幼祥：《评〈现代本草生药学上〉》，《明日医药》第 1 卷第 3 期，1935 年。
④ 赵燏黄、徐伯鋆：《关于生药学之学术探讨（未完）》，《新医药》第 4 卷第 1 期，1936 年。

学》首版于 1890 年，到 1912 年就已经出到了第 11 版，平均下来差不多两年就要修订一次。这固然有战乱频仍对学术发展不利的因素，另一方面也说明中国生药学的发展水平仍然比较有限。但无论如何不能抹杀的是赵燏黄及其药专同人在我国生药学教育方面的开创之功。

二　对中药进行全面整理的尝试：《中国新本草图志》

在药专从事教育工作，终究只是纸上谈兵，就连实际接触到药物的机会也不多。1923 年德国汤姆斯教授来华访问期间曾造访浙江药专，校方借此机会向药行采办了 200 余种药材。赵燏黄如获至宝，将之按照生药学上的分类整理，"每种药名之下，列以分科，附以拉丁名称，一一以实物相质证，稍有疑问者，宁付阙如"①，撰成《浙江公立医药专门学校药科汉药目录》，并将之投稿刊发。这样的机会都很少，深入研究就更谈不上了。

1928 年，中央研究院成立后，赵燏黄获得了从事药物研究的机遇。中央研究院总干事杨杏佛有意邀请赵燏黄到院中从事中药研究，并请他拟定研究计划。赵欣然从命，痛陈国内中药研究之落后，以建立完善的中药研究所为蓝图，勾画了一个规模宏大的研究计划，拟分六部进行。（1）考订部。就古籍所载本草互相参证，与实物对照，消除名同物异现象，"采取一古名中之最适当者"作为定名，进而研究其原生物在动植物学分类上之科属种。（2）调查部。至各地调查民间草药，记其治疗状况、生殖状况，并绘图摄影、采集标本，定其科属种，并为人工栽培和化学成分检验做好准备。（3）栽培部。设立中药栽培试验场圃，进行中药材品种改良试验、野生药用植物栽培试验、各地产药之移植及栽培试验、中药材产量增减影响因素研究、药材收采研究、药用植物之营养与有效成分之增减研究、药用植物之病理研究等。（4）鉴定部。按动植物学理法考察药物形态；比较研究药材种类之纯杂、选择之良否、真伪之判别；取药材之最

① 赵燏黄：《浙江公立医药专门学校药科汉药目录》，《同德医药学》第 7 卷第 1 期，1924 年。

纯良者，据其药用部位，记载其大小色泽及物理学性质，以为鉴定同种药材外部形状之标准，用扩大镜及显微镜检查其横断面及直断面之构造，绘图摄影，以为鉴定同种药材内部组织之标准；对已知化学成分的药材，鉴定其实性反应及定量试验。（5）检明部。检查中药之化学成分。（6）试验部。采用动物试验研究中药效用。①

从这雄心勃勃、系统完整的研究方案，后人不难感受到作者那种躬逢盛事、终于可以一展身手的振奋之情。但现实远没有想象的顺利，中央研究院甫成立，百学待兴，对研究所的设置要综合考虑学术需要、社会需求和是否有足够的研究力量。对中药展开全面的研究整理显然没能引起中央研究院的决策者们足够的重视，最终中药研究所没能成立，只是于 1929 年正式聘赵燏黄为化学研究所专任研究员，在有机生物化学组从事中药研究。

到上海工作后，既然不是原先设想的团队研究，只能单枪匹马，赵燏黄不得不收缩计划，重新拟定了一份《研究国产药材计划方针》。此次的方针由六部收缩为三部，赵燏黄开始推出其中药研究的三段论。方针具体内容如下：

（甲）理学部

（一）关于动植物学的研究：a. 本草古名及学名之考订；b. 动植物学的鉴定及识别；c. 采集及调查；d. 图画及写真。

（二）关于供药部分外部形态之研究：a. 国药种类之识别；b. 国药真伪之判别；c. 国药之标准鉴定；d. 图画及写真。

（三）关于供药部分内部形态之研究：a. 显微镜组织学；b. 粉末生药学；c. 显微化学；d. 显微图画及写真。

（乙）化学部

（一）关于国药中已知成分之收集：a. 自一千八百六十年以来，日本学者发现之国药成分；b. 欧美学者发现之国药成

---

① 赵燏黄：《中央研究院拟设中药研究所计划书》，《医药评论》第 1 期，1929 年。

分；c. 国内学者发见之国药成分。

（二）关于已知成分之国药，继续研究：a. 前人发见国药成分未能确定者，继续反复研究；b. 在一种国药之中，于既知成分之外，继续研究其新成分；c. 在甲种国药中含有已知之成分，按照植物科属简及系统之关系、与治疗上之效验，搜索于乙种国药之中；d. 关于国药中已知成分之含量鉴定；e. 关于国药中已知成分之人工合成。

（三）关于未知成分之国药研究：a. 系统的试验；b. 有机成分分类检查；c. 有机成分提出精制；d. 原子分析分子量测定；e. 分光化学；f. 有机体构造之研究。

（丙）药理部

（一）关于治疗上已知效用之研究：a. 关于历代本草医籍治疗上奏有奇效良方之考察；b. 国药中提出之单纯成分，行动物试验，参照本草医籍，证明其各种效用之确否；c. 国药已知之效用，与其中提出单纯成分之效用，相互比较，试验其效力之强弱及异同；d. 国药及国药成分已知之效用，对于生理作用之极量检定；e. 国药中已知之有效成分，研究其化学构造与生理作用之关系。

（二）关于治疗上未知效用之研究：a. 国药及国药成分于已知效用之外，发明其新效用；b. 在（乙）之（三）新发见之成分，行动物试验确定其效用；c. 已知效用之国药，与未知效用之各种新成分，一一比较试验，证明其效力之强弱及异同，并检定其新成分之有效者；d. 国药中新成分之效用，对于生理作用之极量检定；e. 国药中新成分之效用，研究其化学构造与生理作用之关系。[①]

与前次的计划作对照，删去了栽培部，将考订、调查、鉴定三

---

① 赵燏黄：《研究国产药材计划方针》，《医药评论》第 25 期，1930 年。

部合为理学部，检明部改为化学部，试验部改为药理部。一个明显的特点是详于介绍化学及药理的研究内容，对理学部分（即生药学的研究）着墨不多。虽然赵燏黄后来在中央研究院的一次报告中阐述了三者的关系，强调化学的研究必须以生药学的研究为基础，而药理学的研究又必须以验明化学成分为前提，① 但他这里对中药化学研究内容的强调，未尝没有为中药研究在化学研究所争取更有利地位的用意。

　　方针虽然分为三部，但实际执行当中，还是以第一部为主，一则行事总要循序渐进，毕竟不打好生药学的基础，后边的研究根本无法进行；二来限于人力、物力和当时普遍的学术积累，也只能由此起步。赵燏黄的具体工作计划是依据上述方针"按照《本草纲目》陆续研究，分期刊布，期以十年的研究功夫，把本草上所有植物性的药材，完全公布其研究所得之成绩"②，而工作步骤则是：（1）依据《本草纲目》的顺序，对药物进行（甲）部之（一）（二）（三）的研究，并搜集（乙）部之（一）以及（丙）部目前已有的研究成绩，编成《实验新本草》；（2）（乙）部之（二），次第分工进行；（3）（乙）部之（三），先收集本草之药草，作系统试验；（4）（丙）部之（一）与（乙）部之（二）辅助而行；（5）（丙）部之（二）俟（乙）部之（三）有成绩后再施行。③

　　研究是从《本草纲目》第 12 卷"山草类上"开始的。赵燏黄

---

　　① 赵燏黄所言："若国产药材生物学上之分类未明，或者他的来源、他的名称、他的种类、他的形质，均未鉴定、或未证实，直接就去研究他的有效成分、治疗功用，则此研究的问题，在科学上总不能算成立。……至于第二纲的化学成分未明，就去做第三纲的药理学的研究，就是把药直接去试验他治疗上的效用，此无异于蹈国医的故技，把人来当作他的动物试验。"见赵燏黄《在国立中央研究院纪念周报告中药研究概况》，《新医药刊》第 9 期，1933 年。

　　② 赵燏黄：《在国立中央研究院纪念周报告中药研究概况》，《新医药刊》第 9 期，1933 年。章国镇为赵燏黄所写的小传说是"原计划用 10 年时间完成《本草纲目》中山草类 100 种药材的整理研究"，与此处相比规模小了近十倍，不知何所本，见章国镇《赵燏黄》，载中国科学技术协会编《中国科学技术专家传略·医学编·药学卷 1》，中国科学技术出版社 1996 年版，第 1—19 页。

　　③ 赵燏黄：《研究国产药材计划方针》，《医药评论》第 25 期，1930 年。

自归国之初就有意重新整理《本草纲目》，平时已经积累了不少资料。他曾尝试过写作《本草纲目今释》并在期刊上发表过"山草类上" 31 种药材的重释，每条之下列科名、学名、产地、供药部位、采制时期、形态、成分、应用，简明扼要。① 这一工作如果全部完成，应该不会让伊博恩《本草新注》专美于前。

　　但赵燏黄在中央研究院推行的计划，远比《本草纲目今释》宏大。1931 年 2 月，《中国新本草图志》第 1 集第 1 卷（图 2-14）作为《国立中央研究院化学研究所集刊》第 3 号由化学所印行，16 开，正文 82 页、图版 34 页，还只不过是甘草与黄芪两种药物的工作，其计划的工作量之大可见一斑。第 1 集第 2 卷于 1932 年 12 月作为《国立中央研究院化学研究所集刊》第 6 号出版，篇幅更大，讨论的是人参、西洋参。每药之下，设名称、考据、产地、栽培法、植物、生药、构造、成分、

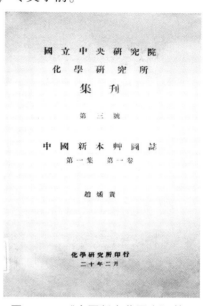

图 2-14　《中国新本草图志》第 1 集第 1 卷

药用等项目，搜罗详尽、巨细靡遗，用数万字辅之以大量图片以释一药，令人印象深刻，后人赞其"既继承了历代本草的传统，又吸收了现代科学的研究成果，是我国 30 年代整理研究本草的代表作"②。

　　此次工作是赵燏黄对其中药整理理论的一次实践，从成果上看，

————————————

① 赵燏黄：《本草纲目今释（未完）》，《同德医药学》第 5 卷第 5 期，1923 年。赵燏黄：《本草纲目今释（续）》，《同德医药学》第 5 卷第 6 期，1923 年。赵燏黄：《本草纲目今释（续完）》，《同德医药学》第 6 卷第 1 期，1923 年。

② 章国镇：《我国现代本草学和生药学先驱赵燏黄——纪念赵燏黄先生诞生一百周年》，《中药通报》1984 年第 2 期。

无疑是成功的，其研究成果很快引起学界重视，如对人参的研究很快就出现在日本人今村鞆的《人参传》（1934）中。但问题是，在当时的条件下，这样的研究根本不可持续。赵燏黄在化学研究所能得到的帮助很少，同事中对中药研究有兴趣的也不多，如果这样做下去，且不说十年完成《本草纲目》中植物药的研究，就是穷一生之力也未必能完成"山草类"的研究。1933年，赵氏自己也说："绠短汲深，一人的力量有限，不知能达到此目的否？"并将化学所的情况同上海自然科学研究所的情况作对比：

> 所以中药研究的问题范围甚大，非集合全国药学专家、化学专家、医学专家而研究之，就不能求短时间内，把所有的研究问题，完全解决、大功告成。日本人在上海所设的自然科学研究所，于医学部中，特设汉药研究的一部，合许多药学专家，集中精神，分工合作，其所得之成绩，必非化学研究所中一小组之财力、一二人之力量所能及。本院忝居全国学术研究最高机关，此则吾人所应当注意者尔。①

处于此种环境，情况当然不容乐观，但形势的发展却比预计的还要悲观。1933年6月，中央研究院总干事杨杏佛遇刺身亡。1934年6月，地质学家丁文江出任总干事，并开始推行机构改组。赵燏黄于6月30日写给药学同行胡定安的信中抱怨道：

> 研究院自丁文江任总干事后，竟将化学研究所中原有之生药学及生药化学之研究裁去，足见一般人不知斯学之重要，深望医药界同志极力提倡之。②

---

① 赵燏黄：《在国立中央研究院纪念周报告中药研究概况》，《新医药刊》第9期，1933年。
② 胡定安、赵燏黄：《关于"生药学"的二封信》，《新医药》第2卷第6期，1934年。

离开中央研究院后，赵燏黄曾应黄鸣龙之邀，回浙江药专短期担任教职。

三　按自然分类系统整理本草：《祁州药志》及其他

虽然在中央研究院的研究遭遇挫折，不得不中断，但很快赵燏黄就得到了新的研究机会。1934 年，北平研究院将生物研究所下设的生理研究室扩展为生理学研究所，并在研究所内设生药学研究室，聘赵燏黄担任研究员。1935 年 1 月，赵燏黄携家人北上就任。

1935 年年底，赵燏黄赴河北祁州药市调查国产药材。关于这次调查的最终目的，他在写给中国科学社同人的通讯中说：

> 其主要之目的，在解决国药之基本问题（即原植物问题）。待基本问题略有头绪，再继续研究其供药部分之组织学。至于国药之化学及药理问题，实先有待于本问题之提前研究也。①

由此可见，赵氏此次研究的目标，较之中央研究院时期有所收缩，集中在原植物的辨析上。并且他不再根据《本草纲目》之记载依次开展研究，而是直接去药材市场采集治疗中常用的药材分类进行研究。

在祁州药市的调查，赵燏黄是与北平研究院植物学研究所钟观光、钟补求父子以及生理学研究所朱晟等人一同前往的，其中钟观光是赵燏黄年轻时的老师，此时以植物采集与分类闻名，正从事本草学的研究。四人仅用一周有余的时间，就将祁州药市的药材大致调查完毕，共得大药②二百三四十种，草药一百二三十种，回北平后又向药肆购买若干种作为补充，共得药材五六百种，均为植物性药材，作为研究材料。次年赵燏黄又派朱晟赴祁州药市及河南禹州药市采集补充材料。

---

① 佚名：《社友消息》，《社友》第 54 期，1936 年。
② 载于《本草》者为大药，亦称官药；未入《本草》而为各地俚医及普通人行用者，为草药（民间药）。

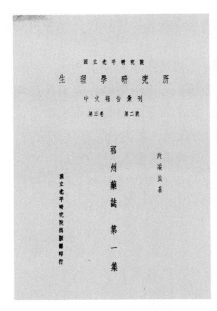

图2-15 《祁州药志》

随后，赵氏就开始展开研究并撰写研究报告，预备陆续刊出发表。1936年6月，《祁州药志》第1集作为《国立北平研究院生理学研究所中文报告汇刊》第3卷第2号由北平研究院出版课印行（图2-15）。

在"自序"中，赵燏黄详细交代了研究的缘起及方法、步骤：

本所有鉴于此①，自生药学研究室成立以来，首要工作即注重实地调查，故历赴祁州及禹州采集。因河北之祁州为南北药材集散之大市场，河南之禹州亦为吾国中部药材之总枢纽。本所已两次派员前往工作，所得结果，按照药材之原植物自然分科次序，陆续发表。本著虽以《祁州药志》为名，实包括南北药材之全部，而尤以华北一带之道地药材最为详备，俟本研究全部告成后，则不啻一完备之《华北药材志》也。兹先发行第一集，专报告药材之属于菊科及川续断科（山萝卜科）者，凡五十余种。北方药材之列于此二科者，大抵搜罗殆尽。或有遗漏，则另列附录求之。每药项下先考察现代之药材与古代之本草，其说是否符合，或竟背驰。次考定药材之原植物，以实地采集之完全标本，互相质对，切实证明。甚或追随采药者入山，穷源寻委，发掘其生活之根苗，觅取其难得之种子，携归栽培，待其开花结实，而后阐定其学名。其为远省（如川、粤、滇、黔）之特产，一时未能采得者，亦必

---

① 指国药原植物舛乱矛盾以及国内研究国药者对生药学漠视疏忽的状况。

征求公私所藏彼土之标本，反复考订；并标本之不能得者，亦
复根据前人之说，确实证明而后已；无法证明者，只得暂付疑
问，仅记载其形态，以俟来者。其有效成分之已经发现、药效
之曾经验明者，亦必摘要采入，借观现代国药研究之状况，以
为从事药化学及药理学者之参证。末附生药检索表及药图百二
十二幅，凡留心斯学者，不难按图而索骥矣。①

《祁州药志》第 1 集 16 开，共 200 余页，收入菊科及川续断科
之药材。这只是一个开端，继这之后的是一个庞大的研究计划。
1937 年，国民政府教育部面向全国学术机关征求学术研究问题，赵
燏黄曾详细陈述自己的计划。总体研究方案分为两部：其一，解决
国药之生药学的基本问题及编纂《中药典》之预备方案；其二，国
药之生药学的标准鉴定及《中药典》的标准试验。每部之下又细分
若干子项。《祁州药志》所做的工作只是这两部中的一小部分，而且
只出了第 1 集，赵燏黄计划将"出于裸子植物门及显花植物类中所
属之生药群，预期以二十集完全告成，三年中拟出一集或二集，视
一科之中，药用植物所占部分之繁简而定"②。

这一宏大计划，只完成了一小部分，除《祁州药志》第 1 集外，
赵燏黄还于 1937 年完成了《本草药品实地之观察（华北之部）》
别集之一、别集之二两卷，载生药 240 余种，由北平研究院出版。
该书计划将华北一带药市及药肆（不局限于祁州药市）采集到的
800 余种药材作初步考察，计划出 4 卷，到 1938 年完成，但由于抗
日战争全面爆发，计划不得不停顿，只完成了两卷。

赵燏黄在北平研究院时期的研究工作，虽然时间不长，但进展

---

① 赵燏黄：《祁州药志（第一集）》，《国立北平研究院生理学研究所中文报告汇
刊》第 3 卷第 2 号，1936 年，自序。
② 赵燏黄：《近年整理本草研究国药之方案及其实例（未完）》，《中华药刊》第 1
卷第 1 期，1939 年。该文主体内容完成于 1937 年，曾在日伪统治时期，于 1939 年在北京
《中华药刊》及《新科学》杂志上分别连载，并于 1941 年由伪北京大学医学院中药研究
所生药学部结集印行。

颇为顺利，这与当时北平研究院的学术特色及北平中药业的配合不无关系。北平研究院在生物学研究及分类方面确有专长，而赵燏黄指导手下年轻人进行研究时也经常借助院内同事，据刘寿山回忆：

> 在研究中药时，凡是植物分类上的问题，常常让我们请教林镕先生，或按分科去请教；真菌方面就请教王云章先生；昆虫方面就请教朱弘复先生；化学方面就请教林启寿先生；药理方面就请教经利彬先生；临床方面就请教徐衡之先生。中药材鉴定方面常常到乐寿堂中药店请教，也请教刘文英（翰臣、七品小京官）先生。①

在调查中药材时，乐寿堂中药店提供了不少便利。据刘寿山所言，赵燏黄对国外学者的研究成果非常重视：

> 赵先生每研究一味中药，先要查看伊博恩的《本草新注》、刘米达夫的《和汉药用植物》等等，把参考文献找全，同时还要阅读一些国外植物学家在我国调查的报告。②

对于严谨的学术研究，全面搜集文献自然是必需的。但赵燏黄对于外国人研究中药的局限性及不足之处也有着清醒的认识：

> 国人所办之学术机关，尚缺少此种研究，苦无联络切磋之同志、获分工合作之效能，徒借日人研究和汉药之成绩，以为借镜。殊不知日人所研究者，大抵详于日本产品，或用日本产品而代充国药，是不可不加深察者也。故研究国产生药，非国人莫属。日人松村任三博士，毕生致力于植物之汉名，至晚年

---

① 刘寿山：《补记赵燏黄轶事》，《药学通报》1984 年第 6 期。
② 刘寿山：《补记赵燏黄轶事》，《药学通报》1984 年第 6 期。

常语人曰：汉土植物，惟望汉人能自决之耳。又曰：欧美人之
调查中国植物，见闻之确凿，却愈于日本之本草学者，彼等身
未历中国国土、手未触中国植物，一味摹拟揣测，附会古人陈
说，盖亦愚矣。博士所著《植物名汇汉名之部》一书，力矫前
人之失，学者宗之。然考证再三，虽屡经修正改订，终觉疑问
尚多，重版至第九期，即行废止，非无故也。由是益知国药之
研究，在基本问题上原植物之解决，最为复杂、最为困难，而
研究之途径，亦必多费周折，方克有成。以地大物博之中国、
川藏滇黔之远产，非亲历其境、调查确实，何能得其结论？此
本问题之所以不能急速成功之原因也。[1]

由于日军侵略，赵燏黄的计划只开了个头就不得不终止，此后
几经辗转，[2] 最终于 1941 年进入伪北京大学医学院中药研究所生药
学部担任额外教授兼专任研究员。战争时期他一方面整理北平研究
院期间采集到的药材资料，并撰写成文发表，如在《新科学》杂志
上发表的《华北药材对于本草上之辨难及质疑》等；另一方面与同
事合作对蒙古药材开展了一些调查考证工作。[3] 但总体来说，受战争
影响，加之心理压力较大，[4] 这一时期赵燏黄所能开展的工作并不系
统。抗战胜利后，他又因在日伪机构工作的经历，加之医学界德日

---

　　① 赵燏黄：《近年整理本草研究国药之方案及其实例（未完）》，《中华药刊》第 1
卷第 1 期，1939 年。
　　② 赵燏黄曾于 1937 年只身离开北平，赴日本人尚未控制的上海租界，在新亚药厂
工作。这一时期他曾写《采用国药应付非常时期之代用西药论》一文，为抗战建言献策，
一时各报刊纷纷转载（如《药报》第 47 期、《新医药刊》第 50 期、《医药评论》第 145
期、《医药学》第 14 卷第 1 期等）。但由于家人尚在北平，他不得不于 1940 年返回北平。
　　③ 如赵燏黄、[日] 石户谷勉《蒙古本草药之原植物》，《"国立"北京大学医学杂
志》第 3 卷第 2 期，1941 年。赵燏黄、[日] 石户谷勉、[日] 米景森《蒙疆所产本草药
材关于其原植物之考察》，《"国立"北京大学医学杂志》第 4 卷第 2 期，1942 年。
　　④ 据刘寿山回忆："先生在四十年代国土沦亡之际，出任北京大学药学系教授，兼
中药研究所研究员，并著书立说，自己知道后人或有非议之处，当时私下对我说：'恐怕
后人要说你老师是后蜀的韩保昇哩！'后蜀指伪蜀，韩保昇著有《蜀本草》。"见刘寿山
《补记赵燏黄轶事》，《药学通报》1984 年第 6 期。

派与英美派固有的矛盾，被排挤出北大，只得自行成立"赵氏生药学化学研究所"从事研究工作。中华人民共和国成立后，他才得以继续较为稳定地从事生药学研究与教学，直到 1960 年去世。

第四节　近代中国植物学家对药用植物的研究

除赵燏黄等生药学家外，近代中国植物学家中关注药用植物的颇不乏人，其中较为突出的有裴鉴、钟观光、吴征镒等人。

一　裴鉴及其《中国药用植物志》

裴鉴（1902—1969，图 2-16），四川华阳人，字季衡。1925 年于清华学校毕业后赴美留学，1931 年在斯坦福大学获博士学位，之后曾在纽约植物园工作。回国后先后任国立中央大学植物学教授、中国科学社生物研究所植物技师、中央研究院植物研究所研究员等。

裴鉴对药用植物的研究开始于在中国科学社生物研究所工作期间。该所成立于 1922 年，是我国较早成立的专业科研机构之一，开国人研究本土生物之先河。自成立之后，该所每年都派人四处搜集植物标本，到 20 世纪 30 年代藏品已经相当丰富。1936 年，在该所工作的裴鉴对药用植物发生了兴趣，并开始利用所藏标本绘图（图 2-17），刊发在《科学》杂志上：

> 吾国药用植物，产生极繁，国人采取利用，由来已久。……近来外人，对于吾之药用植物，用科学方法，从事研求者，其功效颇为显著。吾国药专家，亦思就本国所产，多方探讨，取精用宏，以代舶来之物。顾事欲就效，必取分功。兹文之作，于植物学方面多所详述，盖欲供医药专家之参考研究，必先辨别其种类也。[1]

---

[1]　裴鉴：《中国药用植物图志（一）》，《科学》第 20 卷第 6 期，1936 年。

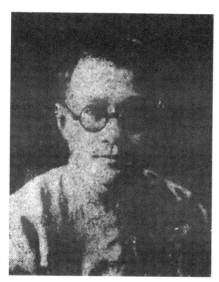

图 2-16　裴鉴①

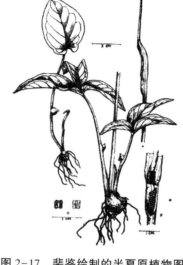

图 2-17　裴鉴绘制的半夏原植物图②

在《科学》杂志上，裴鉴在每种药物之下均记述其学名、种类、栽培法、采取、制法、性质、成分、主治、用量、用药历史、国外研究、结论等，其中对于种类区分尤为重视，仅半夏一物，就分别记述了全绿叶半夏、白朗氏半夏、心脏叶半夏、盾叶半夏、齐州半夏、三叶半夏、掌叶半夏，对每种的学名、性状均有清晰详细的描述。

虽然在《科学》上只发表了半夏和楝③两种药用植物的图说，但裴鉴对药用植物标本的整理研究并没有间断，而是一直坚持，终于在 1939 年 10 月将完成的《中国药用植物志》第 1 册交由中国科学社生物研究所出版。该书序言中进一步说明了"正名"的必要性：

---

① 佚名：《时人汇志·裴鉴》，《国闻周报》第 10 卷第 50 期，1933 年。
② 裴鉴：《中国药用植物图志（一）》，《科学》第 20 卷第 6 期，1936 年。
③ 裴鉴：《中国药用植物图志（二）》，《科学》第 20 卷第 12 期，1936 年。

　　惟研究中国药材，无论从何方面着手，必以确定植物之种为首要。植物种类不同，性质即异。欲研究之结果为世人所通晓及利用，非使世人知所研究者确属何种不可。易词言之，非确切鉴定所研究之植物学名不可。盖中国植物一物数名，或异物同名者甚多，若不以学名为标准，则研究结果既难互相比较，抑且凿枘，使人无所适从，而以讹传讹，于人之生命，为害亦非浅鲜。①

该书没有收录之前在《科学》上发表的两篇文章，并且在内容、体例上均有所调整：

　　本志最大之目的，在确定中国药用植物之学名。每种植物详为说明其形态，并辅以图画，阅者如以植物与图说细心参证，不难获得确实之结果。所用中名以李时珍《本草纲目》所用者为主，其未载入《本草》者，则求之于吴其濬《植物名实图考》，或其他较为可信之载籍，有时直用土名。一植物有异名者，并列于别称项下。然中名不能代拉丁文之学名、而认为科学上之标准也。

　　本志植物之说明及图画，皆根于所搜得之标本，其有借用他著者亦注明其出处。所用植物，不限于李时珍《本草》所载，即俚医及草药业所用者亦一律采入，盖此类植物，治疾往往有奇效焉。本志非医药书性质，故对于各种植物之治疗方面，约略述之，以资参考而已，不求详也。②

该书主要记述药材原植物的性状、产地，而于药用部位及功效等方面极为简略，有时只节录《本草纲目》的记载，确实是一部目的明确、体例清晰的药用植物志书。第 1 册共收录石中珠、海金沙

---

①　裴鉴编著：《中国药用植物志》（第一册），中国科学社生物研究所 1939 年版。

②　裴鉴编著：《中国药用植物志》（第一册），中国科学社生物研究所 1939 年版。

等50种药物，按科属排列。

虽然由于战乱频仍，《中国药用植物志》的续作直到中华人民共和国成立后才陆续得以面世，但裴鉴一直坚持对药用植物的关注和研究。抗战时期，由于战争导致进口药物匮乏，退守西南大后方的中国学者一直致力于研究国产药物以代用进口药品，其中对于治疗疟疾的常山研究比较充分，并引起国外注意。美国方面还曾写信索取研究报告，裴鉴对此评论说："美国在前数日内写信问我们要常山研究的报告，并且还要告诉他在我国所有原产的常山种类；他们的态度是很科学化的。"他专门就此写了一篇文章，向国内青年普及常山的知识，详细介绍黄常山、白常山、日本常山、海州常山的性状、产地，并总结说：

> 以上所记述的四种常山植物，虽然全是叫常山，但是各种的区别是很大的，并且四种全不为一科的植物。除黄常山是已经证明可以为治疟疾外，其余现在还没有用科学方法来研究证明、希望国内的药物学家将来证实的。①

当时青霉素被广泛用于临床，引起极大轰动。裴鉴也专门写了一篇文章讨论具有抗菌作用的植物。② 对药用植物的持续关注为他在中华人民共和国成立之后继续编纂《中国药用植物志》打下了坚实基础。

二　钟观光及其本草考证

钟观光（1868—1940，图2-18），字宪鬯，浙江镇海人。他于晚清之时就意识到科学的重要性，"约集同志创设四明学会……先取江南制造局译出之化学物理诸书，一一实验而精究之……复取日本新出之理化书籍，一一参考，知科学之新发展，比制造局之旧译，

----

① 裴鉴：《谈常山》，《青年与科学》第2卷第2期，1945年。
② 裴鉴：《青霉菌及其他抗生性植物》，《科学》第28卷第2期，1946年。

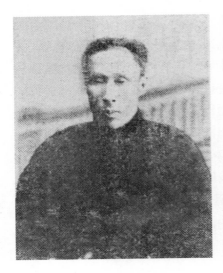

图 2-18　钟观光[1]

已月异而岁不同"[2]。1908 年，钟观光在杭州西湖边养病，开始对植物感兴趣，通过李善兰、韦廉臣合译的《植物学》等译著了解了近代植物学的理论与方法，并据此开展采集工作，从此将主要精力放在了植物学方面，先后在北京大学、浙江大学、中央研究院自然历史博物馆等机构从事植物采集及研究。1933 年，钟氏转到北平研究院植物研究所工作，决定以植物学方法研究整理《本草纲目》，为中国本草学打开新局面。[3]

钟观光被植物学家刘慎谔称为"中国旧植物学界最后之一人、新植物学界最初之一人"，而"整理本草工作必新旧贯通，今日中国只此一人"。[4] 赵燏黄早年曾就学于钟观光，在北平研究院期间两人又同是研究本草，在研究思路上也是相通的，主张"其要归尤在证明实物，知其所言药品，实当今世何种，俾研究医理者及化学分析者，得所依据"[5]。胡宗刚总结钟氏考订本草的方式是：

以唐慎微《证类本草》与李时珍《本草纲目》互勘，并参

① 曹三：《忆先贤钟宪鬯先生》，《宁波人》第 6 期，1946 年。

② 蒋维乔：《钟宪鬯先生传》，《群雅》第 2 卷第 2 期，1941 年。

③ 关于钟观光在北平研究院从事本草研究的情况，胡宗刚已经根据《北平研究院院务汇报》及当时学者的往来书信做了细致的研究。本节只介绍大致情况。详情参见胡宗刚《北平研究院植物学研究所史略》，上海交通大学出版社 2010 年版，第 54—62 页。

④ 胡宗刚：《北平研究院植物学研究所史略》，上海交通大学出版社 2010 年版，第 54—62 页。

⑤ 胡宗刚：《北平研究院植物学研究所史略》，上海交通大学出版社 2010 年版，第 54—62 页。

考其他相关典籍，正其谬误，言其旨归，注以拉丁文学名，再结合采集标本的情况，注明产地、果实成熟季节、采期等。使之分别隶属于分类学之科属之下，按分类系统依次排列。①

在考订中，钟氏极为重视标本的搜集，并以花甲之年不辞劳苦四处奔波，除与赵燏黄等同往祁州药市外，还曾远赴浙东、湖南等地考察药材，"深知时地相当，则野外一日之观察，足以解室中数年之瞀惑，旧本草家之言多虚妄，正坐欠缺此功也"②。

到抗战爆发，钟观光在儿子钟补求协助下，就《本草纲目》的研究已完成数量可观的手稿，但这一工作最终因战争而停顿。1940年，钟观光在镇海老家去世。抗战胜利后有人追记：

> 右辑本草书目中，近代已定稿未刊印者，计有植物学家钟观光父子新著之《本草纲目新补正集》三巨册，都九万万言，约三十二卷。③ 该书以植物分科，精确鉴定，并附详图，为十年来第一部巨制。（因战乱影响，目前仍保存镇海紫桥镇研究所。）④

关于钟观光的工作究竟做到何种地步，因其手稿未刊，目前尚不能确定。蒋维乔在他去世后为他所写的传记中提及：

> 先生于古代草木之名，多所辩证。如《毛诗》、《尔雅》、《离骚》，皆详为笺注；《本草纲目》之广博，则芟其繁芜；《植物名实图考》之详核，则范以条理。尝谓日本植物学家所用汉名，虽沿袭中国古籍，而考据未精、纰缪百出，皆一一为之纠正。⑤

---

① 胡宗刚：《北平研究院植物学研究所史略》，上海交通大学出版社 2010 年版，第 54—62 页。

② 曹三：《忆先贤钟宪鬯先生》，《宁波人》第 6 期，1946 年。

③ 手稿书名未定，一般均称为《本草疏证》。九万万言，不确。

④ 周复生：《历代本草书目考》，《华西医药杂志》第 2 卷第 11—12 期，1948 年。

⑤ 蒋维乔：《钟宪鬯先生传》，《群雅》第 2 卷第 2 期，1941 年。

钟观光对本草的考证研究，一方面固然参考了近代植物学的理论和方法，但更多的还是建基于旧学功底，如他对"安石榴"一词的辨正：

> 植物国名之亟需审定，夫人知之。然不治国籍，而欲审定国名，犹无米而炊也。荒陋之弊，恐所难免。新近出版之某生物杂志，有《审定中国生物名称之商榷》一文改国名之"安石榴"Punica Grauatumd 称为"石榴"，不知"安石"为汉代西域国名。我国初得此果，自安石国传种，故以原产地名之。今定名欲求其简，但称为"榴"已足，韩愈诗"五月榴花照眼明"，是此花称"榴"之证；欲存其实，必兼称"安石"二字。名为"石榴"，则割裂无义，适蹈世俗不学无术之弊，于简明与雅驯，两无取焉。①

就目前所能见到的钟氏本草著作之只言片语来看，其风格多征引古籍、夹叙夹议，更接近于传统的笔记体，而不是近代科学那种精确到数字的语言。如他在《说文植物类证》中对"荷"的考证：

> 荷。本草：藕实一名莲，诗泽陂笺。莲，芙蕖实也。陆疏：莲，青皮里白子的（"皮里"二字，原误例，今移正），五月中生，至秋表皮黑的成实，或可磨以为饭如栗也，轻身益气，令人强健。汉书司马相如传：莲藕觚卢，张揖曰莲，荷之实也，其根藕。
> 光按：荷花生于腋叶，谓之叶生花序，其花之茎为花梗，

---

① 钟观光：《植物学上应参考之国籍》，《国立浙江大学农学院周刊》第 1 卷第 4 期，1928 年。按：此文所称之"国籍"，即我国古籍；所称"国名"，即中文名称。钟氏之后也意识到此种称呼有歧义，因此改"国名"为"邦名"，见钟观光《论植物邦名之重要及其整理法》，《国立中央研究院自然历史博物馆丛刊》第 3 卷第 1 期，1932 年。

其叶之茎为叶柄，皆生于茎之节上（即藕节）而非茎也。荷之茎不出地上，而横行于泥中，谓之地上茎。即藕是，故藕为茎而非根，昔无植物形态学，不明其体制质性，所言皆误。①

这种行文方式更像是普及常识，而不是严肃的论著。钟氏勤于搜集标本，又精通旧学，搜集本草古籍达 5000 余册，确是本草学转型时期的代表人物。

三 国立中国医药研究所与《滇南本草图谱》

抗战时期，为研究如何以中草药来解决大后方缺医少药的困难，同时安置转移到大后方的中药研究人员，国民政府成立或改组了一些科研机构，其中就有位于昆明大普集的中国医药研究所。该所成立于 1941 年，由经利彬（1895—1958）担任所长。但经利彬在与刘绍光争夺中央药物研究所控制权的斗争中未占到上风，中国医药研究所没能接收中央药物研究所的设备，内容空虚，② 因此只有药用植物组做了些具体的工作，主要是《滇南本草图谱》的编纂。

《滇南本草》是明代兰茂（约 1397—1476）编著的一部云南地方本草，其流传过程较为复杂，"今存的《滇南本草》十几种印本和抄本，每一种都不相同，所收药物数相差很大，最少的二十六种，最多的四百五十八种"③。中国医药研究所药用植物组欲整理药用植物，"因所址设于昆明，乃先将昆明附近药用植物之见于昔贤所辑《滇南本草》者，考订实物，绘制图谱，另加图说"④。此图谱原拟

---

① 于一飞、陈锦正：《钟观光》，载谈家桢主编《中国现代生物学家传》（第 1 卷），湖南科学技术出版社 1985 年版，第 8—9 页。按，这段引文似有不少句读错误及别字，如"本草：藕实一名莲，诗泽陂笺。莲，芙蕖实也。"似应断作"本草：藕实一名莲。《诗·泽陂》笺：莲，芙蕖实也。""原误例"似应为"原误倒"。另，藕应该是地下茎，而非地上茎。但书中原文如此，笔者未见手稿，不敢径改。

② 薛愚主编：《中国药学史料》，人民卫生出版社 1984 年版，第 415 页。

③ 郑金生：《内容提要》，载（明）兰茂著，（清）朱景阳图说《滇南本草图说》，中医古籍出版社 2007 年版。

④ 陈立夫：《〈滇南本草图谱〉序》，载经利彬、吴征镒、匡可任等编著《滇南本草图谱》，云南科技出版社 2007 年版。

不定期分集印行，但 1945 年第 1 集印出不久，研究所即行解散，印行就此中断。

该图谱虽然以经利彬为第一作者，但其实主要工作是由匡可任（1914—1977）、吴征镒（1916—2013）、蔡德惠（约 1923—1945）等植物学家完成的，并参考了药用植物组创办人吴韫珍（1898—1941）早期对云南植物研究的成果。吴征镒晚年曾专门写过长文回忆当时的经过：

> （经利彬）于本书内容其实贡献不大，是否见到本书都很难说……这个所在昆明就只有药用植物组经常有三四人工作，匡可任是一九四一年正式聘任的"研究员"，我也是，兼任却主管该组。稍后还有钟补勤（忘其职称）专门从事调查采集工作。其余只是当时西南联合大学生物系、植物分类学的助教来兼职助我研究和写作，先后有简焯坡、蔡德惠二人。……蔡德惠……一直到底参加了这个"图谱"的研究制作工作，其中小幅图（达 10 幅）和植物形态描述及图版说明大都是他的手笔。……此书的序言，虽署名经利彬，实际上经那时已"官僚化"了，于植物学和药学也未钻研，对滇南本草更未加研究。他只奔走官场，为这一本《图谱》求得陈立夫的题签和序，以及龙云的题辞，并承担了此书中各种药用植物的药理部分（包括药用成分和药理、毒理），而这些在当时大都是未经研究的空白。①

该书第 1 集共收药物 26 种：金铁锁、木瓜、南瓜（花）、南瓜（果）、羊耳多、狗屎花、丑灵丹、麦穗夏枯草、地不容、鸡骨常山、滇常山、杏叶防风、大蓟、白芷、瓦草、兰花参、五叶草、五味草、草果药、白芨、何首乌、竹叶防风、九里光、黄龙尾、大一支箭、绣球防风。正如吴征镒所说，当时对云南地方本草的药化学和药理

① 吴征镒：《〈滇南本草图谱〉跋》，载经利彬、吴征镒、匡可任等编著《滇南本草图谱》，云南科技出版社 2007 年版。

学研究基本还是空白，因而该书对此着墨不多，"以图和形态描述为主体"。关于图版（图2-19），有大图即植物全形，也有花果解剖各部，"均以字母排序，依次标明，下附其放大倍数，其说明见图版说明中"。① 如吴征镒所说：

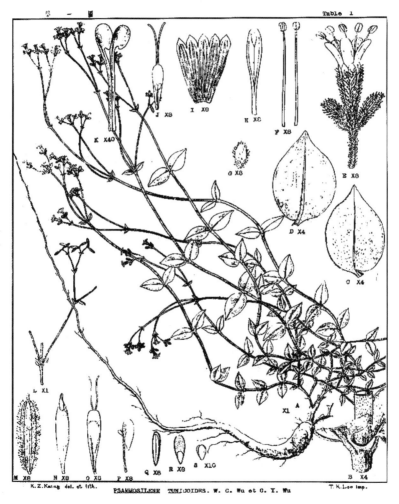

图2-19　《滇南本草图谱》所载"金铁锁"图版

① 经利彬、吴征镒、匡可任等编著《滇南本草图谱》，云南科技出版社2007年版。

图有大小二种，大图版心同于当时国内外所出图谱，而包括植物各部分的精细解剖图很多，不同于其他各种图谱，这是依照吴老师①的观点和作业法制定的。力求其全、细、准，故而每图都包括根、茎、叶、花、果实、种子（直到胚和胚乳）。小图要求同样，但版心大小是根据 *Hooker's Icones Plantarum* 的版心（有黑框）制定的。②

关于文字说明部分（图2-20），包括释名、原文、形态、考证、分布、药理、文献、图版说明八项，分工如下：经利彬（药理）、吴征镒（考证、分布、文献）、蔡德惠（形态）、制图人（图版说明）。释名包含各药物之中文诸名称及出处；形态主要根据新鲜材料记载，也有根据干标本者；考证分学名考订、中名考订两项分别讲述；分布根据国外专业书籍记载，分国内、国外两项；药理也是根据国外专业书籍记述该种或近似种之药性及其有效成分，并根据古籍记载加以斟酌；文献收录的是自学名原记载以下，直到现代止与该种有关的西文文献，以出版年代先后为序排列；图版说明以每一图版所绘各部上标明之字母次序为序，依次说明其内容及放大倍数等事项。

虽然《滇南本草图谱》所收药物数量不多，但它体例严谨、绘图精确，的确是一部精心之作。

除上述几位植物学家较为系统的工作外，随着生物学知识的普及，民国时期在植物学界、农林界以至医学界对药用植物感兴趣并从事过中药采集、记录的人士还有很多。

系统学习过生药学知识者进行的调查较有章法，如浙江药专毕业生董振舜对杭州产药用植物的系统调查，虽然最终发表时只以表格形式列举了学名、产地、汉名、药用部位等四项，③ 但能看出来的

---

① 指吴韫珍。

② 吴征镒：《〈滇南本草图谱〉跋》，载经利彬、吴征镒、匡可任等编著《滇南本草图谱》，云南科技出版社2007年版。

③ 董振舜：《杭州产药用植物初步调查录》，《药报》第42期，1935年；董振舜：《杭州产药用植物初步调查录（续）》，《药报》第43期，1935年。

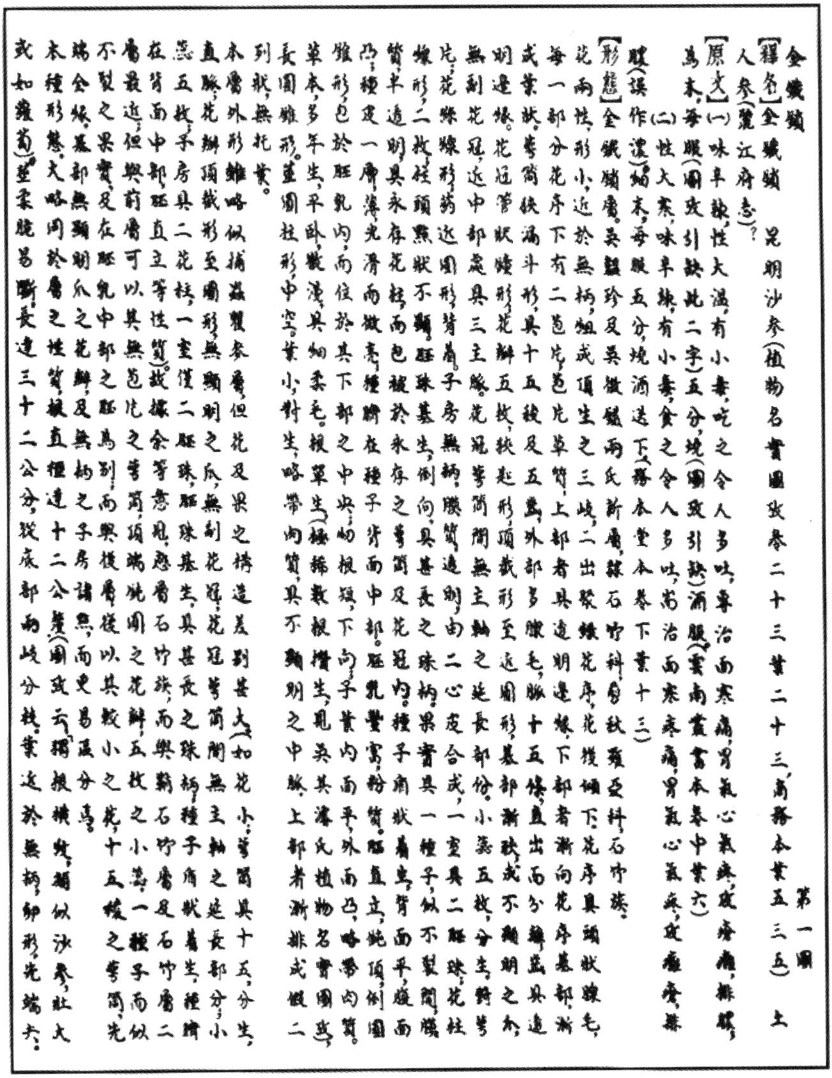

图 2-20　《滇南本草图谱》"金铁锁"文字说明首页

确是经过了实地考察、仔细辨析，对学名的认定以实物形态为准，而不是抄撮现成的工具书及外人著作，比如玄参一物，《植物学大辞典》以及东西洋生药学著作均定为 *Scrophularia oldhami* Oliv.，董振舜则将其定为 *Scrophularia ninpoensis* Hemsley，这一结果与赵燏黄后来在药肆中考察的结果是相符的。

至于农林界为药材生产所作的调查以及植物采集爱好者自发进行的调查，虽然有不少，[①] 但大多是罗列药物，无甚新意，个别调查报告中的学名及性状描述甚至是直接抄自《植物学大辞典》[②]，对于生药学的发展并无价值。

第五节　中药栽培的发展及相关研究

有些在治疗实践中证明的确有效的中药因为消耗量大，野生资源不敷使用，我国很早就开始尝试人工培植。南北朝时期的《本草经集注》《齐民要术》中就开始记载某些药物的栽培法。到了宋代，药物成为重要的经济作物，有记载的栽培药物达到六七十种。明清时期更是达到 200 多种，成为道地药材的主力。历史上药物栽培的发展，为保证基本的药物供应做出了很大贡献。但到了近代，中药栽培又面临新的问题。

一　近代中药栽培的新局面

近代以来，随着人口增加和交通发展，药物消耗量与日俱增，而社会经济和分工的发展又迫使人们去搜寻新的经济作物以谋求利益，在这种局面下，中药栽培得到了很多关注，并被认为是一件需要优先发展的事业。河南大学教师时从夏考察该省药用植物情况后总结说：

河南药用植物之大概情形已如上述，惟犹有言者：即野生

①　如：荆印山：《北京西山一带产药用植物》，《中法教育界》第 7 期，1927 年；王世深：《永安药用植物调查报告》，《新农季刊》第 3 卷第 5 期，1944 年；峨山林业试验场：《峨山药用植物调查》，《建设周讯》第 7 卷第 23 期，1939 年。

②　如：蒋得保、邱梦觉：《安化药用植物之调查（一）》，《修农》第 29 期，1941 年。

药物日渐减少，栽培药物不见加多，据山中之常采药者称：十年前满山遍布药物，而今已大感缺乏矣。如此锐减之速，实令人咋舌。推其原因，不外交通不便，人民知识不开，缺乏优良品种，不明栽培方法，以致药物日趋衰落。倘再不谋补救，吾豫药业必告破产，经济必受影响。如是则药物之改进，实不容忽视也。惟望社会人士多事提倡，一方对药物之种类及生态，切实作科学上之研究；一方对优良品种之选拔及栽培方法，多加实验与探讨，俾作药物知识之领导。①

作者在这里提到了开展药物种类、形态及栽培方法的研究，其实这类研究与药物栽培的关系是相互促进的。历史上的药物栽培多是为了经济利益，虽然偶尔也有本草学者出于研究目的试植或养殖药物（如宋代寇宗奭亲自养斑鸠以验证其是否春秋分化），但有这种实证精神的学者确是凤毛麟角。到了近代，为了研究需求而栽种药物成为较普遍的现象。有人曾举例论证药物试植对于研究的重要性：

> 比方有名的补药"冬虫夏草"，古书上的记载，是十分神妙的，它在春天为草形，到了冬天，便"化而为虫"，尾部犹带有草状物而簌簌地爬行云。生物学者则绝对否认这种说法，谓冬虫夏草，乃是昆虫中的螟虫一类的幼虫，受了某种菌类的寄生所致。然而幼虫若为菌类所寄生，则经过春夏秋三季，幼虫的身体早已被菌类弄死而吃空，怎能到冬天又活动在雪地中呢？所以生物学者的解说，不能为旧药物学家所接受。其实双方各执一词，都是自己没有实地研究、实地培养的缘故。所以药用植物的栽培更不能少了。②

① 时从夏：《河南药用植物及禹县药材之调查》，《国立河南大学学术丛刊》第 1 期，1943 年。
② 蔡士侯：《药用植物》，《客观》第 10 期，1946 年。

就药用植物栽培，当时学者关注、想要开展的研究主题主要有以下几个。

其一，增加新的栽植种类。许多消耗量较大的中药，如地黄、茯苓、当归、川芎等在历史上早有种植，但在数量庞大的中药当中，这毕竟是少数。据时从夏 1940 年在禹州药市的调查，药市中 110 种药材只有 28 种是栽培品，很多销量较大的药物（如萸肉、黄芩、苍术、半夏、天门冬等）也是依靠野生品①。随着需求量的增加和商品经济发展，采药者必然竭泽而渔从而导致野生品消亡，若能驯化成功，采取人工种植，则一能保障供给，二能增加农民收入，因此当时呼吁广泛试植、增加栽植药物种类的声音很多，比如：

> 药用植物之适合寒性者，北地种之；适合热性者，南方种之。最好南北双方各辟以大规模之试植场所，上由国家政府之倡办，下由地方人士之协助，聘专家司其事，因试植结果得成绩优良者，分栽于各省区域，逐步蔓延。②

增加药物栽植种类在思想上最大的障碍是以野生为贵的习惯，如蔡士侯所解释的：

> 过去我们都迷信于山野自然生长的药草，必较人工栽培的为佳；其实所谓好坏，大概由于野生的或有特殊的肥料，人工栽培未加注意之故。现在西洋各国都致力于药用植物栽培的研究，因为野生的，产量究竟太少，于是价格高昂，不能普遍应用。将来人工栽培发达以后，所产品质，必可较野生的更有过之。③

---

① 时从夏：《河南药用植物及禹县药材之调查》，《国立河南大学学术丛刊》第 1 期，1943 年。
② 邵公佑：《中国今日急应栽培药用植物》，《药报》第 47 期，1937 年。
③ 蔡士侯：《药用植物》，《客观》第 10 期，1946 年。

为了实现这种目标，需要做大量准备与研究工作。

其二，研究栽植技术。要想提高栽培品的品质及产量，需要栽培者运用近代农学、生药学方面的新知识，因时制宜、因地制宜，在地、肥、水、光等方面创造良好条件。每种药物所需条件不同，均需一一研究。对于传统药农的种植模式，受过严格学术训练的技术专家认为很有问题：

> 一般药户，知识太低，对于药材之品种选择、栽培管理，殊不注意。栽培种中，除对黄连之经营较为集约外，其他均极粗放，每于荒野或新垦地，撒播药种，任其生长，以至杂草丛生、病虫害猖獗，生长不良，产量不丰，品质低劣。药户听天由命，常有破产之虞。如近数十年来，全山大黄因腐烂病，损失达数万斤之巨。[①]

因此药用植物栽培技术的研究与推广也成为当时人们主要的关注点之一。一方面学习国外主要是日本已有的研究成绩，如峨峰山人编译了《药用植物栽培法》[②]，日本学者已有的著作如波多腰节著《最新药用植物栽培法》、刈米达夫及若林荣四郎合著《药用植物栽培法》等都受到中国学者注意。[③]

另一方面国人也结合中国传统与实际，开展了不少药物栽植方面的讨论与总结。民国初年，就有方尧章为中等农学校学生编写的《药用作物学》一书（图2-21），该书"总论"中交代了编著的背景：

> 吾国之有药用作物也，已数千年矣。自神农尝百草而医药

---

① 周正：《金佛山药用植物之调查》，《新中华医药月刊》第2卷第6—7期，1947年。

② 峨峰山人编译：《药用植物栽培法（一）》，《健社月刊》第2卷第1期，1936年。本期将编译人误写成"峰峨山人"，第2期续载时纠正。

③ 黄永平问，编者答：《栽药用植物可否有专书》，《建设周讯》第7卷第5期，1938年。

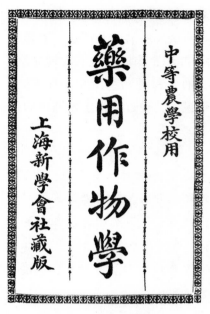

图 2-21　《药用作物学》

兴，各种药草，渐渐发明，而复经人工之栽培，皆得为药料之用。虽然，人工所栽培者，固得为药料，未经人工栽培者，亦何尝不可供为药料？此种未经栽培之药草，若一经栽培，亦得称为药用作物。往昔吾国所用之药料，人工栽培者少，而采自野生者多。今西国自化学术发明，医药上所用之药料，皆自化学制出，故自传入吾国，而药用作物，衰败益甚。然化学制出之药料，其功效究不若药用作物之为优也。①

　　该书分章讲述了贝母、元参、地黄、黄连、泊夫兰、人参、藿香、立麝香、防风、山菕莱菔、薄荷、苍术、白术、紫苏、荆芥、百合、决明 17 种作物的种植。每种作物下首叙性状（适宜之气候、所需土质、主要产地、品种等），次讲栽培（整地、下种之注意事项），次述管理（施肥、除草及生长过程中其他注意事项），末有附说（收采、产品贮藏、种子贮藏、预期产量及价值等）。

　　继起的著作较有代表性的是史公山编的《药用植物栽培法》，系商务印书馆出版的"农学小丛书"之一。该书"凡例"对其主要内容做了交代：

　　一、本书所述，以本国可以栽植之重要药用植物为限。选择上，以栽培容易、利润优厚、需要广大，且省时、省力、省

---

① 方尧章：《药用作物学》，上海新学会社 1913 年版，第 2 页。

费，并可充副业者为标准。

二、每种药用植物，必述其学名、别名、性状、药效、生药、品种、气候、土质、产地、栽培法、生药调制法以及其副业的经济价值等事项，而对于各作物之性状、药效、栽培、制造等实际知识之说明，尤为周详。

三、卷末附带列举相当有利之国产生药类，以供对于斯道有兴趣之诸贤，做进一步研究时参考。①

全书共记述了人参、薄荷、除虫菊、穿心排草、黄岑、黄连、芎劳、当归、白芷、小茴香子、番红花、地黄、蛇麻、梓、桔梗、土常山、芍药、蓖麻、龙胆、荆芥、山紫苏、洋甘菊、望江南23种药物的栽植法。

此外，陈存仁所编《中国药学大辞典》在很多药物的释文中设置了栽培法的条目，广泛搜集了当时已有的资料。

其三，突破道地限制。道地药材的出现有其历史的合理性，毕竟由于地域风土的差异，产自不同地域的同一种植物，其成分、效用可能会存在差别，而古代植物命名的不规范也大大增加了这种差异出现的可能性。古代栽培品与道地药材联系密切，但在近代以来，出于经济上的考虑或学术上的推衍，不少人对药物试植要遵循道地原则提出了质疑，认为只要确认了基原植物，选择气候、土壤相近的区域，在栽培管理上多下功夫，不同地域产出的药物不应当有所差异。论述较为系统的意见如：

考药材以道地野生为贵，为吾国数千年来一贯之传统观念。如言人参，则以高丽野山人参为贵；以言当归，则必重秦当归；以言贝母，则列川贝母为上品；以言枸杞，则非北枸杞似不可用！此非他处不产人参、当归、贝母、枸杞，实因倘非道地，

<hr/>
① 史公山编：《药用植物栽培法》，上海商务印书馆1936年版。

则药味淡薄、效用不宏，此固为多年经验所昭示，亦系分析化验所证明。……惟此等事实，仅为以前农业科学尚未发达时无法解决之难题。晚近植物生态学之研究，日渐昌明，而田间栽培技术，亦突飞猛进，此等问题，均可逐项解决。任何植物，俱可利用各项田间技术加以处理，而不受地域之限制。兹特试申论之：查药用植物种类繁多，其中能适应各种生长环境者亦甚夥，各地均可生长繁殖，且其有效成分之含量与药力之效用，亦均相同，则此等药物可以普遍栽培，而毋须以道地为贵，固彰彰明甚。其适应生长环境力微弱，或对气候土质选择甚苛者，似非道地野生不为功，然吾人倘加详细研究，则俱有改进之可能。查吾国药材品评优劣之标准，因化学成分多未化验，故对分级检定，咸凭经验，观察其个体之大小、质地之坚松、颜色之明暗、气味之有无、形状之□□与否，以为标准。考药用植物有效成分含量之多寡，品种类别，实为主要之因子，至于上列其他外部性状之成因，多为气候、土质、水分供给、肥料施用、生长时间之长短等因子所控制。吾人试种药物，可先将各种适应环境力量微弱或对气候土质选择甚苛而必须道地生长之药材，详加研究，选择其优良品种，而加以固定驯化或保存其优良特性。另于栽培之地域，应用各种栽培技术，改变其土质物理性与化学性，而选择栽培田地之适当高度，以求获得该种药物之适宜气候环境。至于水分之供给与排除，及各种肥料之施用，完全依照原产地之生长情形为准则，喜阴者则搭荫棚以蔽之，喜日光者则朝阳种植以照晒之。其以质地坚硬为贵者，则栽培于粘土或风化尚未完全之山地中，则产品质地自必坚硬紧密。其以个体长大为贵者，则多施适合之肥料或施行摘心去叶，或生长数年后始行收获以促成之。至于颜色之明暗与气味之有无，倘品质不变，气候土宜适合，则各地均一致也。①

---

① 周咏曾：《提倡栽培药用植物论》，《湖南建设季刊》第5—6期，1941年。

理论上来说，这种意见的确是可行的，但还需要大量实践来证明。为实现这三个任务，其方法就是组织药物试植，切实研究药物的性状、生长习性与采收方法。

二　各高等学校之药物试植与研究

民国时期，各高等学校出于教学及研究植物药等需求，纷纷开展药物试植，如复旦大学于抗战时期曾"为发展后方生产、节省外汇起见"，试验种植薄荷并提炼薄荷油；[①] 同济大学理学院动植物系也曾"辟地栽种药用植物多种"[②]。

当然，此类工作主要还是由医药专科学校开展的。开展药物种植本来就是西医院校生药学系讲授药用植物学必备的教学手段之一。军医学校教官李承祜曾总结药用植物学的教学主旨：（1）使学生明了一般植物学之知识，及植物生活之原理；（2）认识分类之方法，及主要药用植物之种类与分布；（3）根据上述知识研究西药物之栽培，及国药之整理（图2-22）。为达此目的，抗战时期因躲避战火于1939年迁往贵州安顺的军医学校辟地50余亩，开办药圃，以供实地教学，其中分为三区：

> 一为标本区，内按恩格拉氏分类法，栽植药用植物四百余种，以作分类学实地教学之用。一为学生实习材料栽植区，内植各种常见之植物，以供学生药用植物学实习材料之用。一为生植区，大量试植重要药用植物，如蓖麻、红花、亚麻、洋地黄、美鼠李、薄荷、除虫菊、欧曼陀罗及其他等等，其产品一部分供给本校有关之各学系试验材料，一部分则用以制成各种制剂，由药所代售……[③]

---

① 佚名：《复旦大学栽培及炼制药用植物》，《农业推广通讯》第1卷第1期，1939年。
② 佚名：《利用寒假栽种药用植物》，《同济校刊》第11期，1949年。
③ 李承祜：《生药学系》，《军医杂志》第2卷第3—4期，1942年。

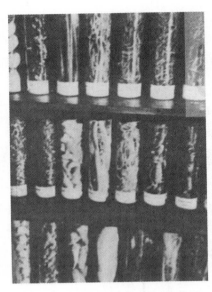

图 2-22　中央军医学校所藏药用植物标本①

从其种植的药物种类来看，该校生药学系关注的主要仍是西药中的植物药。② 但偏处西南，药物得来不易，该校也曾对中药稍加留意。李承祜所撰写的《安顺之药用植物》，分为六节：（1）安顺之地势气候及一般植物分布概况；（2）栽培之药用植物状况，主要是军医学校药圃所植药物，以西药美鼠李、洋地黄最具代表性；（3）国医常用之药用植物，略记安顺所产之本草药（官药）；（4）足资注意之安顺民间药及其他植物，略记 33 种"效用显著"的民间草药；（5）移植有望之外国产药用植物；（6）结论。③

抗战时期，对中药的重视是一种趋势。在这方面，比军医学校更为典型的是国立药学专科学校。该校师生多次在川省峨眉等山地采集药物，尤其是"生物室因分工合作之故，拟于正订本草方面，作形态上之研究，故先搜罗川省药物，逐渐试栽，以志其生态而写

---

① 佚名：《中央军医学校》，《今日中国》第 2 卷第 11 期，1940 年。

② 李承祜曾撰写过关于洋地黄栽培法的长文，见李承祜《洋地黄之栽培》，《药学季刊》第 7—8 期，1944 年。

③ 李承祜：《安顺之药用植物（未完）》，《药学季刊》第 1 期，1942 年。李承祜：《安顺之药用植物（续）》，《药学季刊》第 2 期，1943 年。在第 5 节中，李承祜表达了对于打破药材道地的自信："药材不必以道地为贵，观夫金鸡纳树之移植爪哇、除虫菊之移植日本、甜菜之在德国自种成功、吾国大黄之在 Bavaria 栽培，以及其他多种实例，即可明证。盖因晚近农学及植物生态学之研究，日益发达，而田间栽培技术，亦突飞猛进。诸如气候之寒冷、土质之肥瘠、水分供给、肥料施用、播种方法及时期等，均可予以合理之解决、人工的控制，而不受地域之限制。至其生产量之比率与有效成分之含量，往往能与原产地相等，犹有过之。"

生之，取其有效部分而解剖之，绘成原图，以为账本"，数年间试栽中药达 110 余种。①

当然，军医学校和国立药专的精力主要还是在西药植物药方面。在中药试植方面，开展工作较早、规模也较大的还是浙江省立医药专门学校和江苏省立医政学院。

1. 浙江省立医药专门学校药用植物园

浙江省立医药专门学校作为较早开设药科课程的学校，在其开科之初，为配合生药学、药用植物学的实验观察之需，就在学校药科西南隅开辟了占地 4 亩的药用植物园（图 2-23），并对其土质进行了改良以利于种植。虽然面积不大，但起步较早、用力也勤，经过多年积累，到 1926 年前后已栽药 500 余种，"其苗其子，或采自他邦，或索之异省，……诸如北地之甘草黄芪、南方之红豆肉桂，亦曾有一度之栽培，分门别类，早臻可观"②。

虽然 1927—1930 年该校被迫停止招生，药用植物园也因之荒废，但恢复招生后，植物园很快就随之恢复，并通过各种渠道增加药物种植种类，包括发动学生去野外采集：

> 本校药科一、二年级学生，为研究中国生药起见，特于十月十七日由教员叶三多、韩陶斋率领赴花坞石人岭一带采集生药标本，除普通植物外，共采得南五味子、败酱、桔梗等廿余种，并将全株移归校园药圃中种植，其余则制成干燥标本或以消毒剂浸渍保存，以供研究实习之用。③

经历届师生辛苦努力，该校药用植物园以品种丰富在同类型植物园中堪称表率。

---

① 周太炎：《药专药圃植物名录》，《药讯期刊》第 2 期，1943 年。
② 邵公佑：《本校药用植物园之复兴观》，《药报》第 43 期，1935 年。
③ 佚名：《药科一二年级学生赴花坞采集生药》，《浙江省立医药专科学校校刊》第 2 期，1935 年。

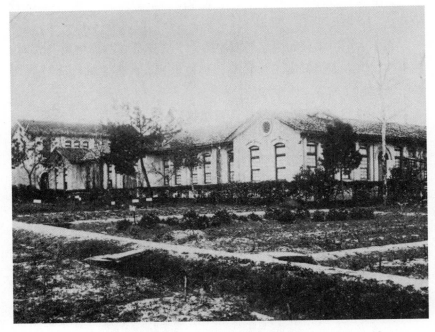

图 2-23　浙江省立医药专门学校药科教室及药用植物园一部①

2. 江苏省立医政学院药物试植场

1934 年，陈果夫于江苏镇江创办江苏省立医政学院，院务由教务长胡定安主持。国内药学界知名人士如於达准、周梦白等均于此执教。建校之初，该校就在校内划地 60 亩作为药物试植场（图 2-24）。为将试植场办好，校方做了大量准备工作，向生药学方面的专家征求意见，胡定安曾写信给赵燏黄：

素稔先生于生药学富验深。苏省陈主席颇注重国产药物，并颇采专家栽药计划。前日谢筠寿仁兄晤及先生，知尊处有完

———————

① 佚名：《药科教室及药用植物园之一部》，《医药学生》第 1 期，1934 年。

善计划，兹特专函奉恳，可
否乞惠寄，以便有所获益参
考，无任拜感！②

赵燏黄回信表示不日会将计划修
改寄上，并就医政学院学科设置
等事发表了一番见解。③

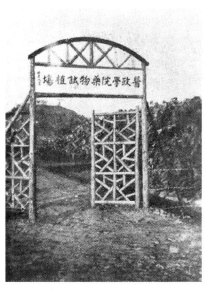

1935 年 2 月，试植场正式开
始工作，场址位于镇江北门外大
校场旧址，南临城郭，北依长江，
由谭昭阳负责，开辟 20 余亩，试
植药物 200 余种。4 月谭氏离任，
改由於达准处理场务。7 月又委
任葛克全、贾清藻为专任研究员，
并增补药物数十种。待 1936 年，

图 2-24　江苏省立医政学院药物
试植场大门①

由于已经积累了一年经验，且经常性经费也已拨下，该场将其余 40
亩土地加以开辟，并将全场划为 4 个区域：（1）标本区，位于场之
南郭，约占全场五分之一，多栽不甚重要之药物，以供研究参考；
（2）移植区，位于中央，移入山野之民间药，开展试植研究；（3）试
植区，位于场北，占全场之半，搜罗外国产药物，大批试植；（4）观
赏区，位于标本区之东，栽植药物中之色香优美者。各区皆分科排
列、秩序井然，各药物皆有名牌。④

　　截至抗战爆发，该场开办虽仅两年多的时间，却做了大量栽植

　　①　佚名：《江苏省立医政学院各重要部份摄影》，《江苏教育》第 4 卷第 11 期，
1935 年。

　　②　胡定安、赵燏黄：《关于"生药学"的二封信》，《新医药杂志》第 2 卷第 6 期，
1934 年。

　　③　当时赵燏黄刚刚被迫离开中央研究院，对药学在国内不受重视的现状感触颇深，
在回信中强烈建议医政学院最好能设药政学一科，因为"徒设药圃无学理（如药用植物
学及生药学）足据，惟恐收效薄弱也"。

　　④　耿鉴庭：《记江苏省立医政学院药物试植场》，《明日医药》第 3 卷第 1 期，1937 年。

及整理工作，主要包括以下三方面。

其一，搜罗药物。

药物试植场主要通过三条渠道搜罗药物：一是派员向日本以及国内的杭州、南京、北平、四川、陕西等处交换或购买药物苗种；二是派人去附近山野及茅山、苏州、杭州、兰溪、天目山等地采集药物；① 三是面向中医药界广泛征集特效药及民间秘方，以便搜集植物开展种植：

> 敝场设立之目标，即在以科学方法，从事国药之研究，惟念工作艰紧、职责重大，闭门造车，难期合辙，非多方搜罗，不足充研究之资料，非详细调查，无以收事半功倍之效果。素仰先生对于医药事业之提倡，颇具热忱，兹特奉上民间特效药及秘方调查表二份，敬乞详尽调查、填明赐覆。②

调查表中开设的调查项目包括土药名、本草药名、性状、产地、效用、采集期、调制法、配合法、使用法、禁忌、证例等。

搜集的成果，1935 年获得二百数十种，1936 年又获 180 余种，"其中有民间特效药及较名贵之品约三十种，如串珠鱼鳖、金星鱼、七叶一枝花、八角莲、兰花双叶草、冬虫夏草、海鳖风藤、白接骨等"③。

其二，栽植药物并记录生长情况。

栽种为药物试植基本工作，试植场"每种药苗或种子之栽种，必先视其性质之所宜而适应之，如时间之早迟、入土之深浅、距离之远近、施肥之多寡，均有一定之规定，他如畏日者则建篷以蔽之，

---

① 於达准：《江苏省立医政学院附设药物试植场过去一年之工作概况》，《医事公论》第 4 卷第 15 期，1937 年。

② 江苏省立医政学院药物试植场：《征求特效药及民间秘方》，《光华医药杂志》第 3 卷第 6 期，1936 年。

③ 於达准：《江苏省立医政学院附设药物试植场过去一年之工作概况》，《医事公论》第 4 卷第 15 期，1937 年。

攀援者则搭架任其缠绕，此外调节水分、防止虫害，更属重要"，并于 1936 年兴建温室 4 间，用于培植畏寒药物。除此以外，日常管理工作还包括监测药物生长优劣情况，为以后的改良研究做准备。1935 年 2 月下种、插苗后，试植场职员"即不断视察各药物之发育情形、生长优劣，并择要随时记载，直至枯萎为止……所收得之种子或生药，又一一考究其量与质，最后根据此点，参照平时记录，判定各药物生长之优劣"。①

据该场第一年的试植报告，生长状态为优良、良好、尚佳者约占一半，中等者约为两成，欠佳者约为两成，另有龙胆草、太子参、四叶对、杜衡、玄参、小青草、火萤草、乌头、菝葜、萝卜、三七、鬼箭羽等多种药物枯萎。② 而 1936 年搜罗到的药物，"种植后因气候、土壤不合或携带稍受挫折，未能生长者亦达二三十余种"③。

其三，开展药物研究。

试植场针对药物开展的研究，直接与栽培相关的是关于土壤及害虫的研究。1936 年秋，该场选择桔梗、沙参、丹参等数种药苗做实验，将每种都分别栽入数种不同土质，并比较其发育情形。同时，试植场还将场内土壤样本送往浙江大学农学院代为分析。在害虫防治方面，则以数种药液喷射害虫，以比较其效力，同时捕捉多种害虫制成标本，以资研究。

除此之外，试植场在药物研究方面所做的工作还有：制作药物标本；考查整理药物之原植物别名、学名、科名、生药名、药用部、产地、采集期等项；筹设药物研究室，同时开展药物化学研究。

江苏省立医政学院药物试植场规模在同时期的国内首屈一指，虽然为时短暂，工作相当不完善，但在当时影响较大，其于 1936 年编印的《药物试植报告》出版后曾分送国内各学术机关，随后各方

---

① 江苏省立医政学院：《药物试植报告》，江苏省立医政学院 1936 年版，第 5—6 页。

② 江苏省立医政学院：《药物试植报告》，江苏省立医政学院 1936 年版，第 135—149 页。

③ 於达准：《江苏省立医政学院附设药物试植场过去一年之工作概况》，《医事公论》第 4 卷第 15 期，1937 年。

公私来函索取者不下 200 处，足见药物试植工作已引起相当多的注意与重视。该场之影响，远者且不论，苏州国医学校的药物试植场便是在其直接帮助下开办起来的。

3. 苏州国医学校药物试植场

苏州国医学校由王慎轩创办于 1933 年，是当时中医界自发成立的中医教育机构之一。该校教员鉴于医药分途造成的真伪优劣难分，自建校之初，"除药物学之整理外，鲜药之研究，亦不遗余力，惟药物生产各有地宜，一时收集，殊非易事，百计筹划，终鲜成效"①，遂有筹设国药试植场之议。到 1936 年，在江苏省立医政学院帮助下，此议终于得以实现：

> 除派员选购附近空地，以备辟植外，即指定校园中隙地六方，鸠工垦治，建设篱笆，增添山土，先行试植，一面以公情私谊，向川、滇、湖、杭等地，征求种子，并遴员赴山野间，采寻宿根。② 数月以来，虽因时间及土地、气候之关系，不能有充分之进展，但试植结果，除枯萎或未发芽外，尚得三百数十余种。③

而该校的栽培方法，也是直接借鉴自江苏省立医政学院药物试植场，以至于很多文字表述大同小异：

> 本校栽植鲜药，虽专供学生研究形态性味之用，而培养之法，亦极注意。故每种药物之栽植，其时间之迟早、入土之深浅、施肥之多寡，均审其性质之所宜，而适应之。并将经过状况，加以记录，以为将来改良之凭借。又以药物品质之优劣，

---

① 张又良：《本校添设药物试植场之经过与现况》，《苏州国医杂志》第 11 期，1936 年。

② 佚名：《国医学校学生采取药用植物》，《光华医药杂志》第 3 卷第 7 期，1936 年。

③ 张又良：《本校添设药物试植场之经过与现况》，《苏州国医杂志》第 11 期，1936 年。

与采收之迟早，有密切之关系，故本校每药下种后，即委定专员时时注意其发育形态，及全盛状况，一一记之，以供参考。并于每本枝茎之上，标以签条，凡品名、学名、科别、功效、产地等，均详加填明，俾学生得一目了然之益。①

以上种种，足见该校宗旨虽是传承中医，但并不墨守成规，吸收了不少西医药院校的做法，大到开办药圃供研究实习，小到为药用植物家挂名签，都标示着改良与进步。

为宣扬药物试植的意义，苏州国医学院曾于 1936 年在校内举办为期三天的鲜药展览会，会期虽值大雨，但京沪一带的中医仍有 500 余人与会，南京方面还有不少西医也特地赶来参观。② 展览组织者在总结展览意义时认为要应对中医药所面临的困局：

> 为今之计，宜作澈底研究之办法，以提倡种植鲜药为要务。凡医者应将各种药物，提倡自行种植之，宜其土壤、适其栽培，干则依法收之，如是者，则药物之宜燥宜湿、适寒适热，皆得以详审，而对于医疗作用上之研究，殊有不少之资助也。且药物之种植者既多，其产量亦增，大可供尽量科学者之研究也，如分别其形态科属、化验其成分结构、推究其药理作用，证之以古人经验载述，庶中国之药物，得以阐扬光大于世，亦即国医之基础巩，而数千年之学术，方能永传不替。③

这里列出的研究国药的纲领，较之赵燏黄的计划，只是前面多了"试植"的步骤，后面增加了"证之以古人经验载述"。由此可见，虽然二者并非同道甚至南辕北辙，但在有些方面还是有共识的。

---

① 张又良：《本校添设药物试植场之经过与现况》，《苏州国医杂志》第 11 期，1936 年。
② 朱君宜：《鲜药展览会归来》，《苏州国医杂志》第 11 期，1936 年。
③ 袁云瑞：《本校鲜药展览会之意义》，《苏州国医杂志》第 11 期，1936 年。

三　政府机构主导的药物栽培及改进

除各院校为教学、研究目的开展的药物试植外，民国时期中央及地方政府出于经济发展及医疗事业需求，也开展了大量的药物种植工作。

1930 年，国民政府卫生部部长刘瑞恒派技正孟目的办理药用植物实验区，场址原有三处：明孝陵、灵谷寺、晓庄，几经更易，最终收缩在晓庄，定名卫生部药用植物试验场，占地 54 亩，主要种植薄荷、除虫菊、蓖麻等西药植物药，兼种少量中药。前期该场作物以蓖麻为大宗，后来因经费短缺，一度改种甘蓝、棉花、黄豆等作物，直到 1934 年改隶卫生实验处药物研究室，更名药物种植实验区，才拟"对中国药材，将更加注重试验"，准备进行毛地黄杆距试验。① 地方上也多有开展药物种植改良事业的，如四川南溪县政府鉴于"本县为药出产最富之区……惟以年来因天旱影响，时雨时荒，致出产各物，胥成枯槁，仅生存半数"，因此在农业试验场附近辟地十余亩，种植药苗，以求"改良播种、灌溉、培植、剪栽诸法，以增出产效率，而维销路"，一到实验结果出来，"除将各苗分发县内药商照种外，并将改良新法，分别晓谕"。② 再如陕西防疫处为挽回利权，自辟一药用植物园，"收集各处所产之药用植物，以资研究"③。

抗日战争爆发后，形势为之一变，"中央与各省当局以及农业改进机关，感目前药物需要之迫切，与其对于军民救护及保健关系之重要，分于川滇黔桂或设药圃，从事试种，或充实化验设备，努力有效成分之提制"④。如广西省立桂林林场即附设了药物种植试验场，曾于 1938 年春派人赴柳州、贵县、桂平等县征集药用植物，以

① 李景河：《晓庄药物种植实验区之沿革》，《药报》第 41 期，1934 年。
② 佚名：《南溪县府改良药用植物》，《四川农业》第 1 卷第 8 期，1934 年。
③ 槐荫：《防疫处创设药用植物园之用意》，《陕西卫生月刊》第 1 卷第 8 期，1936 年。
④ 周咏曾：《提倡栽培药用植物论》，《湖南建设季刊》第 5—6 期，1941 年。

便试种。① 除川滇黔桂四省外，其他各省也纷纷设立类似机构，如湖南省建设厅于 1941 年秋令农业改进所在南岳衡山设立实验药圃，引种药用植物 250 余种;② 陕西关山林区因"气候土宜，颇适于大黄、当归、柴胡、川芎等药用植物之栽培"，于 1940 年获拨款 2000 元，在林区内试种药物;③ 处于前线的浙江也有人发起筹设药用植物试验场，并制订了翔实的计划书，其第五项"举办药物各项试验"尤其允当，非老于此道者不能言。以下为第五项的细目:

(1) 栽培法试验——各种药物，各有其特殊之栽培方法，而各地农民栽培同一药物，亦各因栽培习惯及地方风土各项因子之关系而有差异。至于各种栽培法之合理与否，以未经比较，无法明悉。本试验之目的，即调查各地药物栽培情形，作一综合之观察，以较其得失，为今后栽培药物之准绳。

(2) 地方试验——各类药物品种，每为地域性所限，而不能普遍推广繁殖。故将甲地之乡土种药移栽于乙地，事先非对于乙地之各项风土因子，加以精确之调查，而认为与甲地相符者，方可进行。故欲药物引种，当其着手之初，须先经一度地方试验，详细观察各期之生长情形，采收后更须加以化学分析，以明了其药性有无增减，然后方可大量推广繁殖。

(3) 土壤适应性试验——多数野生药物，自其原生地移栽于另一土地，其生长虽如常态，而药效成分则已大减。如术之野生者，药性强而药效著，其由栽培而成者，即性弱而效逊;人参亦然。此皆因土壤之不合要求所致也。若将原来栽培之药苗，自栽培地移植于山地，则其药味又较显著，此为一明证。各类药物各有其土壤之适应性，为明了何种药物究适宜于何种土壤计，亦须

---

① 佚名:《药物种植试验场征集药用植物》，《广西健社医学月刊》第 3 卷第 8 期，1938 年。

② 周咏曾:《提倡栽培药用植物论》，《湖南建设季刊》第 5—6 期，1941 年。

③ 佚名:《关山林区试种药用植物》，《陕农月报》第 1 卷第 1 期，1940 年。

加以试验而定肥料之补充，且可作为今后栽培上之依据。

（4）肥料比较试验……

（5）药物采贮法试验……①

当时建立了一批药用植物试验场，其中工作最为专精且具代表性的是农林部中央林业实验所常山种植实验场（图2-25）。

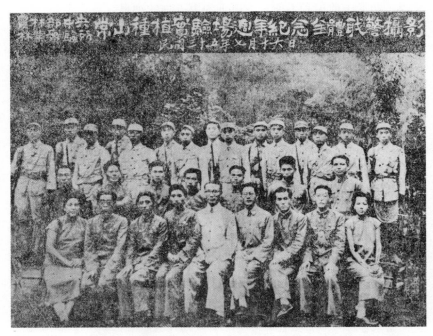

图2-25　农林部中央林业实验所常山种植实验场周年纪念合影（1946年7月16日）②

抗战时期，坚持抗战的大量军民集中在云贵川等地，饱受疟疾之苦，外来药品的输入又难以保证，因此从中药中寻找新的抗疟药

---

① 佚名：《筹设药用植物试验场计划》，《浙江农业》第36—39期，1941年。

② 佚名：《农林部中央林业实验所常山种植实验场周年纪念全体战警摄影》，《新中华医药月刊》第2卷第6—7期，1947年。

成为当时中药研究人员的研究热点之一。在陈果夫等人的支持下，当时对黄常山的研究较为深入，初步确认其对疟疾有较好的治疗作用。① 当时调查发现，野生黄常山以四川南川金佛山一带出品最佳，因此 1943 年春，蒋介石下令农林部在金佛山垦殖实验区开展试植。1945 年 7 月，农林部中央林业实验所常山种植实验场在金佛山正式成立，由孙醒东主办，刘式乔负责技术事宜。

该场有完备的种植及研究工作计划，并基本得到推行，刘式乔总结其工作意义及主要内容为：

> 以农艺方法，大批种植常山，不但为国内之创举，亦为全世界之先驱。对于其繁殖栽培方法，均无成法可循，每多招致失败；故对于种植各法，亦应以今日之科学方法，努力探求，使有一定途径，推广施行，则在生产，必收事半功倍之效。同时对于其有效成分之提制与服用，亦应加以精深研究，务使服用简便，服后毫无其他副作用发生。②

该场工作主要还是集中在试植上。在此之前要确定原植物及其性状，尤其要辨析黄常山与紫常山：

> 常山之真伪，自古即难明辨也。同时在种植之际，因紫常山之形态与黄常山大致相同，无经验之种植者，误用此等种枝，作为繁殖之用，则必完全失败，实以不但紫常山之药性毫无，

---

① 较新的研究参见雷祥麟《常山——一个"新"抗疟药的诞生》，载李建民主编《从医疗看中国史》，中华书局 2012 年版，第 339—384 页。按：据张廷模编著的《张廷模临床中药学讲稿》（人民卫生出版社 2010 年版，第 556 页）所言，在目前已知的植物药中，常山所含的植物碱对于疟原虫可能是最强的，如能将其萃取出来，其截疟强度可能会达到奎宁的 100 倍。只可惜其截疟成分与其涌吐成分一致，服用者都会有严重的恶心呕吐。若能既保持其截疟强度，又明显降低其毒副作用，那将是对医学的一个很大贡献。正是因为这一问题没能得到有效解决，20 世纪 40 年代盛极一时的常山研究及推广最终黯然收场。
② 刘式乔：《金佛山黄常山种植概况》，《新中华医药月刊》第 2 卷第 6—7 期，1947 年。

即扦插亦不能成活也。至于黄紫两种常山，在其根、茎、叶、花、果实上，粗视之毫无差别，惟细审之则有如下主要相异之点，故辨认亦不为难……①

场长孙醒东还专门撰文并附图片辨析黄常山的药物形态与内部组织。② 药物辨明只是第一步，开展试植的过程中还有很多工作要做：

在某种植物由野生变为栽培作物之时，关于该种植物之性状、生长情形、耕作情形等，如最适宜之温度、湿度、海拔、日照、生长高度、分枝性、分叶性、开花结果期与年龄、繁殖方法、中耕、除草、施肥、灌溉、排水等问题，均为在栽培之时，必需事先一一明了、成竹在胸……③

因此该场成立后，在开展培育、定植、扦插等工作的同时，开展了大量种植、采收技术的研究，主要包括：黄常山扦插成活率之研究、黄常山扦插期试验、常山嫩枝扦插试验、黄常山播种繁殖法之研究、荫蔽作物之种类对于常苗成活率及其经济价值之研究、黄常山栽培促成法之研究、黄常山施用桐枯肥料试验、黄常山采叶试验等。④ 在研究当中采用了现代农学的研究方法，比如"黄常山播

① 刘式乔：《金佛山黄常山种植概况》，《新中华医药月刊》第 2 卷第 6—7 期，1947 年。

② 孙醒东：《黄常山之植物学》，《新中华医药月刊》第 2 卷第 6—7 期，1947 年。

③ 刘式乔：《黄常山六种田间试验初步报告摘要》，《新中华医药月刊》第 2 卷第 6—7 期，1947 年。

④ 详情参见：常山种植实验场：《农林部中央林业实验所常山种植实验场周年工作概况》，《推广专刊》第 2 期，1946 年；孙醒东等：《常山种植专号》，《新中华医药月刊》第 2 卷第 6—7 期，1947 年；刘式乔：《本所常山种植实验场成立三周年来工作概况》，《林业通讯》第 13 期，1948 年。关于采叶，刘式乔之文中称："近据外人研究，得知黄常山之药效百倍于奎宁；又据国人之研究，得知叶之效用十倍于根，以故来日对于常山，当以叶为主要产物。然而每年可以采叶几次？每次以何时举行为宜？势必非加详细研究不可。"按：常山之叶，在中药中称为蜀漆，早有应用。

种繁殖法之研究"：

> 　　用种子三万二千粒，施以阴干、拌砂搓揉、高锰酸钾液浸泡三种处理，采用2×2×2复因子试验排列，第一年结果：得知种子之发芽率为22.07±8.32%，成长率为8±1.4%，高锰酸钾液处理，对常苗似有促进生长之功能；第二年结果：得知种子之发芽率为35.31±5.53%，成长率为3.11±1.72%，砂搓处理，对发芽率似有显著之优良效果。①

　　经过大范围的试验，该场积累了大量数据等原始材料，包括利用气象仪器逐日记录温度、湿度、雨量、日照、风力等数据并按月绘成图表，使常山人工培植走上了科学化的轨道。

第六节　工作成效与存在的问题

　　中国传统本草之学也很重视对药物基原的考察，并取得了丰硕成果，但限于地域、描述方法和传播手段上的不足，依然存在不少问题，随着地方本草和民间药的整理，同名异药、同药异名等问题还是大量存在。随着晚清以来东西方生药学知识的传入，对中药的整理获得了新的工具。一批生药学家及植物学家开始使用这些新知识、新工具整理中国药物，在这一过程中，传统本草学开始向现代中药学转化。这其中发生的新变化主要有以下几点。

　　（1）采用西方植物学分类系统（恩格勒体系）及研究方法对药材原植物进行整理。

　　在近代分类体系中，每种植物均有其独一无二的位置，这就为确定药物基原提供了严密的参照系，使从根本上厘清同名异药、同药异名等问题成为可能。比如以"常山"为名的植物有九种之多，

---

① 刘式乔：《本所常山种植实验场成立三周年来工作概况》，《林业通讯》第13期，1948年。

对于药用常山，使用传统本草方法所做的辨析为：

> 假者色极淡，真者色带黄。按常山又名恒山，产益州及汉中，今汴西淮浙湖南诸州郡皆有。生山谷间，常山者根之名也，状似荆根。细实而黄者，谓之鸡骨常山，用之最胜。今市肆所买假常山，不知何物伪充，良可慨已。
>
> 炳章按：常山十月出新。湖南常阳山出者，色黄无芦、形如鸡骨者良，俗称鸡骨常山，为最佳。如外黄内白粗大者皆伪，是别种树根伪充，不可不辨也。①

此种辨析不能说无价值，但仍停留在经验描述上，过于笼统散漫，读者无法形成清晰准确的认识。近代学者对于诸种以常山为名的植物，根据其性状一一考订其学名、科属，并将有截疟作用者定为黄常山：

表 2-2　　　　　　常山类植物学名、科属对照表②

序号	中文名	学名	科属
1	黄常山	Dichroa febrifuga, Lour.	虎耳草科常山草属
2	土常山	HydrangeaThunbergii, Sieb.	虎耳草科土常山属
3	朝鲜常山	Spiraea prunifolia, S. et Z.	蔷薇科珍珠梅属
4	海州常山	Clercdendron Trichotmun, Thunb.	马鞭草科海州常山属
5	日本常山	Orira japonica, Thunb.	芸香科常山属
6	滇常山	Cerodendron Yunnanensis, Hu.	马鞭草科
7	假鸡骨常山	Alstonia Yunnanensis, Diels.	夹竹桃科
8	白常山	Mussaenda divas cata, Hutchinson	茜草科玉叶金花属
9	紫常山	Hydrangeasd（?）	虎耳草科

① 郑肖岩著，曹炳章增订：《增订伪药条辨》卷 3，绍兴和济药局 1928 年版。
② 孙醒东：《黄常山之植物学》，《新中华医药月刊》第 2 卷第 6—7 期，1947 年。

两相比较，高下立判。犹有进者，近代植物学由于要以性状为标准进行分类，因此在描述植物性状时极尽繁复，细致入微，形成了一套严格的术语体系，同时尽量使用定量描述；而非传统本草中大而化之的定性语言，如《植物名实图考》记金铁锁之性状：

> 柔蔓拖地，对叶如指厚脆，仅露直纹一缕。夏开小淡红花五瓣，极细。独根横纹，颇似沙参，壮大或如萝卜，亦有数根攒生者。①

吴征镒等植物学家编订的《滇南本草图谱》中对金铁锁的性状描述如下：

> 本种形态，大略同于属之性质，根直径达十二公厘。茎柔脆易断，长达三十二公分，从底部两歧分枝。叶近于无柄，卵形，先端尖锐，基部近圆形；上部者较大，长十五至二十公厘，宽七至十二公厘，下部者渐小，终成苞片状，约二公厘长、一公厘阔；上面具稀少细柔毛，下面除沿中肋外，皆秃净，边缘软骨状，基部略有细柔毛。花长六至九公厘，径约三至五公厘。萼筒长四至六公厘，透明，棱及脉绿色。花瓣紫堇色，长七至八公厘，内爪长三公厘。花丝长七至九公厘；药黄色，广椭圆形，长约半公厘。子房倒披针形，长约七至八公厘；花柱长约三公厘半。果实长棍棒形，长约七公厘，棱甚显。种子长倒卵形，腹背向扁平，长约三公厘；种皮褐色；珠柄长约三公厘半，旁附退化胚珠一枚；成熟之胚，连极短之幼根，长约二点八公厘。②

---

① （清）吴其濬：《植物名实图考》，上海商务印书馆1957年版，第571页。
② 经利彬、吴征镒、匡可任等编著：《滇南本草图谱》，云南科技出版社2007年版，第3页。

与后者的精细入微相比，前者的"柔蔓拖地""极细""壮大或如萝卜"等语过于宽泛，为时代所淘汰自然是无可避免的。经验丰富的本草学者依靠感官对药物进行辨析，很多时候可能对相似药物的细微差异能够有所把握，但限于所使用的话语体系不够严谨、细致，这些经验难以言传，无法形成有效的学术积累与传承，近代植物学知识的传入弥补了这一缺憾。

（2）开始采用显微镜鉴定生药切片内部构造等生药学研究方法。

显微镜的发明和细胞学说的创立是近代生药学得以成立的重要推动因素。近代植物分类体系固然精妙，但其对植物性状的描述仍是基于人体感官的认识，这一点与传统本草学是相同的。但显微镜的出现大大突破了人体感官的局限，通过对药材内部构造细微差异的辨析，生药学上诸多问题得以暴露并解决。比如管光地对当归的考察：

> 八年前余在重庆磁器口国立药专时，偶作当归切片，觉其组织与书上所载当归 *Ligusticum acutilobum* S. et Z. 不同，甚似 *Angelica* 一属植物。各书所载当归来源虽大多为 *Ligusticum acutilobum* S. et Z.，然载为 *Angelica sinensis* Diels 者亦有之，惟为少数耳。孰是孰非，遂启余之研究兴趣。赵燏黄先生之《生药学》内，当归之记载多录自日人书籍所载之 *Ligusticum acutilobum* S. et Z. 植物，至于 *Angelica* 属之当归，虽有学名举例，然无详细记载。①

有此疑问，管氏多方考察，既搜罗中外文献，又到野外及药肆访问，最终得出结论：

> 总上所论，我国当归正品除 *Angelica polymer* Pha Max. var. *sinensis* Oliv. 经证实外，其他如 *Ligusticum acutilobum* S. et Z. 之是否我国当归须有调查。故伊博恩、刘汝强之列首种为我国正式当

① 管光地：《当归生药源考》，《药讯期刊》第 5 期，1947 年。

归而以后者列于备格内者，良有以也。又德人、日人之研究当归者，多以 *Ligusticum acutilobum* S. et Z. 为材料，则其结果是否与 *Angelica polymer* Pha Max. var. *sinensis* Oliv. 相同如一，似又须一番研究。①

　　这一番辨析，皆是由切片研究所引出，最终得到的成果，是印证了伊博恩《本草新注》的观点，② 将我国当归原植物定为 *Angelica sinensis* Diels（= *Angelica polymer* Pha Max. var. *sinensis* Oliv.）。这一观点为学界所接受，《中华本草》亦沿用，而将 *Ligusticum acutilobum* S. et Z. 之中文名定为"东当归"③。

　　显微镜的使用方法和生药组织鉴定法作为生药学重要的研究方法，在赵燏黄、徐伯鋆合编的《生药学》中占据了很大篇幅。

　　（3）新式绘图方法尤其是植物解剖图的运用。

　　中国古代的本草学者早就意识到了插图的重要性，尤其是在语言不够清晰严谨的情况下，好的插图可以直观地展现药物形态，由此中国古代颇有一些绘图精美的本草著作，如宋代的《履巉岩本草》、明代的《本草品汇精要》等。但限于绘画及印刷水平，大部分本草书的插图相当粗糙，很难发挥应有的作用。赵燏黄曾艳羡日本本草著作"绘画之精审，不若吾国古本草之拙陋疏忽，往往使观者无能得其形色仿佛也"④。

　　近代以来，随着西方植物学的传入，讲求精确、逼真的科学制图方法随之引入。东西方博物学家精美的制图给中国学者留下了深刻印象，使他们更加意识到图画的重要性，认为本草研究"须就标

————————

　　①　管光地：《当归生药源考》，《药讯期刊》第 5 期，1947 年。

　　②　Bernard E. Read, *Chinese Medicinal Plants from the Pen Ts'ao Kang Mu A. D.* 1596 本草纲目 *of a Botanical*, *Chemical and Pharmacological Reference List*, Peking: Peking Natural History Bulletin, 1936.

　　③　国家中医药管理局《中华本草》编委会编：《中华本草》第 5 册，上海科学技术出版社 1999 年版，第 874、893 页。

　　④　赵燏黄：《中国新本草图志自序》，《医药评论》第 49 期，1931 年。

本图画切实辨识，方于科学有合，与空言论辩者难易相去不可计数也"①。由此发奋努力提高绘图水平者颇不乏人，如参与编写《滇南本草图谱》的匡可任：

> 因见吴老师②教学所用自绘解剖精图，又艳羡白泽保美（Homi Shirasawa）的 *Iconographie de essentiales forestieres du Japan*（《日本主要森林树木图志》）的精图，要想水平超过当时国内各植物研究所所出图谱，如胡先骕、陈焕镛所出《中国植物图谱》以及北平研究院植物研究所所出图谱等，因而不顾当时应用之急，追求质量精美，初曾试印了一张彩色套色石印的"草果药 *Hedychium spicalum*"……石印技术和绘图技术，他却是下了一番功夫的。③

当时植物学家所编的药用植物书籍，一般都附有精细的插图（图 2-26）。有了较为先进的绘图水平，加上摄影技术的进步，中药学著作中也开始大量使用较为精确的插图，如陈存仁所编的《中国药学大辞典》专门附有一厚册《中国药物标本图影》（图 2-27）：

> 本书对于图画部份，颇为注重。常用药品及重要药品，绘为五彩图画，用三色版精印。次要药品及应以立体图形表示者，则以摄影写真，用单色铜版印。比较冷僻而不常用之药品，则绘以钢笔画，制成锌板，插入文字中，以便随时对照。间有药品若干种，为详尽起见，则彩图、摄影、画稿三者并见之。④

---

① 《国立北平研究院院务汇报》第 5 卷第 4 期，1934 年。

② 指吴韫珍。

③ 经利彬、吴征镒、匡可任等编著：《滇南本草图谱》，云南科技出版社 2007 年版，第 159 页。

④ 陈存仁主编：《中国药学大辞典》，上海世界书局 1935 年版，编辑例言。

该书之图画部分令人耳目一新，书中所附多份序跋大多对此交口称赞，而不少读者也由此受益：

在他的记忆中印象特别深刻的是进入药材行业的第二年，有一天，他在废旧纸店中发现一堆残旧不堪的中药图影，仔细一看是《中国药物标本图影》，他如获至宝，当即买下了这本书，整理成册，这便成了刘老师学习用的第一本课本。①

科学绘图方法尤其是植物解剖图的运用使读者能够直观、全面、形象地认识到药物及其原植物的形态，有力地促进了中药学知识的积累和传播。

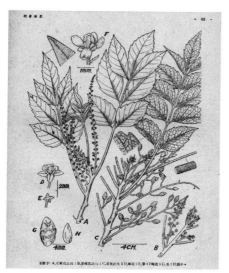

图 2-26　裴鉴所绘鸦胆子药图②

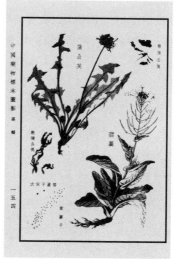

图 2-27　陈存仁《中国药物标本图影》第 154 页

① 陈学鹏、周路山：《刘明：本草天地耕耘人》，载徐皖生主编《中医药治学经验录》，中国中医药出版社 1993 年版，第 392—396 页。刘明长期从事中药工作，曾担任广州市药材公司的主任中药师，这里引用的文字讲述的是其 1941 年前后的经历。

② 裴鉴：《鸦胆子》，《科学世界》第 16 卷第 2 期，1947 年。

（4）药物试植的推广。

药物试植是生药学研究的重要环节之一。近代中国开展的药物试植工作，可以分为两种：一种是为研究目的的，主要由医药类院校师生开展，是为了增进对药用植物的感性认识，以研究其性状、药用部位等；另一种是为经济及医疗目的的，主要由政府直接开办，是为了研究药用植物的生长习性和栽培方法，以求提高产量及质量。

在上述几项因素的共同作用下，中国传统本草学中长期存在的基原问题终于有了彻底解决的可能。在此过程中，中国逐渐形成了一批立足本土的生药学家。当时学校讲授的生药学课程以西药中的植物药为主，但大部分学者或多或少会关注尚未被纳入西方生药学体系的中国药物，赵燏黄就是其中的佼佼者。之所以说他立足本土，一方面是因为他将主要精力放在了中药的研究上，另一方面，更重要的是他以中国人的视角、立场和经验，纠正了东西方学者在中药辨析上所犯的一些错误，比如他对玄参的考察：

> 关于其原植物之考察，如 Giles、Stuart、松村、中尾、木村、石户谷诸氏，均认为玄参科之 *Scrophularia oldhami* Oliv.。查此种玄参，虽多生于我国北部，然北方药肆并未采用，惟朝鲜及日本用之；北方药肆之玄参，皆谓来自杭州，著者特移植杭州笕桥之玄参苗，即笕桥人之所谓乌玄参者，培植结果，知为 *Scrophularia ninpoensis* Hemsley，此种原型（Type）最初在宁波发现之，现今南北药肆所备之玄参，多为此种植物之干燥根部也。①

赵燏黄堪称中国生药学的奠基人，他及其同事对常用中药做了大量辨析工作以确认其基原，并培养了一批生药学人才。

除此之外，以现代分类体系来整理中药是大势所趋，中医也纷纷起而效仿。他们中的一些人专门系统学习过生物学知识，较早一

---

① 赵燏黄：《本草药品实地之观察（华北之部别集之一）》，北平研究院生理学研究所 1937 年版。

些的中医如温敬修早在清末就接触了新知识：

> 予成童时，即心焉奇之。前三十五年，肄业于福建省立优
> 级师范博物选科，日本小籐师、永泽师相继教授植物学时，倍
> 加留意，以免识名不识物之弊。阅三年，毕业归，遇有以专效
> 草药见告者，辄废食不厌远路，亦不惜靡费求之。求而得之，
> 则证以植物学科别学名，及本草药性治效……①

温敬修在学术上是比较保守的，即便如此，他在其《药用植物
学》中也于每项药名下列举了其科名、学名，描述植物性状时也使
用了不少植物学术语。在他之后成长起来的年轻一代中医接受的新
知识更多，比如毕业于云南东陆大学生物系的中医李天禄（1907—
1986）于 1944 年在昆明举办中医讲习班：

> 在讲授"中药学"的后期，李天禄还利用星期天，包一辆
> 卡车带领学员到西山实地采药，边采药边向学员讲解药的科属、
> 学名、俗名、用途、药效等。②

此外，李天禄还通过两年多的观察研究，写成《云南药用植物·白
芷》一文，详细记述白芷的别名、学名、科属、形体、分布、药用、
栽培等项，并附解剖图。

这些表现说明，不少中医师对于用现代分类体系来整理中药是
接受并主动参与的。

尽管有上述种种便利及成绩，中国近代的药物基原辨正工作及
生药学研究还是存在不少问题，较为突出的主要有三点。

---

① 温敬修：《汇症药用植物学自序》，《医铎》第 1 卷第 8 期，1936 年。
② 参见王发明《李天禄传略》，载中国人民政治协商会议云南省易门县委员会文史
资料编辑委员会编《易门县文史资料选辑》（第 9 辑），易门县委员会文史资料编辑委员
会 2005 年版，第 156—167 页。

（1）在生药学问题上存在的中西论争。

虽然如前所述，不少中医师对于用现代分类体系整理中药持欢迎态度，但这并不代表他们能够全盘接受生药学的理论与方法。从另一面来说，生药学界毕竟属于西医阵营，在立场上天然地与中医界有隔阂。

赵燏黄在《中央研究院拟设中药研究所计划书》中所列"研究规程"称："研究员以药学专家，及药化学专家充之。……研究中药必须用外国药学专家、熟于中国药用植物之学、并分析中药成分之素有经验者，聘为指导员。"① 该计划书中并无中医之位置，因此遭到中医师之批评："是篇作者于计划改良中药之中，深寓诋击中医之意，未免失之过当。……而吾人更知中医之能用中药，必有学理存乎其间。研究中药者，必须明乎中医而后可也。"②

而赵燏黄、徐伯鋆合著《生药学》出版后，某中医的批评更可显出其对于生药学的隔阂：

> 年来从事于生草药工作而有所记述者，亦颇有人，如北平研究院之赵燏黄氏，著有《生药学》一书。但赵氏所称为"生药"者，范围极广，包含及于吾国医界所常用之全部药物问题。其所记载，多关于显微镜化学及显微镜组织学之研究，而于应用经验，则略而不详，一般临床治病医生，未能尽餍所欲。③

这里的误会，主要是对"生药"的理解不同。作者所说的"生药"，指民间药，而将行之已久的本草药称为"熟药"。这种误会的存在，可能也是赵燏黄不愿沿用日文的"生药学"一词作为书名的原因之一。无论如何，这种隔阂肯定是不利于中药整理事业的。

---

① 赵燏黄：《中央研究院拟设中药研究所计划书》，《医药评论》第 1 期，1929 年。
② 赵燏黄：《中央研究院拟设中药研究所计划书》，《广东医药月报》第 1 卷第 2 期，1929 年。
③ 林德仁：《新生药掘发》，《明日医药》第 3 卷第 1 期，1937 年。

（2）抄撮旧文的低水平工作较多，潜心研究者少。

民国时期的期刊并不太讲究"原创性"，虽然有利于普及，但也造成了大量低水平重复的无用文章。在中药整理方面，有不少作者直接袭取外国学者的著作，甚至直接抄写商务印书馆所编的《植物学大辞典》中的相关内容，毫无研究可言。赵燏黄曾批评过其中一例：

> 本杂志第七期黄劳逸氏作"国药钩吻之研究"一篇，钩吻学名用 *Rhus toxicodendron* L.，形态项下则袭用《植物学大辞典》漆树科（*Anaeardiaceae*）野葛（*Rhus toxicodendron* L. var. *radicans* miq）之记载及其原图一则。在成分项下，则引用赵石民氏"中国钩吻之有机碱质"及朴柱秉氏与侯祥川氏"生理试验报告"。按赵石民氏研究之钩吻有机碱质，其所用之植物原科，为马钱科（*Loganiaceae*）之 *Gelsemium elegans* Bth.（钩吻）。在赵氏英文发表之原著中，并记载该植物摄影原图，与《植物学大辞典》漆树科之 *Rhus toxicodendron* L. var. *radicans* miq（野葛）截然为两物。今黄劳逸氏将漆树科之野葛套以马钱科之钩吻成分，是张冠李戴。[1]

这篇文章的错误因纠正而得以暴露，至于其他期刊中关于中药的文章存在类似问题的举不胜举，此处不再赘述。

（3）研究缺少连续性及稳定支持，大计划难以完成。

由前文论述不难发现，民国时期中国学者对药用植物的研究往往虎头蛇尾。如裴鉴的《中国药用植物志》只完成了第 1 册，吴征镒等人的《滇南本草图谱》也是只出了 1 册。这一点在赵燏黄身上尤其突出。他在中央研究院时期本拟以十年的时间将本草上所有植物性的药材做一全面考察，但三年多的时间里只完成了甘草、黄芪、

---

[1] 赵燏黄：《纠正"国药钩吻之研究"》，《国药新声》第 9 期，1939 年。

人参的研究；在北平研究院期间本拟全面考察常用中药材的原植物，按照科属分为20集刊出，结果只出了第1集。究其主要原因，一是受战乱影响，二是研究机构及部门不够稳定，时而被裁撤，生药学研究无法获得稳定的支持，学者只能单枪匹马地奋斗。赵燏黄的计划不可谓不精详，若能有稳定的环境，辅之以精干的研究队伍，按部就班加以实施，其取得的成绩必极可观。甚至他的最终目标——编纂《中药典》也可提上日程。

小　结

药物基原的确定在中国传统本草学的发展过程中一直得到了足够的重视，历代本草学家在解决药物名称混淆、辨析药物形态等方面做了大量工作。但由于传播手段方面的缺陷，这些工作所取得的成果难以得到有效传承，在时间和空间上都有着极大的局限性。大部分本草书籍中对药物形态的描述极为含糊，如"樱桃树，不甚高，春初开白花，繁英如雪"之类，虽不乏诗意与画面感，却缺少定量描述，只可意会、难以言传。所配插图大多也较为粗糙，聊备一格而已。因此，历代以来，这一工作屡作屡辍，始终无法从根本上加以解决，尤其随着对地方本草和民间药的整理，问题更为突出，同名异药、同药异名等现象大量存在。到了近代，随着东西方生药学及植物学知识的传入，对中药的整理获得了新的工具。有了严密、系统、全面的分类命名体系，加上详尽而体例严谨的形态描述方法，药物在自然界中的来源就可以得到精准、明晰的定位。从近代开始，一批生药学家及植物学家开始使用这些新知识、新工具整理中国药物，这对传统本草之学来说是一种革命性的变化，使其开始向现代中药学转化。生药学的研究方法经过赵燏黄等人的实践推广也已扎下根来，只待社会环境稳定下来，对中药的全面整理就会铺开。

第 三 章

+·+·+·+·+·+·+·+·+

"有效之药" 与 "可通之理"

——近代中医对中药药化学、药理学研究的反应

　　人类使用天然矿物药品的历史源远流长，但以医学、化学、生物学发展和化学工业建立为基础的药物化学到 19 世纪才产生。但它出现之后，就在药物研发和生产中发挥出了重要作用。而药理学也是从 19 世纪中叶开始真正成为一门独立的现代科学，直到 20 世纪 40 年代，其研究对象仍是在整体器官与组织的水平上研究药物与有机体的相互作用，与今天分子水平上的药理学不可同日而语。但无论如何，民国时期，一般人往往认为中医"有有效之药，无可通之理"、知其然而不知其所以然，因此对中药进行化学分析，找出有效成分，进而研究其药理作用是改良中药的一条重要思路。

　　但化学分析起步之初问题多多，且与中医的实践经验往往相左，因此中医长期实践形成的药性理论虽遭强烈质疑，围绕"四气""五味"等传统药性理论展开的论争异常激烈，但由于这个问题涉及中医存亡大是大非的问题，中医药界对此有兴趣的人士从各自立场出发，分别对化学分析的思路做出了批判，并尝试对传统中药药性理论做出新的解读。

第一节　"辨气味" 与 "辨质"

　　中药能够愈疾，事实俱在，无可否认。但它何以能够如此，又

是按照什么原则发生作用，这一问题非常重要。中国古代医师通过长期的摸索，总结出一套系统的药性理论。但到了近代，这套理论在讲求实证的大背景下，受到多方质疑。随着西方化学知识的传入，国人在思考中西药之区别的时候，开始意识到化学在其中所起到的重要影响，并产生对中药进行化学分析的想法。

一　中药传统药性理论概述及其近代困局

（一）中药传统药性理论

"药理"一词在中国古已有之。陶弘景在《本草经集注》中即已提到："药理既昧，所以不效。"当对于药物的经验知识积累到一定程度，人们自然而然地要去探寻药物生效背后所蕴藏的机理。古人关于中药药效的解释，现在一般统称为药性理论，主要包括五味、四气、升降浮沉、归经引经及法象理论等。这里先对其做一概要介绍。

常用的中药量词为"味"，由此可见其地位之重。所谓"五味"，即酸、苦、甘、辛、咸。古人将不同药物的味道区分为这五种，并将其作为推论药效差异的主要依据之一。《黄帝内经》中便已经记载了五味各自的功用：酸收、苦坚、甘缓、辛散、咸软。《神农本草经》在每种药物下均注出一种或多种"味"，后世本草在收载新的药物时均沿此体例。药物五味、人体五脏与五行学说勾连演绎，五味对应于五脏并根据五脏功能之别而对人体发挥不同的作用。

四气，又称"四性"，指药物具有寒、热、温、凉四种属性。中国古人很早就以寒热属性之不同来区分疾病，而治病所用的药物也相对应的具有不同的性质，如《神农本草经》所言："疗寒以热药。疗热以寒药。"汉代儒生宣扬天人感应之说，认为天有四时（清、暖、寒、暑）、人有四气（喜、怒、哀、乐）。本草学借此观念，完善了四气理论。其实所谓"四气"，本质上还是寒、热两种属性对立。而且古人根据寒热属性之强弱，往往将药物之性标注为大热、热、温、平、微寒、凉、寒、大寒等多种，并不仅仅局限于四种。清代名医徐大椿有言："入口则知其味，入腹则知其性。"四性与五味相结合，由此衍生出一个较为丰富的药效解释理论框架，成为中国古代药性理论的核心。

所谓升降浮沉，是指药物在人体发生作用时的方向性，升为药力上行，降为下行，浮为出表，沉为入里。如果从临床经验上来看，药物在人体中的作用力确乎有方向性，但这种方向性其实仍是与性味相关的，正如古人所总结的：味薄者升，气薄者降，气厚者浮，味厚者沉。

所谓"归经"，指药物各有其发生作用的特定经络部位，常见表述方法为某药"归某经"或"入某经"。而"引经"则指某些药品可以将其他原本不归某经的药物引入某经来产生治疗作用。

而所谓"法象理论"，就是根据中药外在的表象如形、色等去推论其药效。以色来说，五色与五行也有对应关系，由此药物外在的颜色就与五脏建立起了联系。不仅局限于形色，举凡事物的产地、生长习性、生存方式、取用部位乃至名号用字，都可以取类比象用于解释或者推衍药效。如对于蝉蜕，由于蝉"饮风吸露、其气清虚，故主疗皆一切风热症；以其善鸣，故谓其功能开肺开音"①。

除性味理论外，其他几种理论主要是在金元时期发展起来的，它们之间交织错杂，同时与性味理论相糅合，形成了中药复杂多变的传统药性理论。如法象理论与升降浮沉理论相结合，乃有所谓"诸花皆升""诸木皆浮""诸子皆降""诸石皆沉"的说法。

这套理论错综复杂，从不同角度切入，完全有可能得出相反的结论；也正因如此，无论说者有什么样的先入为主之见，总能从中找到论证的依据。下面这段文字是乾隆年间沈萍如所作，从中我们可以看到传统药性理论发展到极致后的论证方式：

> 石斛生于水石之间，秋月开花，皮黄肉白，甘淡微咸，故入心肾脾胃四经，能强阴益精、除热疗痹。气薄味厚，阳中之

---

① 叶劲秋：《叶劲秋君致本会缄》，《医学杂志》第 29 期，1926 年。

阴也。时人竟以为肝经药，殊不知何所据？夫五色、五味、五气入五脏，千古不易之理也。肝属木而色青，味酸气躁，凡物品如是者则入肝胆，未有黄白甘淡者而入肝也。然肝苦急，急食甘以缓之。石斛甘淡，用以缓肝，为辅佐之品则可，若借以为平肝之药，则未之察也。①

按，查当时通行本草，一般均以石斛入脾、肾二经，此处沈氏称"时人竟以为肝经药"，尚未知何所指。但所谓以"五色、五味、五气入五脏"，虽则在当时被有些人看作"千古不易之理"，但毕竟是出于空言，难免牵强附会。到了近代，随着西医药理论输入，中药药性理论也迎来了越来越多的批评、质疑。

（二）近代以来的批评与妥协

如前文所述，合信在《西医略论》中就对金元以来中药的传统药性理论明确提出了批评（见第一章）。尽管限于当时西药的发展水平，他的批评主要从解剖学入手，而非药理学，但随着西医药的发展，到20世纪初，与他持同样意见的人越来越多。1910年，江苏学者顾实在一篇文章中写道：

> 若我中国，黄农而还，闭关独治，至今言医药者，犹未能一外夫阴阳五行以为言，譬之今之中药尚在古欧西之希腊崇拜四行说之时代，而以较夫今之西药时代，相去之悬殊，直三四千年之遥焉，此中药以不变古而退步之征也。是故中药、西药于太古本同一宗教的药物也，洎夫中世而后，而西药以变古而胜中，中药以不变古而逊西；亦越于今，而中药犹尚宗教的药物也，西药则科学的药物也，二者划然若有鸿沟之中隔而不可以合焉。②

① （清）沈萍如：《鲙残篇》，载裘庆元辑《三三医书》第3集，中国中医药出版社2012年版，第313页。

② 顾实：《药物学大成序》，《中西医学报》第3期，1910年。

有部分中医受西医或日本汉方医影响，放弃传统的中药理论。如丁福保所编译的《化学实验新本草》等书都采用了西药的效用分类法，书中内容也完全避开了传统理论（详见本章第四节）。其弟子陈邦贤在《汉药实验谈绪言》中对中药理论的批评较为典型：

> 惜乎历朝以来，虽代有发明，而其学理，则或以色、或以味、或以形状、或以阴阳五行生克等谬说，支离附会，以相配合。据吾意拟之，不过与欧西、希腊崇拜四行之说同为一种宗教的未开化之学理耳。既误其基本形态、成分，更误其功效、用量、制法。……又谓味酸色青者入肝、味苦色赤者入心、味甘色黄者入脾、味辛色白者入肺、味咸色黑者入肾，殊不知无论何色何味，入消化机，与游离盐酸百布圣及消化液相合，便失其固有之味色，同入血液，以营养其全身，亦何有入肝、入心、入脾、入肺、入肾之分别哉？此皆未明吾人体内固有之有机化学故也。……吾国本草，每以药根之在土中者，上段则上升、下段则下降，药之为枝者达四肢，为皮者达皮肤，为心、为干者内行脏腑，轻者上入心肺，重者下入肝肾，中空者发表，内实者攻里，枯燥者入气分，润泽者入血分。殊不知药品本有其固有之性，不能以草木之部分、轻重、色泽以与人身之部分、内外、气血强配合也。[①]

此种批评在民国初年已经深入人心，在当时一部流传较广的医学普及著作中也有如下说法：

> 至明李时珍而集其大成，《纲目》一书，所载药品凡一千八百余种，可云夥矣！然多非医家常用之品。其言药性也，盖皆本之于经验、出之以臆度，非如西洋药物学，经理化学之研究，

① 陈邦贤：《汉药实验谈绪言》，载［日］小泉荣次郎《汉药实验谈》，晋陵下工译述，上海医学书局 1926 年版，第 1—7 页。

有确切之标准可循，故搜罗虽博，而学者颇病其繁。至如后世
所作，如汪氏之《本草备要》、吴氏之《本草从新》，卷帙不
多，而采辑略备，颇为世人所称道。然其中如赤入心、青入肝、
酸属木、甘属脾、某药入某经气分、某药入某经血分之类，触
目皆是。在当时虽俱以为切要，而自今日视之，此等凿说，徒
觉眩人耳目，无俾实用。①

这些批评并非浮词空言，而是确有依据。随着新知识的输入，
之前的许多说法确乎是站不住脚了，就连中医师叶劲秋也不得不
承认：

中医之弊，在理想学说过分发达，往往与事实相违背。近
顷偶阅某书，得悉蝉之生命，仅二十余日，而深伏于地下则有
二年之久②。我人所用之蝉衣，系初离地后，尚未能飞鸣而蜕下
者，离地后惟吸树脂，以维持其生命。而在解释药用者，莫不
曰饮风吸露、其气清虚，故主疗皆一切风热症；以其善鸣，故
谓其功能开肺开音。言之成理，无不动听，然事实与理想，则
完全相反。中医之大错处在是，为人所诟病处亦在是。③

面对质疑，中医师们做出了一些妥协，在解释某些药物的作用
时会借助西医药的话语体系。如高思潜论甲鱼：

甲鱼一物，普通人都知道他有滋阴的功效。他何以能收滋阴
的功效呢？鄙人就据实验说，因为他含有铁质。有甚么凭据呢？
这个凭据倒是不难推出，但只要先说明铁和血的关系。……各样

---

① 谢璞编著：《中西医学速成法》第4编"本草新义"，上海会文堂书局1923年版。
② 原文误作"人"。
③ 叶劲秋：《叶劲秋君致本会缄》，《医学杂志》第29期，1926年。

贫血病的人服用甲鱼或鳖甲配合剂后，获益是不必言的。若每日检查他粪便的色素，一定是黑的像墨一般，就是平常用甲鱼做菜的人，他的粪色也是黑的，这不是甲鱼含有铁质一个大大的凭据吗？照这样看来，甲鱼滋补阴血的话决不是瞎说了。①

对于在这些不得已的情况下借用西医药理论来解释中药作用，中医师要稍存体面，最方便的辩解自然还是发源自三百年前的"西学中源说"，或稍作变化，如张山雷所言：

> 每谓吾国上古医药原理，未必不与理化解剖所得，同一实验。只以古书所传最少，间有一鳞一爪，言之未详。迨至魏晋以降，遂至愈趋愈歧，甚且与上古之学，大相矛盾。直至欧化东渐，乃始与三千年前理论，同条共贯。苟非得新学说以为之佐证，则古书亦必不可解。②

但无论如何辩解，药物之所以有效是因为其中的有效成分在发挥作用这种观念已经深入人心。因此，以化学方法分析提炼中药有效成分遂成为民国时期中药改良的重要路径之一。

二 "辨质"观念的提出与中药化学研究的兴起

在清末输入的西方化学知识及医药知识中，"质"是一个重要的概念。它有时指物质形态，如："三质为何？虚质、实质、浮质也。"③ 有时指元素，如："物各有质，自能变化，精识之士，条分缕析，知有六十四元，此物未成之质也。"④ 有时则泛指构成某物的成分，如：

---

① 高思潜：《甲鱼滋阴的原因》，《绍兴医药学报》第 10 卷第 12 期，1920 年。
② 张山雷：《张山雷先生致本会理事长书》，《医学杂志》第 19 期，1924 年。
③ ［英］合信：《博物新编》第 1 集，上海仁济医馆 1855 年版，第 23 页。
④ ［英］伟烈亚力：《六合丛谈小引》，《六合丛谈》第 1 期，1857 年。

问：痰是何质？如何生成？

答：食物到了胃中，由胃囊盘转，渐渐消化，始成浓汁，继变作血。痰是未化血的浓汁。胃弱的人，痰格外多，因不能化血的缘故。①

在当时引入的西药书籍中，"质"的概念也屡屡出现，如《西药略释》在"论药之源"一节中提及：

药类之所出，见于草木金石与鸟兽者，不一而足，惟其功力，独在其精华而已。夫草木金石，固有精华可取，而鸟兽亦惟用其最要之处。顾不加以化核泡制，则杂质藏于内，而精华反为所灭矣。然则药固贵用其精华，而精华必待核炼而后得也……又况有同是一药，而所函之质，亦有几种，则制药者虽均入取，究宜分晰。②

至《西药大成》，专以卷2一卷的篇幅记述"药品化学"，其小节如下：化合、化分、化分求原、化分简质与繁质、原质、定比例、分剂重数、原质表。③

受西医药直观的冲击，加之上述知识影响，早在清末，就有不少人主张以化学分析方法改进中药。如吴汝纶即提出"《本草》论药又皆不知而强言，不如西医考核脏腑血脉，的的有据，推论病形，绝无影响之谈，其药品又多化学家所定，百用百效"④，如能"将《伤寒》、《金匮》中药品，一一化分，考其质性，则为功于中土甚

① 佚名：《益智录》，《杭州白话报》第2卷第7期，1902年。
② （清）孔继良译撰，[美]嘉约翰校正：《新增西药略释》，广州博济医局1886年版。
③ [英]傅兰雅口述，（清）赵元益笔述：《西药大成》，江南制造局1887年版。
④ （清）吴汝纶：《桐城吴先生全书·尺牍一·答王合之》，光绪甲辰桐城吴氏家刻本。

大"②。当时的有识之士对于中西药的区别，往往归之于"中药辨气味，西药辨质"，丁福保（图3-1）对此有详细论述：

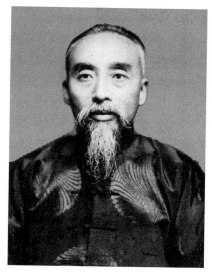

图 3-1 丁福保①

古者民有疾病，未知药石。炎帝神农氏始辨别草木、尝其气味，而作方书。气者指寒热温凉而言，谓之四气；味者指酸苦甘辛咸而言，谓之五味。寒者宜温，热者宜凉，此一定之理也。肝苦急（苦者犹言恶也，违其性故苦），急食甘以缓之；肝欲散（欲者从言好也，遂其性故欲），急食辛以散之；以辛补之，以酸泻之。心苦缓，急食酸以收之；心欲软，急食咸以软之；以咸补之，以甘泻之。脾苦湿，急食苦以燥之；脾欲缓，急食甘以缓之；以甘补之，以苦泻之。肺苦气上逆，急食苦以泄之；肺欲收，急食酸以收之；以辛泻之，以酸补之。肾苦燥，急食辛以润之；肾欲坚，急食苦以坚之；以苦补之，以咸泻之。此中药辨气味之说也。

近百年来，东西洋化学日益发达，以各药品分析之，至分之无可分、析之无可析，化为各种原质而止。以某某原质之某分子数相化合，则成某药。知某药含有某原质，或作用于神经系而为麻醉药，或作用于循环系而为兴奋药，或作用于呼吸系而为祛痰镇咳药，或有退热作用、利尿作用、消化作用、泻利作用、收敛作用、杀虫作用等，条分缕析，至为详备。此西药辨质之说也。

---

① （清）吴汝纶：《桐城吴先生全书·尺牍一·与萧敬甫》，光绪甲辰桐城吴氏家刻本。

② 丁福保：《医学与佛法》，《良友》第48期，1930年。

辨气味之法，创于上古，有理想而少确效，其法粗疏。辨质之法，创于近世，本化学而多实验，其法精密。此辨质与气味之所以分优劣也。

吾不禁因之而有感矣。近来西药之势力，日益扩张。设一旦尽用西药，则吾国之药物，几全废弃。而外人择吾废弃之药，稍加制炼，增十倍之利，仍售诸吾民，则每岁漏卮之大，何可限量。推其原理，中药之所以失信用者，非药之无用，乃未尝化其原质，仅辨其气味，而误解药性之所致也。

福保不揆擣①昧，少习药物，沈研钻极，十有余载，始知本草之踳驳，非重加刊定，讵可通行。略发其凡，约有六端：如石膏、秋石、珍珠、赤石脂等，毫无功用，不堪入药者为一类；人参稍有健胃之益，燕窝略有滋润之性，价昂而功用甚少者又为一类；大黄仅知为泻剂，而不知少食则健胃，麻黄仅知为发表，而不知多食则利尿，古人仅知其功用之一半者又为一类；远志之成分，与摄药瓦（辛衣格）相似，宜列入祛痰剂，而古人以为补药，黄连之成分，与龙胆草相似，宜列入苦味健胃剂，而古人以为泻火清热剂，此本草全误其功用者又为一类；熟地内含铁质最多，槟榔治疟疾有特效，能代金鸡纳霜，此东西洋之药物学家，尚未知其功用，为吾国之所特有者又为一类；百部能减气管支之兴奋，为镇咳之要药，曼陀罗花及茉莉根，有麻醉神经之功效，为止痛之要药，此种学理，已略见于古书，而今人不敢常用，宜揭出之以保存国粹者又为一类。

福保拟用化学辨质之法，将中药之不堪入药者去之，功用甚微者抑之，全误其功用者纠正之，西人未知之药物、为吾国所特有者发明之，略见于古书、而今人不敢用者光大而昌明之，凡中药之已见于东西洋之药物学书、而已析其成分者，分别部居而荟萃之。易辨气味而为辨质，亦未始非吾国药物学进化之

---

① 当为"椎"。

一大关键也。①

民国时期,随着日本汉药研究思路的引进和西医药知识的推广,对中药进行化学分析以期改良的观念日渐盛行,化学、药理分析遂成为国药改良的重要途径。如陈邦贤在《汉药实验谈绪言》中曾历数日本学者的成绩:

> 其论成分,则本乎化学,某药含有某质或数质,如鸦片含莫儿比涅,茛菪含亚笃罗必涅,川芎含发挥油,蔗糖、番椒含树脂色素,盐海草含沃度,鹿角含安母尼亚,阿胶含蛋白质,人参含糖质,杏仁含青酸,吴茱萸含发挥油,罂粟壳含鸦片,五倍子含单宁酸及石炭酸,儿茶含阿仙鞣酸,芦荟含阿过菌,安息香含安息香酸,良姜含发挥油、越几斯、淀粉、护谟之类,非若吾国仅知某药为某色、某味、某形,而不知其中含有某成分也。②

留学海外的中国学生对外国学者的研究成绩有更直观而深刻的认识。上一章曾提及留学美国哈佛大学的朱保仁欲向美国教授炫示中药肉桂,反为对方在肉桂品种、习性方面丰富精准的知识所折服,此事尚有后续:

> 教授又取提炼之肉桂腈,谓之曰:"桂之所以能治人肠胃病者,以其能使胃部充血。胃部血液充足,则运动速而疾病去。惟过量又能使胃溢血,血溢反能使人增病,甚则致死。"言已,入解剖室,取兔试之,果一一如其语。于以叹欧美学者努力研

---

① 丁福保:《畴隐居士自传》,上海诂林精舍出版部1948年版,第37—39页。1908年(戊申)五月,两江总督端方考试医生,分为五等。丁福保赴金陵应试,得最优等,旋奉端方、盛宣怀之命为考察日本医学专员。试题共七道,第二题为:"中药辨气味,西药辨质,质与气味分别何如?"此为丁氏答卷。

② 陈邦贤:《汉药实验谈绪言》,载〔日〕小泉荣次郎《汉药实验谈》,晋陵下工译述,上海医学书局1926年版,第1—7页。

究中药，大堪惊佩已。①

至于中药改良的具体步骤，正如上一章所言，赵燏黄所提的纲领最为清晰可行："余常谓研究现代本草之学，须分三大纲。第一纲，必求得本草上生药学之地位，第二纲，须发见本草上药化学之成分，第三纲，始阐明本草上药理学之功用。"② 最理想的状况自然是按部就班、步步为营，不过限于研究者的知识储备及各种客观条件，这三方面的工作其实是齐头并进、分头进行的。下面首先考察一下民国时期中国药学家针对中药开展的化学研究及药理学研究。

第二节　民国时期的中药药化学及药理学研究

民国时期，所谓"中药的科学研究"，一般即指对中药进行化学、药理分析。20 世纪 20 年代，我国医学院校中开始开设药理学课程。随后成立的一些国立中药研究机构中也涉足了药理学相关的研究。早期最著名的工作是陈克恢的麻黄素，部分是受此激励，加以种种复杂的政治、经济因素，20 世纪二三十年代国内成立了多个国药研究机构，以科学方法对中药进行化验，出版了大量化验报告。

关于民国时期中药研究机构大致的沿革、人员情况及所从事的主要研究，前人已有较为细致的报道，③ 此处不再赘述。本节主要交

①　施济群：《欧美学者研究中国医药之努力》，《医药年刊》1940 年。
②　赵燏黄：《序黄劳逸氏〈本草学〉》，《新医药刊》第 53 期，1937 年。
③　关于历史脉络梳理及概况介绍，参见：（1）张昌绍编著：《现代的中药研究》，中国科学图书仪器公司 1953 年版。该书总论部分"四个年代"一节按照时期、"分科研究"一节按照学科分别对民国时期的中药科学研究做了概况介绍。（2）薛愚主编：《中国药学史料》，人民卫生出版社 1984 年版。该书第 8 章第 4 节"近代中药的科学研究简况"搜集了较为丰富的史料。（3）陈新谦、张天禄编著：《中国近代药学史》，人民卫生出版社 1992 年版。该书第 8 章第 1 节"中药药理、化学等的研究"以十余页的篇幅分期介绍了民国时期从事相关研究的主要机构、人员及从事研究的药物。关于具体的化学研究及其结果，可以参考刘寿山主编《中药研究文献摘要（1820—1961）》，科学出版社 1963 年版。该书以药物分类，每种药物下再按照基原、栽培、生药、化学、药理、临床等方面逐一交代已有的研究文献，对每条文献均概述其主要内容及结论。

代一下民国时期中药药化学、药理学研究的特点和存在的问题，以及其在中医界引起的批评。

一　研究工作的特点及存在的问题

在国外，对中药等天然产物进行化学分析及药理研究兴起于 19 世纪下半叶，由欧洲学者发其端，日本学者将之发扬光大。另外，在我国开展医疗事业的传教士医生因缺乏药物，偶尔也会采用中药，并将临床报告披露报端。

国人最早开展相关研究者为留日学生王焕文。他是中华药学会创始人并任首任会长，在留日期间曾于 1909 年在日本《药学杂志》327 号上发表《关于茯苓的成分》一文（图 3-2）①。此后十余年间，虽有赵燏黄、於达望、俞凤宾等人零星发表了几篇关于药物成分的研究，但正如有的研究者指出的，"这段时间，国人从事中药研究者还不多，研究水平亦较一般，多系单纯化学方面的研究"②。

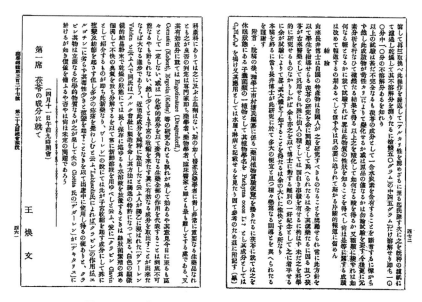

图 3-2　王焕文《关于茯苓的成分》首页及末页

---

① 王焕文「茯苓の成分に就て」、『藥學雜誌』第 327 號、1909 年。
② 陈新谦、张天禄编著：《中国近代药学史》，人民卫生出版社 1992 年版，第 122 页。

　　自 1923 年起，陈克恢（图 3-3）与施密特（C. F. Schmidt）、伊博恩等开始一同在北京协和医学院开展对当归与麻黄的研究，其中关于麻黄有效成分及其药理作用的研究大获成功，使麻黄素成为世界上公认的治疗支气管哮喘的重要药物。虽然陈氏随即于 1925 年赴美任礼来药厂药物研究室主任，因此国内有志于中药改良者感叹"楚材晋用，思之怃然"①，但他的成功还是大大振奋了人心，对国内中药药化学及药理学的研究起到相当大的推动作用。

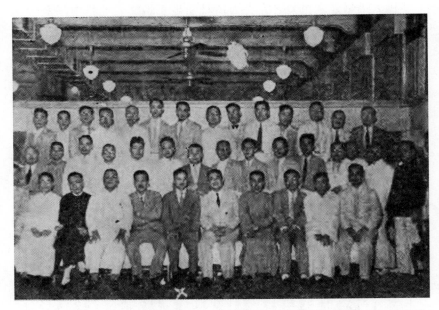

图 3-3　1936 年陈克恢（前排左 5）回国期间在上海与中国药学会同人合影②

　　此后尤其是南京国民政府成立后至 1937 年抗战全面爆发，国内成立了若干机构专门从事中药研究，主要有北平研究院药物研究所及生理研究所、中央卫生实验处化学药物系、中央研究院有机化学组（所）及生物化学组（所）等。此外，部分高校如上海医学院、

---

① 马荫良：《医药小谈》，《申报》1929 年 12 月 17 日第 17 版。
② 佚名：《欢迎由美归来之陈克恢博士》，《星华》第 1 卷第 9 期，1936 年。

山东大学等也有少量相关研究。外国人在华创办的科学机构如上海雷士德医学研究所、上海自然科学研究所等在中药研究方面用力颇多。

抗战爆发后直至中华人民共和国成立，由于战乱频仍，相关研究人员颠沛流离，研究机构也屡经变动，因此开展的研究在规模上不如战前十年，但中央药物研究所、中国特效药研究所、中央卫生实验院药理研究室等机构的科学家们还是做了不少工作。

在评价近代中国药学家的工作时，经常涉及的问题有以下两个。

1. 借鉴中医传统经验的问题

中国的药学家在开展药化学及药理学研究时，若照常理推论，自然会较多地关注中国药物并充分利用古今中医已有的经验，如长期在上海自然科学研究所从事中药研究的曾广方（图3-4）所言：

近来，西洋有许多目光锐利的医药家，对我国的药物，已开始特别注意，发生了研究的兴趣，不过他们是用科学实验的方法去研究探讨的，这似乎令我们居在东亚的医药人员感到更大的兴奋。我们有许多国文的本草文献，有许多本草的标本在我们眼前，更有许多本草仍被中医继续不断的使用着，所以在种种观点上——文字方面及文献、标本、实习等，我们对本草的研究，较之西

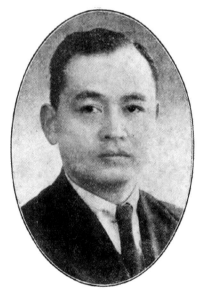

图3-4　曾广方[1]

① 佚名：《曾广方》，《药友》第1卷第7期，1936年。

洋人占有地利的优势，而能得事半功倍的效果。①

但此前研究这段历史的学者往往批评这一时期的研究不重视借鉴中医长期积累的理论和经验，如陈新谦等认为"这一段时间的研究工作，由于受当时社会的种种不良影响，存在着以下几点不足"，而其中第一点就是：

> 研究当中很少结合祖国医药学的传统。中药的化学研究不去说它了，即就药理研究而论，许多实验根本不理会古代医家使用中药的宝贵经验，实验结果与祖国医药学挂不上钩。例如贝母，中医历来用为止咳化痰之药，可是在药理实验中却不去研究它的镇咳作用；再如延胡索在中药中是著名的止痛药，可是它的镇痛作用在解放以前并没有人去认真研究过。②

其实严格说来这种批评有失公允。其一，关于中药的科学研究不可能"根本不理会古代医家使用中药的宝贵经验"，至少在选择研究对象、设计研究方向时必须借助传统经验，而不是漫无目的地随机择取药物。即便是对研究对象持怀疑态度，要做证伪试验，总也须对其传统用法有大致了解，如经利彬（图 3-5）等人对中医使用滋补强壮剂治疗消渴有

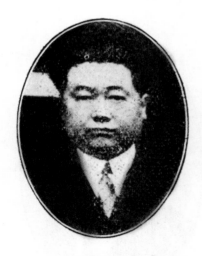

图 3-5　经利彬③

① 曾广方讲，王铭鼎、聂志农笔记：《中国本草科学之研究》，《社会医药》第 2 卷第 9 期，1935 年。
② 陈新谦、张天禄编著：《中国近代药学史》，人民卫生出版社 1992 年版，第 216 页。
③ 佚名：《民国医界名人录（13）》，《同仁医学》第 3 卷第 7 期，1930 年。

所怀疑，但还是通过调查中医实践及查阅《神农本草经》及张仲景、孙思邈、李时珍等人的著作才确定了玄参、泽泻、枸杞、黄芩、山茱萸、知母、黄芪、防风等八种药物作为研究对象。[①]

其二，在研究过程中，当时研究者也往往能够注意参照中药传统经验。即以上述引文中的贝母为例，对其研究较多的是全国经济委员会卫生实验处化学药物系药物研究室的刘绍光等人，他们在实验报告中以相当大的篇幅关注了浙贝母素对于支气管肌的作用。作者自道其研究缘起，称："国人素信贝母具有治咳嗽、伤风之功能，久已用为该症之特效药。其药理作用，则研究者尚少。吾人欲知其对于呼吸系统之作用究如何，故先就其对于枝气管肌之作用做一初步之报告。"[②] 而在第三次的研究报告中，作者还透露其研究贝母之止咳作用，不仅是依据于见闻，而且是经过了实践：

> 数月前有一病人患感冒咳嗽，经著者之一（刘君）予以浙贝母流膏，病人口服之，次日即痊愈。后又有二病人均患慢性枝气管炎，咳嗽多痰，并有气喘，其一予以南京市售一种川产尖贝母流膏，其一予以浙产象贝母流膏，病人口服之，咳嗽与痰均日见减少，呼吸较易。……吾人根据以上之初步临诊实验，甚疑贝母素对于咳嗽与气喘，不无功效。……本篇之目的，在试验浙贝母甲种赝碱对于动物之肺枝气管肌是否具有特殊作用。[③]

---

① 经利彬、石原皋、李登榜：《数种主治消渴本草植物对于血糖之影响》，《国立北平研究院生理学研究所中文报告汇刊》第 3 卷第 1 号，1936 年。该文引言中说："中医对于糖尿病患者（消渴）多加用滋补强壮剂，如黄芪、人参、山茱萸等，此盖因鉴于患者营养不良，初未顾及其病源也。殊不知滋补强壮剂每多含碳水化合物，对于血糖之影响不可不加以注意。"

② 张耀德、张发初、刘绍光：《贝母之药理研究，第一报告：浙贝母素之初步药理试验》，《中华医学杂志》第 21 卷第 7 期，1935 年。

③ 刘绍光、张发初、张耀德：《贝母之药理研究续报，第三报告：浙贝母甲种赝碱对于肺枝气管肌之作用》，《中华医学杂志》第 22 卷第 2 期，1936 年。

而其第一次研究报告之结论称："浙贝母赝碱对于猫及兔之枝气管肌之有效剂量，为 1∶5,000,000 之盐酸素，枝气管肌之收缩与扩张，全恃浓度之不同而异。"① 不仅证实了贝母的有效性，而且探讨了其用药原则。第三次报告之结论更为明确：

（7）浙产象贝母与一种川产浙贝母经炖熟之后，口服之，有治疗效，可主治咳嗽、吐痰、气喘等病症；治病之由急性或慢性枝气管炎、肺痨、肺炎、百日咳、流行感冒等病发生者，其效较之用麻黄更为安全。且服原料，较之用其精制赝碱，尤为便宜，当可作阿托品代用品也。

（8）浙贝母之扩张肺气管作用既与阿托品相似，故亦可作颠茄（belladonna）及阿托品之代用品。②

由这些引文不难看出，批评当时对贝母的药理研究不关注其镇咳作用是不公平的。若说当时做中药药化学、药理学研究的学者对于传统中药理论如四气五味等未加关注，容或有之；若说他们连传统中药经验都弃之如敝屣，那就有些夸大其词了。

2. 分工与合作问题

对于当时相关研究机构之间缺乏协调、人员之间缺少合作的现象，前人多有诟病，如陈新谦等所言：

科研人员、科研机构之间缺乏相互协作的精神，例如北平研究院的两个所——药物研究所和生理研究所都搞中药研究，各搞各的，不相往来。生理所由于化学力量较弱，药理研究多使用中药粗制浸膏，却没有争取药物所的合作；而药物所化学

① 张耀德、张发初、刘绍光：《贝母之药理研究，第一报告：浙贝母素之初步药理试验》，《中华医学杂志》第 21 卷第 7 期，1935 年。
② 刘绍光、张发初、张耀德：《贝母之药理研究续报，第三报告：浙贝母甲种赝碱对于肺枝气管肌之作用》，《中华医学杂志》第 22 卷第 2 期，1936 年。

力量强，药理研究力量则较弱，赵承嘏提得的生物碱大部分都
要寄到美国去请陈克恢作药理研究，而不就近找生理所合作。①

　　这里是从机构运作方面来谈问题，而张昌绍则是从学科分割的
角度对此做出了反思：

　　　　过去研究中药，一般虽以发挥祖国遗产利用国产生药资源
　　为目的，但仍存在着严重的脱离实际的毛病。化学家研究中药，
　　往往旨在得到新的赝碱或配糖体；一旦获得新的结晶，即如获
　　至宝，如条件许可，即可穷年累月以解决其化学构造问题；至
　　于此种新的结晶是否即系该药之有效成分，则非首要问题。药
　　理学家试验生药粗制浸膏或其精制成分与纯粹结晶，亦往往不
　　管该项生药的传统治疗用途如何，即盲目的来一个系统研究，
　　包括离体蛙心、蛙腿灌注、离体兔肠、麻醉动物血压与呼吸等
　　项，最后发表一篇论文即认为任务完成。因此对于传统的祛痰
　　药，化学家提得碱皂体便认为满足，药理学家只要试试其溶血
　　作用与毒鱼作用也以为完成任务，至于该药究竟有无祛痰的效
　　力，谁也不管。……毋怪三十多年来花费了多少人力物力来研
　　究中药，除了麻黄一药而外，并未能解决多少问题，许多经过
　　科学研究的中药，仍未能得到合理的推广应用。②

　　关于这个问题，其实完全可以换个角度来考虑。现代科学的特
点之一就是分科越来越细，专业化程度越来越高，研究者致力于在
一个小的领域或方向上做到"高、精、尖"，无暇顾及其他。药物研
究的特点，一则研究周期长。如麻黄，早在 1887 年日本学者长井长
义就由麻黄中分离得到一种赝碱，只是未能明了其分子构造及生理
作用，故此未引起重视，之后继起研究者颇有其人，如久保田晴光

---

①　陈新谦、张天禄编著：《中国近代药学史》，人民卫生出版社 1992 年版，第 217 页。
②　张昌绍编著：《现代的中药研究》，中国科学图书仪器公司 1953 年版，第 16 页。

等。直到 1924 年陈克恢阐明麻黄碱之生理作用，该药才受到关注，而之后数年间，陈氏发表相关论文十余篇，并与人合编专著《麻黄素及其有关化合物》。到了此时，关于麻黄素的临床研究仍在积极进行中。由此可见发明一种新药物需要很长的时间或者很偶然的时机。药物研究的另一个特点是发现并阐明一种新的药物极难，也因此弥足珍贵，一旦成功就能给发明者带来极大的声誉和利益，如六零六，如麻黄素，如青霉素，甚至后来的青蒿素，无不如此。因此在工作中只要发现有一线希望，就值得研究者为之付出十二分的努力和数年光阴。周期长、难度大，但一旦成功就是开创性的贡献，故此上述引文中所说的种种现象也就不难理解了。

而学科的分割与较长的研究周期往往使学者埋头于自身的工作之中，从而忽视与相邻学科的交流合作。关于这一点，就连中医界人士也有所察觉，有人曾作漫画嘲讽之（图 3-6）。相邻学科的学者如果有交流的话，也往往是得力于私人关系，如赵承嘏与陈克恢的合作，固然有美方设备更先进、陈氏研究经验更丰富且成果更易为外界接受等因素存在，而两人曾在协和共事的经历应当

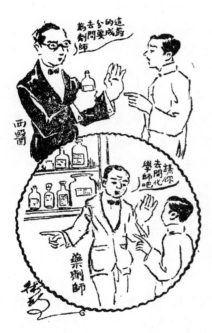

图 3-6 莫名其妙（漫画）①

是一个更为重要的动因。

当然，分辨上述两个问题，并不是要辩称民国时期的中药科学研究不存在问题。具体来讲，当时的研究主要受限于以下因素。

---

① 佚名：《莫名其妙》，《医界春秋》第 34 期，1929 年。

其一，中药基原问题尚未完全解决，给研究带来不少干扰。

如前文所述，按照赵燏黄的规划，对中药的整理研究需经过生药学、药化学、药理学三个步骤。但在民国时期，中药基原的问题远未得到较为彻底的澄清，难免会给药化学、药理学的研究带来若干问题。比如经利彬研究玄参的药理作用（图3-7），发表研究报告时称所用之材料为 "*Scrophularia oldhami* Oliv. 及 *S. patriniana* Wydl. 之根"[1]，而据赵燏黄的实地考察，我国北方药肆所用玄参，其原植物为 *Scrophularia ninpoensis* Hemsley[2]。据现代的说法，以 *Scrophularia ninpoensis* Hemsley 为玄参，*Scrophularia oldhami* Oliv.

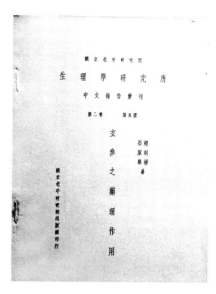

图3-7　《玄参之药理作用》

为北玄参，二者虽然外形极相似，在成分、药理上却大有不同。[3] 这里存在两种可能：（1）经利彬误将北玄参代替玄参做了研究；（2）经利彬使用的其实就是玄参，只不过就像陈新谦所批评的，"有的科研人员，从药肆买来药材，不辨真伪，不作鉴定，即动手作化学或药理实验，发表时从书本上查得一植物学名即加以套用，其结果很可能张冠李戴"[4]。从经氏实验材料 "购自北平药肆" 来看，后者的可

---

① 经利彬、石原皋：《玄参之药理作用》，《国立北平研究院生理学研究所中文报告汇刊》第 2 卷第 5 号，1936 年。

② 赵燏黄：《本草药品实地之观察（华北之部别集之一）》，北平研究院生理学研究所 1937 年版。

③ 国家中医药管理局《中华本草》编委会编：《中华本草》第 7 册，上海科学技术出版社 1999 年版，第 392—396 页。至于经利彬提到的另一种 "玄参" S. patriniana Wydl.，《中华本草》未收，查民国时期的《植物学大辞典》，中文名为 "山玄参"，见孔庆莱等编《植物学大辞典》，上海：商务印书馆 1918 年版，第 102 页。

④ 陈新谦、张天禄编著：《中国近代药学史》，人民卫生出版社 1992 年版，第 217 页。

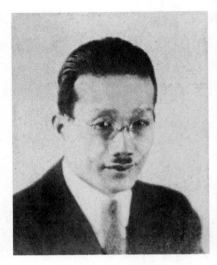

图 3-8　赵承嘏①

能性要大得多。

这只是一个较小的个案。当时对防己的研究比较多，药学界诸健将如陈克恢、赵承嘏（图 3-8）、刘绍光、赵燏黄、朱仁宏、许植方、经利彬、庄长恭等都参与了进来。但由于各地药肆所用之物不一，又常有各种伪品，造成了极大混乱，使相关研究耗费大量人力、物力，却未能取得预期成果。②

其二，周期长、消耗多，缺少物质条件保障。

药物研究周期之长，已如前所述，其难度与所需支持力度之大，就连比较开明的中医都看得很清楚，如陆渊雷所说：

> 要得确切的药效与确切的用量，惟有化验与动物试验。而化验试验的工作，往往经年累月不能解决一味药。这不但需要庞大经费，而且需要悠长时间，所以困难。③

对于研究者来说，只要不是急于要出成绩，时间总还是有的，所以关键还是支持力度。民国时期对于中药研究有一定支持，但还不足以让学者们心无旁骛地去开展研究。即以中央卫生实验处化学药物系药物研究室来说，要以有限的几间房维持 5 个研究室的工作，经费严重不足，如药理实验室"以经费支绌，故一切设备，十之八

①　佚名：《药物学系》，《协医校刊》第 3 期，1931 年。
②　陈新谦、张天禄编著：《中国近代药学史》，人民卫生出版社 1992 年版，第 125—126 页。
③　陆渊雷：《中医的前途》，《南汇医学月刊》第 2 卷第 12 期，1949 年。

九均系自行仿造。勉以国货代替舶来品，经同人等之努力筹备，刻意改良，尚可应用"（图3-9)①。就是这些仪器设备，在抗战期间刘绍光、经利彬争夺该所控制权的斗争中还是争夺的焦点。

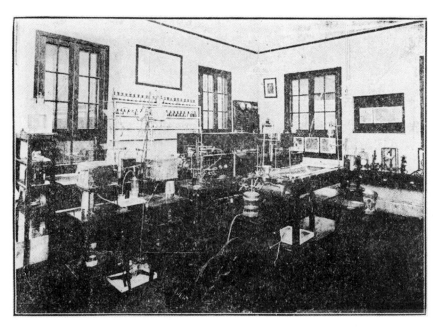

图3-9　中央卫生实验处化学药物系药物研究室药理实验室之一部分②

　　条件如此，难度如彼，民国时期的中药科学研究的确很难有大的突破。1946年，宋大仁在一篇文章的导言中曾对当时的状况做过描述，足以作为民国时期相关研究的总结：

　　　　晚近吾国以化学之进步，与生药学之发展，而本草之研究，
　　亦渐见昌明。吾医药界中，致力于此、孜孜不倦者，颇不乏人。

①　全国经济委员会卫生实验处编印：《药物研究室工作报告——二十三年份》，1935年，第7页。
②　全国经济委员会卫生实验处编印：《药物研究室工作报告——二十三年份》，1935年，图4。

论其研究方法，新医学者，大都以化学检查为入手、药理学实验为论断，一本自然科学之法则，以阐明每一药物之性能、所以贡献于临床应用者，厥功甚伟。惟历年以来，因研究人才之缺乏，种种设备之困难，盖是项操作，既非个人之力所能举办，今国家虽有研究所之设，但以有限之经费、简单之设备，而欲使研究者，得以充分表现其工作，亦殊不可能；故业绩之微，令人失望。①

二　中医界的批评

在上引宋大仁的文章中，他接下来还交代了中医界对中药科学研究的态度：

至中医界人，则因于化学及药理学、生药学之操作，非所谙习，虽有整理研究之决心，但以知识所限，不过袭取科学研究之报告、为中药性能之疏注而已，不能自成系统、为澈底之探索也。②

其实中医界的反应没有这么简单，由于化学分析和药理实验进展不畅，而且其实验结果往往与中医的实践经验相左，由此引起中医界若干反弹，在 1929 年因"废止中医案"中、西医矛盾激化后，不少中医更是以此为口实，对晚清以来的"辨质"主张进行清算。

（一）化学分析与中医实践之差异——以人参、石膏为例

药物有效是因为其中有能发挥治疗作用的成分，随着中药科学研究与传统经验不一致的情况越来越多，这种观念也随之受到中医界越来越多的质疑和攻击。1930 年，中医师宋鞠舫在《吴兴国医周刊》上发表了一篇寓言，讲述"世袭郎中"的钟义、钟意两兄弟与"以左道之术、恃器械之功"的胥侬作斗争的过程，其中讲到：

---

① 宋大仁：《研究中国方剂应取之途径》，《中西医药》第 30 期，1946 年。
② 宋大仁：《研究中国方剂应取之途径》，《中西医药》第 30 期，1946 年。

我国药物之范围太广，应摒弃一切琐细杂品，先将普通而易以罗致者，加以研究。研究之法，当无如胥氏之偏重物质、专讲成分，花（徒）恃成分，仅足以论质，而不足以论性也。胥氏以人参为毫无功效，但证之伤寒用人参诸条下，确能主治心下痞坚痞硬支结，旁治不食呕吐喜吐心痛腹痛烦悸；以石膏为不堪入药，实能主治烦渴，旁治□语烦躁身热，诸如此类，不胜枚举。①

"仅足以论质，而不足以论性也"一语，颇能代表当时中医保守派对化学提取有效成分的看法，即化学分析仅得其形，没有抓住精髓。这其中以人参、石膏二药为例绝非偶然，民国时期中医围绕这两种药物开展了不少辩护，较有代表性。

1. 人参

人参在中药中地位特出，影响所及，周边日本、朝鲜各国无不对其另眼相看。但近代以来国外药学家通过化学分析及药理实验，认为人参远没有原来认为的那样神奇。如美国人卡里苦司（S. Carrlques）于1854年化验北美所产人参，得到人参奎酮，味同甘草。此后陆续还有日本学者藤谷功彦、朝比奈泰彦等开展研究，而批评最刻者为英年早逝的日本药学家猪子吉人。丁福保于1909年将猪子的论断介绍到国内：

人参为兴奋强壮药，固为汉医辈所珍重。然征诸病床上之实验，则不甚赞赏。在病症危急时，毫无作用。唯数日至数周间，接续食之，始觉营养稍佳。其有效之成分未详。②

这一论断是中医界无法接受的。张锡纯为印证猪子之言"何其

---

① 宋鞠舫：《集锦录·第五章·有志者事竟成》，《吴兴国医周刊》第9期，1930年。
② 丁福保译述：《化学实验新本草》，上海文明书局1909年版，第107页。

谬也"，将四十年间重用人参治愈的险证，不厌其烦，择要罗列，载诸报端。①

高思潜则搜集了数十年西医对于人参的研究，逐条批驳。其批驳关于人参有效成分的研究如下：

> 由发见喷那宽依龙者之报告，谓此药之价值，全与甘草相同；由发见撒怕凝者之报告，谓在药物学上，毫无趣味。吾人对此，当须知彼等化验之结果，无充分之成绩，其所报告，当然不能有多大价值。取供参考，未始不可；若根据其说以反驳中医，则断断不能。人参为中药中最著名之强壮药，能恢复身体及神经之疲劳，且有健胃之效，其有效之成分，在化验上虽未能显出，然于临床上则实例甚多。②

这里基本的思路就是人参之功效早经实践所证明，化学分析未能得到有效成分是因为分析的水平还不够。对于猪子吉人的药理研究，高思潜辨析如下：

> （1）凡补药之获效，非旦暮可期，不若吐、泻、发汗等药，可以随服而随应也。人参在病床上无显著之效，何足为病。（2）人参在病症危急时，愈显其功效。……氏之此言，盖误会人参宜于百病，且只使用单味故耳。不知温病之宜人参者，数本不多，即宜用者，亦有配合之妙。……（3）接服数周，始觉营养稍良，凡强壮药皆然也。③

张锡纯、高思潜所做辩护，基本是从经验入手，认为"当此化验中药萌芽之时，万不可执不完全之报告，以轻訾诋历古相传

---

① 张锡纯：《辨东人猪子氏论人参》，《医学杂志》第 5 期，1922 年。
② 高思潜：《人参之成分与功效》，《医学杂志》第 13 期，1923 年。
③ 高思潜：《人参之成分与功效》，《医学杂志》第 13 期，1923 年。

之药效"①。

2. 石膏

石膏在中药中有相当重要的地位。张仲景白虎汤等方中即用之，虽然近古以来温病学派以为其性大寒，宜轻用煅用，但不少实践经验较丰富的中医还是常使用生石膏治病。

然近代以来，经西医化验，认为石膏主要成分为硫酸钙，不溶解于水，故毫无生理及医疗的作用，不堪入药。丁福保译述的《汉药实验谈》在小泉荣次郎底本之外，增补了"煅石膏""石膏"两条。至于所记二者的效能，煅石膏"不宜内服，仅堪外用"，石膏则"无功用，仅能作煅石膏"。并在"石膏"条下加了一条"订误"："《本草纲目》谓其能治中风及伤寒、发狂、风热、心燥，凡一切头痛、肚疼、牙痛、胃热、肺热、身热，均能疗治。皆不足信。"②

但这在中医看来有些荒唐，石膏在中医实践中历来是一味重要药物。张锡纯大力提倡使用生石膏，目的之一是挽回中药的庸腐，学习西医使用猛烈奇异的药品，在他看来这能体现中药的独特价值。故此他对维护石膏的药物地位不遗余力，写了很多宣传石膏的文章。他曾不点名地批评丁福保：

> 西人谓石膏系硫酸与石灰化合，其工作之料恒石灰、硫酸并用，至工竣即余剩若干石膏。用之治病，分毫无效，西人遂谓石膏不堪入药，而醉心西法者，更附会西人之说，大声疾呼，直将瞀惑一世。近今西人知天产石膏与人造石膏，功效悬殊，竟目石膏为极有价值之药品，吾不知向之附会西人者，又将何说之辞也？③

---

① 高思潜：《人参之成分与功效》，《医学杂志》第13期，1923年。
② ［日］小泉荣次郎：《汉药实验谈》，晋陵下工译述，上海医学书局1926年版，第313页。
③ 张锡纯：《石膏论》，《医学杂志》第7期，1922年。

在他带动下，当时有一批人对石膏进行了大量研究、辨析工作。西医对石膏的看法主要是认为其难溶于水，因此很难发生效力，如黄劳逸所说：

> 普通中国医生用生石膏，均以水煎饮。夫生石膏既不能与水气变化，又难溶解于水，在摄氏零至三十五度时，仅能溶解四百分之一。若加温至三十五度以上，则其溶解性愈弱。普通处方上用生石膏之量仅二三钱，即用大量之生石膏，因煎药之水，最多亦不越五百瓸，又因加高温度，故五百瓸水中，所能溶解之生石膏仅一克余。况普通病人所服之药量，每次仅二百瓸余，则其生石膏之溶解量仅半克左右，试问有何作用？①

对此问题，当时主张废除中医的余云岫也曾使用石膏，并考察其功效，发现石膏于治疗上确有功效。对此余云岫的解释是，石膏虽不溶于水，却溶于胃酸，因此可作为钙剂使用：

> 生石膏为硫酸钙之含水结晶物，加以盐酸则溶解，故入胃遇胃酸，即能溶解而现钙之吸收作用。余用之以治多痰，治渗出性炎症，治皮肤湿疹，治妇女白带，其效力颇不减于他种钙剂。日服生石膏末三克兰姆，二三日后，即呈钙之作用矣。其作何种状态吸收、作何种状态排泄，尚待精细研究也。②

这里余云岫虽则承认石膏有治疗作用，但却是将其作为钙剂在西医理论指导下使用的。对此中医师另有看法，认为石膏即便难溶于水，依然不影响其治疗作用，如谢斐予所言：

> 一般时医，恒言石膏不堪入药、血管不能吸收，不知石膏

---

① 黄劳逸：《生石膏对于人体有否功效论》，《新医药刊》第 45 期，1936 年。
② 汪浩权：《石膏》，《华西医药杂志》第 1 卷第 3 期，1946 年。

之质，诚不易溶解，但我中医用药，原在煎取其气味性，而遗弃其渣滓。石膏之煎取气味性，亦何独不然？原无取其溶解全体与水饱和而后服也。石膏能退热，为古今中医所公认，事实胜于雄辩，毁之誉之，均可无论焉。①

由人参、石膏两种药物的情况来看，对于化学分析与中医药实践之间的差别，中医的解释主要是指出对药物的化学分析尚不完善，不足以否定中药的功效，而且有人认为化学分析方法在中药研究中的应用自有其局限性，就传统分类上说，血分药可以化验，而气分药则无从化验：

> 惟中药轻扬宣达之品、专用气性者，则非化学所能试验，如桑叶、菊花、豆卷、马勃、通草之属，加以化验，则本性全非，必推阐神农尝药辨性之道，乃得其理，此不能借重机械分析者也。若生地、当归、牛膝、参芪之类，寓含滋养浓液者，得化学之试验，以分析其含质之成分，更可推广效用，为我中药仰赖西法而益彰者也。②

由此延伸，中医之辩护又回到了晚清以来"质"与"气味"的对立之中，只不过将"气味"改称"药性"而已。如叶劲秋所言：

> 西医治药，偏重物质，专讲成分。即如人参一物，东方医学家以为救世回生圣品，而西医持成分论者，以为毫无补益。故日本新医学初行时，人参一药，几置高阁，不足称道，嗣又经多方之讨究经验，仍断定为有效药品，今依然铺张扬厉、保其高价也。盖持成分论，但足以论质，而不足以论性也。彼专论药质成分者，而其结果则曰："黄连能助消化，而以为苦寒败

① 谢斐予：《检讨石膏在治疗上之价值》，《中国医药》第 1 卷第 7 期，1939 年。
② 包农辅：《上张南通意见书》，《医学杂志》第 6 期，1922 年。

胃；石膏不堪入药，而以为能治伤寒、中风、牙痛等；人参但能平胃，而以为有治虚痨内伤中暑中风通血脉补肺气等种种利益。此古书中所述之药性，说多不确者也。"孰为不确，但须一问此道之有经验者。①

(二) 化学—天然之辨

民国时期，越来越多的中医开始将论说的焦点转移到"天然—化学"这一对矛盾上来，认为这才是中药与西药关键的区别所在。虽然也有中医开始发掘传统中药中的化学药，以与西医药学相比附，如相里规对红升丹、白降丹的研究：

> 红升白降，外科中之圣药、夺命之灵丹，亦即中国原有之化学也。而医家每因制法困难，多不深究，或率意为之，故无大效。兹将二丹之煅炼法与施治之功效详述之。②

> 红白二丹，具阴阳升降之理、有水火既济之功，纯是药中精灵之气，全在炼之得法。故曰此吾国原有之化学也。近世言外科者，莫不归美西医，不知西学未入中国以前，吾国所恃以治外科者，固未尝无灵药，特手术不及其精耳。诚能学彼手术、用我良药，是或一道乎？③

但更多的中医师还是认为出自天然的中药较之化学药更为高明。

> 中药治病，当较西药有效。盖中药多取自然界，西药多为化学制品；药之形状，西药完全是药精药水，中药多为草根树皮，表面比较起来，西药比中药精；定量标准、用量少、服用

---

① 叶劲秋：《药质与药性》，《卫生报》第 2 卷第 25 期，1930 年。
② 相里规：《红升白降丹之煅炼法与功效》，《医学杂志》第 11 期，1923 年。
③ 相里规：《红升白降丹之煅炼法与功效（续）》，《医学杂志》第 12 期，1923 年。同期丁济华《余之汉药观》一文将白降丹、红升丹从原料、功用等方面与类似的西药做了详细比较，认为中国白降丹原料"不若西法之纯净，而其大用，亦不若西医范围之广"。

便利，又强似中药一等。我国药用草根树皮不是没有理由。人为自然界生物一种，人之得病亦由于自然的风寒暑湿燥火，所以用自然界所产的中药，治自然的风寒暑湿燥火病，焉称不当？中药所能治病，因自然的草根树皮，含有一种生机，好像化学所说的发生机（Nascent）一样，不似西药是机械的。如血液内含有铁质，所以贫血者当服铁剂，现在西药铁剂很多，如还原铁、蛋白铁、檬酸铁，如此甚多，适合人身血液一样的铁，至今还未制出。而吾国药中补血之药很多，如地黄补血有特效，普通人皆知。盖地黄含有铁质，此种铁质好像是种有发生机铁，正合人体的血液一样。……若将地黄提精后，恐怕不如本来草根的地黄，盖经化学机械的变化，分子破坏，这效力怕不如先前。①

这里所谓的"发生机"，在有的中医师那里被称为"生活力"。要之，其基本出发点是反对机械论，认为天然之物自有其高妙之处，作为药物为化学物质所不及：

> 今之言改进中医者，莫不欲以化学之法分析中药，察其有效成分以定去取。此其意甚善，然不足以尽药物之用也。使化学所验，果能有当，则东人早有成本矣。其言人参之补，不过心理作用，犀角、羚羊角、石膏、龙骨、滑石等，皆为无用之物，不知物类之生存，非仅有其形质，必有其生活力焉。余尝欲名为"元阳"，又曰"本性"，皆有未妥。即"生活力"三字，亦觉不妥。要之，当以意会，难以言传。化学者，不过化分其原质而已，至于生活力，非化学所能尽也。集合人身之原质而缔造之，不能知觉运动；集合种子之原质而播种之，不能苗芽抽条。何则？形质虽具，生活力则无也。……物类万有不

---

① 胡康年：《整理国医国药之我见》，载华北国医学院编《华北国医学院第一届毕业纪念刊》，华北国医学院1935年版。

齐，生活力亦因之各异。借物类之生活力，以补救人身之生活
力，则是医药之任也。古代圣人观察万物，实能知此意，故著
为《本草》，用之皆验。今乃欲以分解原质之法，求此无形之
事，何异南行而北其辙乎？故中西药理，略不相同，皆含至理、
皆有实用，合则双美、离则两伤。①

还有人将其称为"生活素"，并将天然药物称为"生药"，化学
药称作"熟药"，二者的区分就在于"生活素"之有无，而富含
"生活素"之"生药"在某些方面自然要比"熟药"来得高级些：

> 世间无论何事，有利必有弊，药物何莫不然？盖植物药，
> 及动物药，皆有一种生活素存在，明科学者无不知之。若经化
> 学锻炼，则生活素消散，对于人身生理上，颇为有损。不观鸟
> 兽乎？啄食生物，疾病不生。上古之人，寿皆百岁以上，只因
> 饮血茹毛，而营养料独足。② 西医论维他命者，亦言物含维他命
> 裕足者，不可过分烹煮，近日发明肝脏有大利于人，亦须生食
> 为佳。……足征生药之力，优于熟药多矣。西医治慢性病，不
> 如中医者，以其药多经化学提炼，而营养质消失。不合生理之
> 养料，仅宜除病毒，不可养生机，仅可暂服，不可久服，所以
> 不可于慢性病也。由是观之，生药之利，不甚大乎？③

因此当时颇有人对通过化学分析、提取有效成分以改良中药的
路径有所顾虑，如："既经化学制造，已变成熟药，对于温补剂，用
之固无不利，而于发汗清热剂，诚恐减少其效力，是乎宜用生药者，
又非化学药之所宜也。"④ 再如王一仁所说："国药原质，以采诸自

---

① 傅再希：《致本会书》，《医学杂志》第 12 期，1923 年。

② 按，此处举例不当，鸟兽亦有生老病死，至于古人长寿，大多出于传说，未可
置信。

③ 黄国材：《生药与化学药在治疗上之利弊》，《医学杂志》第 90 期，1936 年。

④ 胡德茂：《生药与化学药在治疗上之利弊》，《医学杂志》第 90 期，1936 年。

然天产为多,原子成分多混合,盖取协力之作用。西药提精,偏锋固锐,而原质已非。"①

(三)"动物试验"与"人体试验"

晚清时期,中国人就开始接触药理学中的动物试验方法,如《西药略释》所言:"且试药之法,必先于无病者,服后见其功力如此,更试以禽兽,又见其如彼,必有确据,然后乃载之于书、行之于世。"②

对此方法,中医界也是批评多多,主要集中于两点。其一,动物与人究竟不同,以试之于动物者用于人体并不可行。其实这一点西医早有认识,《西药略释》中即已谈道:

> 如谦落之药,人服之则有毒,牛服之则无伤;鸦片之物,人食则险,而兔食则安;信石一物,人食则死,而马食则生。然则药同一功用,而人与畜食之,其迥异如此,而谓用药者可不察乎?③

而这些遂成为中医轻视动物试验方法的论据,他们并根据中医经验充实了不少案例,比如:

> 动物与人,迥非同类,宜于彼者,未必适于此;适于此者,未必宜于彼。羊食野葛"断肠草"而肥,人食之则毙;杏仁能毒犬,人食之可治咳;鸡食百虫以果腹,人食之则中毒,此人与物不同者也。④

---

① 王一仁:《修习国医学书籍要目概说》,《中国出版月刊》第 2 卷第 4—6 期,1934 年。

② (清)孔继良译撰,[美]嘉约翰校正:《西药略释》卷 1,广州博济医局 1871 年版。

③ (清)孔继良译撰,[美]嘉约翰校正:《西药略释》卷 1,广州博济医局 1871 年版。

④ 参见王泽敷《中西医疗法观》,载华北国医学院《华北国医学院第一届毕业纪念刊》,华北国医学院 1935 年版。

其二，由动物试验之局限性引出中药已有数千年实践，也就是早已做了数千年的"人体试验"，岂不强于西药远甚：

> 至于动物试验，那更靠不住了。狗吃了木鳖子会送命，猫吃了薄荷会醉倒，若把动物身上的药效应用到人身上，岂不要闹大笑话？要知道，中药是人体上试验下来的，功效当然比动物试验得来的准确的多。本篇上文已说过了，中药之起源是单方，单方多系病人自己发明。……单方药效由人类的本能偶然碰彩，络续发明出来，发明的人并不是什么医学家、药学家。医生搜罗了这些药效，不知怎么配合成方，在病人身上一次次实地试验下来，经过千百年，才成立了中医的汤液一派。如今说病人身上试验下来的做不得准，须从动物身上重新试验过，然后把来应用，岂不像俗语所谓"放了马步行"？真是大开倒车、倒行逆施了！用动物试验药效，也未尝不可以，不过是研究的一种方法，若使废弃了中医，消灭了能用中药的人，眼巴巴望动物试验的结果来应用，那就成了呆鸟的行为了。①

当时抱有类似想法的中医不少，比如：

> 我国医者……往往一方甫下，沉疴立起，其所以奏桴鼓之效者，系由人体经验得来，非动物试验可比。盖国医经数千年之失败，始得今日之结果，自较由动物试验而来者，有霄壤之别。②

---

① 参见陆渊雷《化学分析及动物试验不能解决药性》，载陆渊雷《陆氏论医集》卷3，上海陆渊雷医室 1933 年版。

② 参见王泽敷《中西医疗法观》，载华北国医学院编《华北国医学院第一届毕业纪念刊》，华北国医学院 1935 年版。

过去有一句揶揄医生的俗谚："学书者费纸，学医者费人。"何曾想到了此时这反倒成了中医辩护的论据了。诚然，西医在药物研发中也要有人体试验的环节，但毕竟与此处中医所说者不是一回事。然则西医亦不乏敢于以身试中药者，19世纪末即有传教士医生名稻惟德（A. W. Douthwaite）者，不相信人参功用有中国人说得那么神奇，选取上好人参吃了二十二两，居然毫无反应。此事在中医看来很奇怪，有人认为"最足为人参之敌而表明其毫无功用"，因此不得不颇费一番周折为之解释：

> 第一，人参价值极昂，因其利厚，故作伪甚多。第二，物之售于外人者，恒易作伪。……第三，过服人参，则觉闷胀，即日本药物家实验之结果，亦云若用大量，即生头痛、头重、脑充血之症状，而其所谓大量者，亦不过一两而止。①

总之一句话，吃了二十二两人参却无任何反应，定是用了赝品无疑。真相如何，今日已无法考证，唯此事中，稻惟德之行为恰恰暗合后来中医为中药辩护之义，只不过其实验结果，恰与中医所主张者南辕北辙。

（四）单味药与复剂的不同

陈新谦在评价民国时期的中药科学研究时曾提及："中医用药一般都用复方，而那些年，研究的全然是单味药。在这个问题上还不如外国人，如日本就有人研究中药复方，并且研究得很仔细。"② 这自然是当时研究的一个大问题，有些比较敏感的中医也意识到了这一问题，比如陆渊雷就曾说：

> 中医的治效，往往不在单味的药，而在多味的方。多味配合的作用，与单味各奏各效，是否相同，尚是问题。中药的煎

---

① 高思潜：《人参之成分与功效》，《医学杂志》第13期，1923年。
② 陈新谦、张天禄编著：《中国近代药学史》，人民卫生出版社1992年版，第216页。

煮，温度并不甚高，依理不能使有机体起分解化合作用，但中药之所谓"十八反"者，绝对不能同用，中医牢牢守着规矩，任何人不敢破例尝试。或者十八反中的几味药相遇时，有极剧烈的化学作用，也未可知。十八反中，甘遂反甘草，二者不得同用，但是《金匮要略》里有个甘遂半夏汤，偏生有甘草，不过煎煮法来得特别，不像寻常那样一锅子混煮。吉益东洞的女婿，不守成规，混煮了给病人吃，出了乱子，吃他丈人狠狠教训了一顿。这样看来，复方的配合，也须加以化验，仅仅化验单味药，还是不能应用。①

事实上，大多数从事中药化学分析及药理学研究的研究者，其目的在于以中药为研究材料，发明能以西医药理解释、应用的新药，而不是要将中药有效成分提取出来仍供传统中医之用。这中间的区别是很大的。故此中药科学研究者对于中药传统功效虽也关注，但主要还是在单味药，对于成方的应用并不关心。有些中医也意识到了这一点，并进而认识到化学分析所得的新药物具有异己的性质，比如：

今将古方所用之药品，如麻黄、桂枝、甘草……等一二百味之药物，以化学分析，宁患乎不知其所含之成分为何、原质为何。但若拘于化学原质，脱脱零零用之，简直是异样的东西，纵使有浓厚药力，亦纯是个性，断无方药合性之伟大神通，此可断言。②

再比如中国医学院副院长兼教务处长蒋文芳所言：

镕中西药物学于一炉以作入手办法乎？顾西洋医学家研究

① 参见陆渊雷《化学分析及动物试验不能解决药性》，载陆渊雷《陆氏论医集》卷3，上海陆渊雷医室1933年版。
② 黎伯概：《中药整理运用谈》，《医药月刊》第5期，1930年。

中药者，虽实繁有徒，穷毕生之力，研究成功者，仅及数味，终未获全部告成。且其研究结果，大都自一药物中，提出某种成分，而放弃其他成分。如麻黄精之仅用以利水，而不及发汗等是。我侪若步武中国西医，享受西人荫下之福，将西洋医学家研究中药之成果，编入中医药物学中，以自诩其融会贯通，不啻驾南辕于北辙，颠覆可以立待。良以中医所开药方，为各药之全部成分，并非各药之某种成分，倘执西洋药物学加麻黄于五苓散、分清饮内，向中国药铺配药，不特成为笑谈，且足妨及病体。①

　　民国时期的中药科学研究在中医界所受到的质疑已如上所述。正因有这些问题存在，对中药有效成分的研究其实陷入了一种不尴不尬的境地，一方面它毕竟挂着"科学"的金字招牌，中医也不敢等闲视之，故而民国时期编著的各种中药教材、辞典大多列有"成分"一项；但另一方面此类研究多以发明西医理论指导下的新药为努力方向，② 与中医药实践颇多不合，因此中药教材中的"成分"项大多是聊备一格而已，与用药实践并无关系。如此，对中药的科学研究就成了与实际应用相脱离的纯科学研究。而与此同时，多数中医在实践中仍旧要采用传统药性理论来论说用药之理。

---

　　① 蒋文芳：《序言》，载《中国医学院第四届毕业纪念刊》，上海中国医学院事务处1933年版，第1—3页。
　　② 实则这种努力从当时西医药的发展方面来看也已有些不合时宜了。如黄胜白在德国期间曾想以研究中药为职志，"或者能发明一两味新药也是好的"，但这种想法遭到了德国教师的反对。一位医生告诉他："现在时代，还去搬演那历史上的戏法做什么呢？现在的药学，已经到了奔曹化学（Benzolchemie）的境界了，你看那些 Pyramidon Phenacetin Antipyrin etc. 一大堆的灵验佳药，哪一行是旧药书上可以寻得到的。一班阿尼林的颜料厂 Anilin Farbenfabrik 一年不知道要出多少新药。你捧着那国故的草根树皮，又从哪里去追他呢。我们医生需求实用，实用就是能适应。现在的新药日新月异，连医学理都跟着变换的。为什么我们不利用新药，倒反去利用旧药呢？"见黄胜白《西医利用中药的问题》，《同德医学》第1卷第3期，1920年。

第三节　采新说以诠陈言：近代中医
对传统药性理论的再解读

如上所述，化学分析中药有效成分的研究在实践中尚有种种不如人意之处，难免落人口实。而且，由化学分析得来的药物脱离了中医药理论的范围，也就不能称其为中药了。对此有所意识的中医师因此在维护传统中药理论方面费了不少心思。晚清以来关于"辨气味（性）"与"辨质"的分野，成为中医反复论说的话题。如中医师黎伯概所言：

顾吾心尚有所疑者：仅以化学法鉴定中药，是否能尽药性之所长？仅恃最新实验，而遗弃旧说理论，是否遂无遗憾？此则尚有疑义，不妨细审讨论，当使中药改而益善，勿使中药改而转不善，是则区区之微意也。以愚所闻，时髦议论，对于中药，经承认其四千年之经验，但不承认其寒热升降色味根叶之功用。然试问四千年来中医用药，除寒热升降色味根叶之外，更有何种学理可言？则其效验，实为寒热升降色味根叶等所得，固甚确凿。今必以其说为妄，更以科学化验而亭毒之，然化验者，化验其物质之成分也，而寒热升降之性，究不能谓无也，色味根叶之分，更不能谓无也。药之治病，不必一定在化学上之成分，而寒热升降色味根叶等之理性，亦大可以转移身体、改造病向。麻黄桂枝皆升也，其功用在表，断不能谓为降也，然麻黄与麻黄根功用各别，麻黄发汗，麻黄根止汗。桂枝与肉桂功用亦殊，桂枝味轻，利用在表；肉桂味重，利用在里。我亦知麻黄在化学上有某种盐基质，桂在化学上有某种挥发油质，但四千年来之用麻桂，断不为其有盐基质、有挥发油，系用其特具之理性。气味根叶、寒温升降，确有依据，今科学能示我以盐基质、挥发油，增一回见识，固无不可，但总不能因有化学而反废弃其理性。我觉得总以药之理性为正文、药之化学成分为注脚。①

虽以"药性"为正文，但随西医药而来的生理、药理知识总不能弃之不顾、视若无睹，总要将传统与新知参互交通，始能自信而力求服人。在近代，或者为了维护中医生存，或者仅仅是为中药药效寻找一种较为折衷实用的解释，中医界不少医师结合新知识与治疗经验，从各自立场出发对传统药效理论做了一番扬弃。

一 "代名词"理论

近代中医史上的汇通派以中医理论为本位，兼采与中医理论或形似、或意合的西方知识，敷衍成篇，以求会通中西，立意略与晚清张之洞的"中学为体、西学为用"相通。为尽可能扩大中医药传统理论的适应性和解读空间，部分中医学者提出了"代名词"理论，认为阴阳气化是一种代名词，其中包含着科学的道理，因此当下的任务是以科学的或通俗的语言来阐述这些道理，使其易于为一般人接受。早在民国初年，杜亚泉为《中西验方新编》作序，即以西药分类法来比附中药的气分药、血分药。② 到后来，随着新知识的进入越来越多，在解释传统理论及经验时就有越来越多的人提及"代名词"的说法，随举几例：

> 五行气化之说，乃中医学术上之代词、物质作用之简称，言简而意赅、文约而用博。证之现今西学，其说虽异而理实相同也。……中西所说互异，而其依归则一，良以理之所在，中外莫不一致也。③

> 须知仲景书"阴阳表里"诸字，只可当作一种名词读，不可呆作实意解。若呆板其词，不活化其意，未有不为其所困惑

① 黎伯概：《中药整理运用谈》，《医药月刊》第 5 期，1930 年。
② 杜亚泉：《叙言》，载陈继武编《中西验方新编》，台北新文丰出版公司 1977 年版。
③ 王仲和：《中西医学理同而说异之一端》，《医学杂志》第 27 期，1925 年。

也。吾故尝谓中医书文太简、意太奥，作者固抱精深之宗旨，奈读者往往反以简而不明、因奥而误解何！是中国医书之难读，亦即中医渐晦之所由也。①

现在有所谓新医，本其"盗憎主人"的偏见，要想将"阴阳"、"五行"、"六气"等说，根本推翻，代以"细胞"、"原子"、"细菌"之学说。他就不晓得细胞、原子、细菌等原理，本与阴阳、五行、六气诸说互通，因名词上之不同，掉弄新鲜解说，以攻击中医学理。②

夫阴阳五行，为先哲假定之代名词，以说明人体之动作功用，及应付病变之各种治法。西医认为玄秘，犹可说也。若时髦中医主张打倒，此乃不肖子孙，不知祖宗血汗经营之辛苦，欲毁弃之而自掘坟墓也。③

阴阳五行理论本来就为使用者提供了相当大的发挥空间，在辩论当中可以左右逢源，为自己的观点寻找"理论支持"，如今再加上"代名词"理论，可以随意将包括西医药知识在内的其他信息来源全部纳入自身的框架中，为我所用。通过这一渠道，近代的中医师对中药传统药性理论做出了新的解读。

二 "四气五味"新解

四气五味是中药传统药性理论的核心，中医师对其浸淫日久，因此在接触新知识后，总会尝试去将新知旧学融会一番，比如寿守型结合现代生理学知识解释"辛味能润"：

《内经》曰：辛味能散、能润、能横行。散与横行之理，人而知之矣。惟润字一义，皆以"开腠理、致津液"一句，认为

---

① 费泽尧：《伤寒结胸痞气研究之吾见》，《医学杂志》第6期，1922年。
② 王一仁：《我对中医所感想者》，《浙江中医专门学校校友会会刊》第6期，1933年。
③ 施济群：《中医之基业》，《医药年刊》，1940年。

开发皮肤而出汗也。夫不然，腠理者，三焦通会元真之处，皮肤脏腑之文理也，不特皮肤之腠理，抑亦脏腑之腠理也。（西医所谓肌纤维与肌纤维组合之处是也。）按：脏腑大都亦是肌肉组织。广言之，任何部分皆有腠理也。此腠理既为三焦通会元真之道路，则元真者，真元之气也。换言之，即气之道路也。气之路，即津液所行之路。是以气道通畅，则津液四布，浸润于组织中，故内外之器官，常得滋润。适或气道壅闭，于是津液不得其道以灌输，组织中失其滋润而燥矣。开气道之药莫如辛，故辛走气，以其横行而散，故走气也。气道壅塞、津液不通，得辛味以通之，则全身之组织，复得其润泽矣。……故辛能润之义，非辛味能润，乃理气、行津液耳。①

当时还有人如王一仁为将性味坐实，亲口尝试药物：

乃欲求所谓实用之方者，因告之以遍尝药性、效法神农，庶于用药有真知灼见之功，而临症处方时，乃不致模糊影响，为古人所误，此即《饮片新参》之所由作也。因尽购肆所售之药，一一遍尝之，考其形色、性味、功能、分量、用法、禁忌。遇一药之疑难，辄遍查诸书，以明定其是非。药品有异，乃向各家分购以验之。每尝一药，各自净漱齿牙调整味觉，恐前后药味参错、舌觉必误也。心眼鼻舌手脑并用，集中于每一药之辨别，因发见前人药籍所传，辗转相袭，不尽可信。即药肆标号，亦有所误。兹就其最著者言之。如白芷皆谓辛温，其实兼见苦润……且以辛、甘、苦、咸、酸五味以定之，亦觉笼统，就所经验所辨别者，于五味外，犹有腥、涩、腻、淡、臭、腐、焦、香、润、燥、平、爽、寒、温、激、烈、麻、膻、臊、霉、陈、宣、猛、辣、浊等味。②

---

① 寿守型：《读〈内经〉杂记三则》，《医学杂志》第 12 期，1923 年。
② 王一仁：《饮片新参序》，《医药卫生月刊》第 33—34 期，1935 年。

虽未必尽合时宜，但这番功夫还是很让人佩服的。

当时以新知识解释旧理论的名著之一为阮其煜（图 3-10）、王一仁、董志仁所撰《本草经新注》（图 3-11）。该书"以时代术语阐明每药特性，极便中西医之浏览研究"①，据编者之一董志仁交代，之所以选择《神农本经》为蓝本，"是以为《本草纲目》太复杂，学说太纷歧，不如以经验为基础的《神农本经》较为简切实用"，而工作的方法和目的则是：

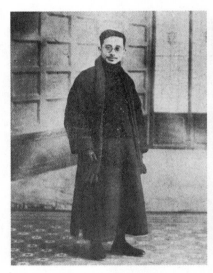

图 3-10　阮其煜②

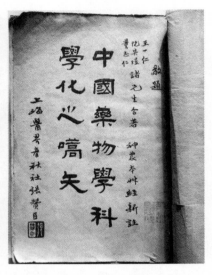

图 3-11　《本草经新注》题词页

　　因为本经原文，是以经验为基础的，并非空论；所以我们的研究，亦必须由我们的经验，证实原文的经验，而按自然科学学理解释之；目的是要西医能明白中药的实效，亦要使中医之研究生理学者，改其玄妙的论调，而能知自然科学上之说法，

---

　　①　阮其煜、王一仁、董志仁：《本草经新注》，上海千顷堂书局 1935 年版，"编辑大意"。

　　②　佚名：《阮其煜医师玉照》，《立兴杂志》第 5 期，1931 年。

如此则中西医可两得其便。①

三位编者当中,阮其煜为西医出身,另两位则是中医。三人均系 1932 年成立的杭州中国医药学社成员。该书之作,由阮其煜在社中讨论会上发起,由中医同人提供经验,阮执笔属稿,历时两年而成书。② 作者力求通过中西合作的方式以求会通,采取对本经原文逐条注释的方式展开写作,以"竹沥"条示例如下:

【竹沥】气味甘大寒,无毒。主治暴中风、风痹、胸中大热,止烦闷、消渴、劳复。

（一）甘大寒　因有滋养性,能助生唾液而止渴,故曰甘;因有消炎、平血压之作用,故曰大寒。

（二）主治暴中风　凡脑出血而昏迷者,是为常用药。

（三）风痹　患罗麻质斯、关节痛甚,发高热而昏迷者可用之。

（四）胸中大热止烦闷　止胸中烦闷、热高而昏迷者可用之。

（五）消渴　有止口渴之作用。

（六）劳复　罕用之,无内热者不用之。

（七）剂量　一两至三两。

（八）禁忌　腹泻者。③

对于性味所对应的现代术语,书中并未以"凡例"形式做出明确交代,但注释中总是以"故曰"的形式做陈述,似乎作者早已胸

① 董志仁:《序》,载阮其煜、王一仁、董志仁《本草经新注》,上海千顷堂书局1935 年版。

② 王一仁:《序》,载阮其煜、王一仁、董志仁《本草经新注》,上海千顷堂书局1935 年版。

③ 阮其煜、王一仁、董志仁:《本草经新注》,上海千顷堂书局 1935 年版,第 227—228 页。

有成竹，认作是理所当然、不必多费口舌。但统观全书，"四气五味"与"时代术语"之间的对应关系并不固定，常见术语大致如下：

表 3-1 　　　　　　　《本草经新注》对传统性味的新解①

性味	新解
酸	镇静运动神经；固精；缩小便；
苦	杀菌作用；杀菌消炎；化痰平气；安神
甘	强壮剂；强壮作用；强壮性；强阴益精
辛	发散；消散性；发散性
咸	平血压；止血；改症；变质
寒	退热；消炎；镇静大脑精神部；利尿去水肿；清热
温	兴奋性；消散作用
平	镇静；退炎解抽；安抚性；安五脏

　　总体来看，该书对性味做出的新注比较随意，有时发挥过多，难免"六经注我"之讥，比如在解释柴胡之"苦平"时说："常用以治疟，因有杀灭疟原虫之作用，故曰苦；对于腺质病有镇静之作用，故曰平。"疟原虫、腺质病云云，绝非古人定柴胡为苦平时所能知。不过考虑到该书非是历史考据，而是要会通发展中药之学，这些做法也是题中应有之义。

　　当时也有中医师以现代术语对性味进行了更为系统的阐释，比如中央国医馆编审委员李克蕙（图 3-12）在其完成于 1936 年的《国医的科学丛书·药理篇》（图 3-13）中"将国医学历来归纳的原则，利用现代科学原理说明之"②，其中性、味部分如下：

① 阮其煜、王一仁、董志仁：《本草经新注》，上海千顷堂书局 1935 年版。
② 李克蕙：《国医的科学丛书·药理篇》，吉安李克蕙诊所 1942 年版，"凡例"。

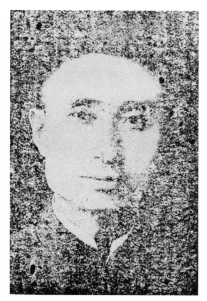

图 3-12　李克蕙①

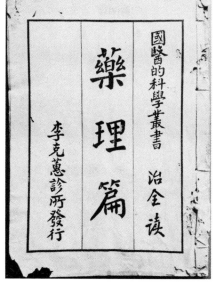

图 3-13　《国医的科学丛书·药理篇》

（寒）能沉静神经，缓慢血行，抑制兴奋，降低血压、体温者，谓之曰寒性。

（热）能刺激神经，兴奋心脏，增盛体温者，谓之热性。

（温）能活泼神经，畅利循环，调节身体各部机能者，谓之温性。

（平）气味俱薄，能以多量之营养成分，供给各部分之需要者，谓之平性。

（辛散）辛能刺戟末梢神经，亢进黏液分泌，促进汗腺排泄，故曰辛散，如薄荷荆芥发汗，生姜健胃之类是。

（酸敛）酸能抑止黏液分泌，令微血管收缩，用以止汗固精止泻，故曰酸敛，如山萸肉涩精，五味子敛汗，乌梅止泻之

---

① 杨志一：《中央国医馆故编审委员李克蕙先生小传》，《华西医药杂志》第 1 卷第 9 期，1946 年。

类是。

（苦降）苦能刺戟肠神经，使蠕动急速以起泻下作用，并具消炎作用者，故曰苦降，如大黄胆草通便，黄连消炎之类是。

（甘缓）甘能弛缓痉挛，缓解组织紧张，故曰甘缓，如甘草缓急迫，大枣和胃之类是。

（咸软）咸能解凝变质，润结化坚，故曰咸能软坚，如牡蛎海带之治瘰疬（淋巴腺结核），盐类泻药之软化结粪之类是。①

这种解释是否能与历代本草记载及中医实践相吻合暂且不论，但它的确言之成理而易于为现代人所理解。中医师叶橘泉在书中所加按语里写道：

> 以色、味、形、性论药物的功效，原是古人不得已而假定的说法。在无可如何的古代，既没有化学方法来分析药物的成分，又没有解剖生理来明了病理的变态，他们把经验上素著确效的药物，已知其当然的功效之后，还须求得其所以然的道理。于是根据了错误的五脏六腑等生理、荒谬的五行六气病理，来推断药物的功效，故有取其像形的，有取其像色的，或以其气论，或以其味论，合于彼则舍此，不合于色则取其味，此之为多径主义，终之有路可通。然其形色气味，虽不能概括药物的通性，而间有一二，如红花之色赤入血、黄芪之色黄生肌……等确有良效。读古人书能不死于句下，必如李君此作，方克有济。②

以新知释旧说，李克蕙的确称得上"读古人书不死于句下"，但会通过程中有诸多外人难以想象的困难，如王一仁所言：

---

① 李克蕙：《国医的科学丛书·药理篇》，吉安李克蕙诊所1942年版，第34页。

② 叶橘泉：《按语》，载李克蕙《国医的科学丛书·药理篇》，吉安李克蕙诊所1942年版，第35页。

以今日西医学术名词，解释中国医药，纵得其一偏，实难会其全体，挂漏之端，在所难免，此非一地一人之咎。夫创造一言，谈何容易！必以新知证旧说，再以旧说融入新知，复以新知汇释旧义，似此反复不断，然后学术有光明之象。①

李氏以一人之力慨然担当著作之任，结合科学原理，"就古人之经验，作实际之探讨"，其志虽可嘉，但限于时代及知识储备，所作《国医的科学丛书·药理篇》一书颇多牵强附会之处。该书着重从法象方面讨论药物的自然性，使这一问题更加突出。

三 法象理论之"科学"解说

《国医的科学丛书·药理篇》在"凡例"中宣示：

兹篇所述，取昔人之经验结论，引证现代科学知识，于此知昔人之经验为可贵，而现代之科学为尤足取也。

本篇所述，既系以经验与科学为主旨，其单有经验而现代科学无以证明之者，概不论列。

本书取材，系根据年来医学新著、杂志报章时贤所发之论文，及编者临床经验、读书心得，系以有系统的概说，绝非牵强附会、随意杜撰者比。②

至于书中的具体内容，以今日眼光看来，与作者所标榜的境界差距比较大，仅以与植物药相关的几节为例，其节标题分别如下：

人和植物的生理，实验证明是一致的
人的呼吸器是肺，植物的呼吸器是叶
人的生殖在精子，植物的生殖在种子

---

① 王一仁：《序》，载阮其煜、王一仁、董志仁《本草经新注》，上海千顷堂书局1935年版。

② 李克蕙：《国医的科学丛书·药理篇》，吉安李克蕙诊所1942年版，凡例。

母体里面的小宝宝是寄生物，却也有寄生的植物

人的吸收系与植物的根

纤维质与运动系

道在屎溺，灌溉植物的肥料，人也可以当作肥料吗①

其基本思路是将人体各系统与植物各系统相比附，来论证"诸叶皆散""诸子皆降""诸根皆升"等理论，以"叶"为例：

人吃空气的器官是肺，植物吃空气的器官是叶，肺和叶虽然是动植两种不同的物质，功用却是一样。古人不但晓得肺和叶的关系，还应用叶来治肺炎咳嗽，此外又利用他的蒸发作用来表散体温，所以有诸叶皆散的一则结论……古人诸叶皆散的意义是取其蒸发作用（如苏叶、藿香叶、薄荷叶等）。叶治咳嗽发热，是取其呼吸作用。

李克蕙对"代名词"理论的应用则主要体现在他对五色分经的阐释上，详见下表：

表 3-2　　　　李克蕙对中药"五色分经"理论的新解②

色	对应药物	功能	分经
白	含蛋白质淀粉最丰富的药物，多半是白色，如山药、花粉	助长人的发育，增加津液，弥补损失	古人假定入肺，肺便是津液滋润之代名词，而不必专指解剖学上的肺脏
黄	含有脂肪及树胶脂最丰富的药物，多半是黄色，如黄芪、黄精	增加体重，长发肌肉	古人假定入脾，脾便是肌肉之代名词，而不必专指解剖学上的脾脏

① 李克蕙：《国医的科学丛书·药理篇》，吉安李克蕙诊所 1942 年版，目录。

② 李克蕙：《国医的科学丛书·药理篇》，吉安李克蕙诊所 1942 年版。

续表

色	对应药物	功能	分经
赤	含有红色素的药物，多半是红色，如红花、丹皮	和血	古人假定入心，心便是血液循环之代名词，而不必专指解剖学上的心脏
青	含有青色或苍老色的药物，如防风、全蝎	镇静神经，调节神经	古人假定入肝，肝便是神经系之代名词，而不必专指解剖学上的肝脏
黑	含色素最深而成黑色的药物，如熟地、苁蓉	增强内分泌	古人假定入肾，肾便是内分泌之代名词，而不必专指解剖学上的肾脏

同时，李克蕙还尝试对五色分经的产生做出较为合理的解释：

> 近今日光疗法，能治结核病，日光的紫外线照射，能治软骨病，紫外线所照射的食品，便含有丁种维他命，同样有治软骨病的效能，红色光线，适宜于麻疹的患者，绿色的原野，可以恢复眼目的疲劳，土黄色健胃。光线和疾病既有特殊的关系，而药物的色素，和日光光线复进行直接作用。古人从药物的效能不同，见于色素有显然的判别，因实验分类，综合观察研究，而谓为入肝入脾……不无相当的科学根据。但是现代学理，还没有确实方法说明其所以然，我们现在，也只有作一个推理的研究，将来科学进步，对这药物色素之谜，或者终有一个圆满的答案。①

李氏此书之作，虽以今日眼光看来，颇多牵强附会，但在当时反响还不错。中医师施今墨在该书题词中称誉其"真理豁露、妙解环生"，是否"真理豁露"见仁见智，但"妙解环生"还是当得起的。据作者自道：

> 不佞自草《国医的科学丛书·药理篇》一书出版后，销行

---

① 李克蕙：《国医的科学丛书·药理篇》，吉安李克蕙诊所 1942 年版，第 32—33 页。

以来，深得社会人士之同情，远及南洋、朝鲜之学术界，一致
来函推许。中外人士关心本国之学术，可以想见。①

此书于 1942 年抗战时期艰苦的物质条件下犹能再版，可见还是有一
定市场的。

民国时期中医师围绕传统药性理论做了不少新释的工作，如李
克蕙所言，其努力的目的就是融会新知以解释传统理论，使"说假
话卖真药"变成"说真话卖真药"②。当然这并非说传统理论是假
话，而是其间所蕴藏的真理在新的时代环境和知识背景下需要重新
解读。

最终，令他们欣慰的是，虽然饱受诟病，"性味"一项在增加了
不少新解释的前提下，在中药学著作及教材中得以保留，并沿用
至今。

第四节　有是证、用是药：近代中医对经验的回归

民国时期还有一派中医师则认为中药传统理论站不住脚，"惟陈
言之务去"，可以抛弃，但中药的用药经验是很宝贵的，应该加以整
理。他们在整理这些经验的过程中往往参照西药的分类方法。

一　轻理论、重经验的改良派

民国时期，改良派在中医师中影响很大，有代表性的如陆渊雷
（图 3-14）、章次公、叶橘泉等人。其主要观点，在于废弃五行六气
十二经脉之理论，根据古人理论未备时的经验之方，总结归纳症候
与药物的对应关系，并以此指导医疗实践。代表性的言论如叶橘泉
在为《汉药新觉》所写的序中所说：

---

① 李克蕙：《为中国医药之发明谨告立法委员书》，《医界春秋》第 10 卷第 12 期，
1936 年。
② 李克蕙：《说假话卖真药：毁誉中医的焦点所在》，《医学导报》第 9—10 期，
1947 年。

中医治病之价值，在药效不在理论。中药应用之凭借，在症候不在病原。盖药效从经验而来，理论系推想所得；内部有某种病理变化，斯外部有一定之症候呈现。审症候，投方药，治之而愈者，中医固有其真理存焉。②

而对此有较为细致论述且影响较著者为陆渊雷。陆氏曾以调侃的方式批评中医的药物归经之说：

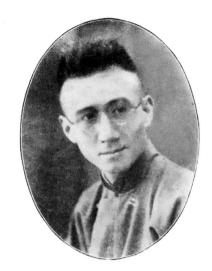

图 3-14　陆渊雷①

中医说的病理，就没有一处合于科学。明明是神经病，中医偏要说是肝病；明明是安和神经的药，中医偏要说是疏肝。外国人把 Liver（肝脏）的作用一考查，觉得与神经病毫不相干，再也想不到中医口中的疏肝药，就是安和神经的药，眼看着中医用疏肝药医好神经病，心里奇怪起来，一厢情愿，专诚请教中医，要问个究竟。中医呢，不消说得，自然是"东风风木、甲胆乙肝、水生木、木克土"，把四千年的国宝，一股脑儿搬将出来，弄得外国人白瞪着两个碧眼睛莫名其妙，从此以为中医学有些神秘性质，无色人种是学不懂的。③

但这并不是说中医一无是处，至少中药的确能把病治好，这种

①　佚名：《教务主任陆渊雷》，《上海国医学院辛未级毕业纪念刊》，1931 年。

②　叶橘泉：《叶序》，载郭若定编著《汉药新觉》上集第 1 册，北平郭氏医所 1937年版。

③　陆渊雷：《脏腑论》，《医光》第 1 卷第 1 期，1928 年。

治疗上的有效性才是中医的立足之本：

> 中医胜于西医者在治疗，治疗莫善于仲景。仲景之书，但据证候以用药，直捷了当，未尝杂以阴阳家言。千金外台，间有玄诞之论，尚不失仲景矩矱。金元诸家，始专以五行六气为说，下至叶桂、吴塘、王士雄之徒，乃专主温热，以自异于仲景之伤寒。今世所谓中医者，皆宗叶、吴、王，不读仲景书，不用仲景法，此皆左道旁门，非中医之大宗嫡系也。①

回到张仲景的医著考察中药药效在当时成为部分医师的共识，如阮其煜曾自述自己读中医书的经历：

> 昔年余尝取中医书籍阅之，而知中医之学理，太涉于虚渺，惟药品正可采用；遂注意于本草一书，而详为研究；及本草入手，则见有足阳明、手太阴，以及五行相生相克等，真使人莫名其妙；以后改读内经，然亦不能得其要领；今方知欲明中医内科之用药，必须先读仲景《伤寒论》，由《伤寒论》方药中，再研究各药之应用，及药性之禁忌，融会而贯通之，才能称为妙手。②

阮其煜与陆渊雷同就学于恽铁樵，两人有此共识，当是受到恽氏影响。总之，这一派的核心思想是废弃药性理论，专从古方实践中探寻对证用药之法。与之相呼应的，是当时有一批以药物效用分类的中药学著作。

二　近代以效用分类的中药学著作

为便于总结用药经验，近代中药学著作往往采取效用分类法③。

---

① 陆渊雷：《陆渊雷先生来函》，《杏林医学月报》第 1 期，1929 年。
② 阮其煜：《中医拉杂谈》，《广济医刊》第 4 卷第 1 期，1927 年。
③ 即根据药物临床应用效果对药物进行分类，也有称之为功能分类法、临症分类法或功效分类法的。

此种方法在中药中的应用有悠久的历史。从广义上看,《神农本草经》的三品就是一种效用分类,而唐代陈藏器《本草拾遗》将药分为"宣、通、补、泻、轻、重、涩、滑、燥、湿"十种,已经是较为完善的效用分类。经过长期发展,至清代此种分类法已较完善,代表作为黄宫绣的《本草求真》,该书药物分类如下表所示:

表 3-3 　　　　　《本草求真》对中药效用的分类①

补剂	收涩	散剂	泻剂	血剂	杂剂	食物
温补、平补、补火、滋水、温肾	温涩、寒涩、收涩、镇虚	散寒、驱风、散湿、散热、吐散、温散、平散	渗湿、泻湿、泻水、降痰、泻热、泻火、下气、平泻	温血、凉血、下血	杀虫、发毒、解毒、毒物	

晚清屠道和所撰《本草汇纂》成书于 1863 年,内容为纂抄诸家本草,"辑其精要,简括详明,俾考核药性者咸知,众美胥该,此外更无遗义,不必他求"②,其分类方法完全遵照《本草求真》。

虽然此种分类已经相当完善,但近代大部分中药学著作所采用的效用分类大有不同,受西方药物学尤其是日本药物学影响极深。本书选取近代影响较大且较完善的几部中药学著作③,将每部著作中涉及的主要药物所属分类列成表格,以便于比较分析(见书后附表)。

---

① (清)黄宫绣:《本草求真》,上海锦章书局 1941 年石印本。

② (清)屠道和:《本草汇纂》,长沙思贤书局 1903(光绪癸卯)年版,凡例。

③ 该表中对于同药异名者,如瓜蒌之与栝楼、瓜蒂之与甜瓜蒂、丹皮之与牡丹皮等,均只择其一列入表中。所用资料出自如下著作:(1)(清)屠道和:《本草汇纂》,长沙思贤书局 1903(光绪癸卯)年版。(2)丁福保译述:《化学实验新本草》,上海文明书局 1909 年版。(3)何廉臣:《实验药物学》,浙江中医专门学校 1924 年版。(4)丁福保编译:《新本草纲目》,上海医学书局 1930 年版。(5)杨叔澄编述,肖红艳整理:《中药大义:中国药物学》,学苑出版社 2012 年版。本书原名《中国药物学》,为北平中药讲习所教材,成书于 1935—1936 年。(6)蒋玉伯:《中国药物学集成》,上海知新书局 1935 年版。(7)温敬修:《最新实验药物学正续编》,国药研究社 1935 年版。(8)周志林编:《本草用法研究》,上海中华书局 1941 年版。(9)冉雪峰:《冉雪峰医著全集·方药》,京华出版社 2004 年版。该书收录的《冉氏本草》成书于 1941 年,原名《大同药物学》。

（一）丁福保与西药效用分类法的引入

较早向中国介绍西药效用分类的是西医合信所著之"医书五种"。《内科新说》下卷"东西本草录要"首叙药剂，计有补剂、收敛之剂、发表之剂、泻剂、利小便之剂、止痛之剂、去痰之剂等。《西医略论》卷上有"药物论"一节，其分类如下：

表 3-4 《西医略论》对药物效用的分类①

补药	减血之药	敛药	杂药	外治之药
补脑神脑气、补血、补胃、补津液	发汗、吐、利小便、轻泻、重泻、放血、行水、消痰、散淤血、祛风	敛汗、敛大小便、敛血	止痛、止痒、调经、杀虫、柔润	引血、钓脓、灸、刀针、去腐、润皮、解毒

此后译著，如《西药略释》的编排方式为按照效用分别记述吐药、利小便药、补药、平脉平脑药等。而《西药大成》虽然不是按照效用编排，但在卷 10 专设一节详述"药品依性与功用分类排列"之法。《万国药方》卷 1 也设有"药剂分品"一节，其分类极细，仅杀虫方面就有杀扁虫剂、杀圆虫剂、杀线虫剂等，而且从中可以看出，当时的译名还很不固定，如补虚剂即补血剂，止呕剂即平胃剂，改病剂又名改血剂，解转筋剂又名疗风剂、安脑筋剂，等等。②

自丁福保 1908 年翻译出版日本人铃木幸太郎所编教材《药物学提纲》（图 3-15），西药效用分类的译名才得以基本统一。丁福保据铃木著作所译的《药物学纲要》（图 3-16）收西药 260 余种，按照生理作用分为 16 类，类名基本沿袭了日本人译自西文的术语，与之前《西药大成》《万国药方》等书所译者不同，具体如下表：

---

① [英] 合信：《西医略论》，上海仁济医馆 1857 年版。
② [美] 洪士提反：《万国药方》，上海美华书馆 1886 年版。

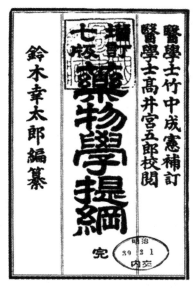 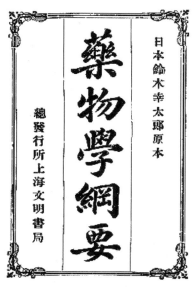

图 3-15 铃木《药物学提纲》 图 3-16 《药物学纲要》
1906 年第 7 版

表 3-5   《药物学纲要》所用译名与旧译对照表①

西文	旧译	《药物学纲要》
Narcotica	蒙剂	麻醉药
Excitantia	亢奋药、行气药	兴奋药
Antipyretica	败热病药、退火剂	解热药
Temperantia	解热剂、退热剂	清凉药
Antiseptica et Desinficientia	解毒气剂	防腐及消毒药、杀菌药
Antiparasica	杀虫剂	驱虫药
Alterntia	改病剂、改血剂	变质药
Tonica	补剂、补虚剂	强壮药

---

① [日]铃木幸太郎著,[日]竹中成宪补订:《药物学纲要》,(清)丁福保译,上
海中新书局 1908 年版。

续表

西文	旧译	《药物学纲要》
Adstringentia	收敛药	收敛药
Irritantia	吊炎剂、引病外出	刺戟药
Purgantia	泻剂	下剂
Emetica	吐剂	吐剂
Diuretica	利小便剂	利尿药
Expectrantia	化痰剂、顺气剂	祛痰药
Diaphoretica	发表剂	发汗药
Emollentia	润剂	缓和药

丁福保幼习本草，成年后涉猎西医药译籍，并曾向《西药大成》
的译者赵元益问学，对当时中药的状况很不满意：

> 吾国《本草纲目》收药至千八百八十二种，加以后人续增
> 之药品，几二千种。二千种内，奇谬而无裨实用者约十之五
> （如犀角、羚羊角、龙骨、虎骨、人参、龟板、鳖甲、金银箔、
> 真珠、石膏、云母石、白石英、紫石英、滑石等，皆绝无功用
> 之物也；又如金汁、童便、人中黄、人中白、秋石、紫河车、
> 红铅、兔屎、夜明砂、龟尿、鸽粪，皆不堪入药之污秽物也；
> 又如燕窝、阿胶、鹿胶之属，稍有润内皮之功用，不过与猪蹄、
> 鸡蛋白相类，皆由药价昂贵而信用过当之物也）。稍有功用而言
> 之未得其当者约十之四。确有医治之实效而仅知其粗、未抉其
> 奥者，约十之一。[①]

有鉴于此，丁福保从1898年起就开始结合东西方研究成果整理
常用中药（兼及西药），十年后他总结已完成的工作：

---

① 丁福保：《〈药物学纲要〉绪言》，《申报》1908年3月25日。

余少习本草，略知纰缪，久欲评定之。……旧编有药品数百种，详言药之产地、制法、形性、色味，以及疗治上之作用。其间药品，有为吾国所固有者、有来自他国者，因分为两编。初编有中国药品十之七、他国药品十之三；二编尽为他国药品矣。所论中国之功用，与旧本草不同者十八九，穷原竟委，力辟穿凿虚妄之习。①

对于这两编作品，丁福保本拟于 1908 年以《二十世纪新本草》为书名出版，但因同时期忙于翻译出版铃木的著作，未能如期面世。待《药物学纲要》完成后，他将自己书稿中的中药选出，以《药物学纲要》的分类法加以分类，编成《化学实验新本草》（图 3-17），于 1909 年出版。②

《化学实验新本草》共分麻醉剂、兴奋剂、解热及清凉剂、驱虫药、变质剂、强壮剂、收敛剂、刺戟剂、下剂、吐剂、利尿剂、祛痰剂、发表剂、防腐及消毒药、

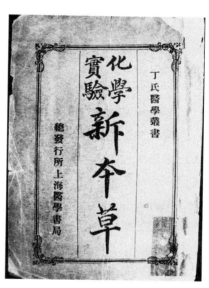

图 3-17 《化学实验新本草》

缓和剂、杂录 16 章，每类之前有总说。每种药物先列中国学说，次日本学说，再次英美学说。其分类，与《药物学纲要》相比，唯将解热、清凉二类合并，发汗改为发表，增加"杂录"以收录不易分类者，余皆相同。每类药物的总说往往也参照《药物学纲要》编写，

① 丁福保：《〈二十世纪新本草〉序》，《申报》1908 年 3 月 17 日。
② 《化学实验新本草》例言称：此书创始于戊戌（1898），初名《二十世纪新本草》，于戊申（1908）二月，已付手民印成六十余页，因重加增订，遂毁版焉。至己酉（1909）四月，草创始毕。

如"兴奋剂"之总说：

> 刺戟神经系之中枢及神经系之末梢，使之兴奋其机能者，谓之兴奋剂。凡药之兴奋心脏之机能、活泼精神呼吸等、亢进知觉、去睡眠、盛淫欲、奖励运动者，皆属之。若用其少量，则奏兴奋之效；用其大量，则有麻醉之弊。[①]

对照《药物学纲要》"兴奋药"之总说：

> 凡刺戟脑脊髓及末梢神经而使盛其机能者，总称为兴奋药。故如亢进心脏之机能而使盛其血行者、亢进脑之机能而使活泼其精神及呼吸、盛其淫欲、去其睡眠者，皆属之。用量适当，则致兴奋之作用；若过服大量，则反致麻醉之作用，故本品虽主用于失气虚脱疲劳等症，亦不可太过用。

两者大同小异，不过对于某些中西差异比较大的类别，丁福保也会参以己意、加以发挥，比如麻醉剂之总说，丁福保就表达了对中药麻醉剂失传的感叹。[②]

此后数年间，丁福保又陆续编译了《汉药实验谈》《家庭新本草》《新本草纲目》《中药浅说》等书。这些书所采用的分类大致相同，在当时影响甚大，其分类法也随之流行开来。

在《汉药实验谈》的绪言中，陈邦贤对每一类药物与传统本草相关分类的对应关系作了说明[③]：

---

① 丁福保译述：《化学实验新本草》，上海文明书局 1909 年版，第 25—26 页。

② 《药物学纲要》与《化学实验新本草》第一章均收录麻醉药，而这恰是中药的短板。此事当使丁福保有所触动及行动，他在 1908 年的一篇文字中写道："嗟乎！吾国医学之退化，不用麻醉药者，亦已久矣。福保尝本西人麻醉剂之原理，而以中药代之。"见丁福保《畴隐居士自传》，上海诂林精舍出版社 1948 年版，第 40 页。

③ 陈邦贤：《汉药实验谈绪言》，载［日］小泉荣次郎《汉药实验谈》，晋陵下工译述，上海医学书局 1926 年版，第 1—7 页。

表 3-6　　　　　　　　　中药效用新旧术语对照①

章序	分类	传统本草分类	章序	分类	传统本草分类
1	强壮剂	补气、补血、补身药	11	解热剂	解肌清热药
2	健胃剂	开胃消导药	12	解毒剂	清凉散毒药
3	下剂	润肠或后下药	13	止血剂	凉血止血药
4	利尿剂	行水利小便药	14	驱虫剂	杀虫剂
5	收敛剂	收敛固涩药	15	镇痉止痛剂	安神定痛药
6	祛痰剂	化痰止咳平喘药	16	腐蚀剂	降药烂药
7	通经剂	通经逐瘀药	17	变质剂	清血解毒药
8	兴奋剂	行气补火救阴回阳药	18	缓和剂	润皮消肿之类
9	吐剂	引吐药	19	杂剂	附录
10	发汗剂	发表驱风散寒药			

在《家庭新本草》的自序中，丁福保则对各类药物所对应的病症做了如下说明：

> 兹择西人所用之中药，性极平和而确有实效者，得若干类，分别部居，以便检查：如患虚损，则服强壮剂；患伤食或便秘，则服泻剂；小便短少，则服利尿剂；感冒无汗，则服发表剂；壮热不退，则服退热剂；咳嗽吐痰，则服祛痰镇咳剂；腹痛而肠内有寄生虫，则服杀虫剂；疼痛及不能安眠，则服止痛宁睡剂；吐血泄泻、白浊白带等，则服收敛剂；吊炎而引病外出，则用刺戟剂；散瘰消肿、改变血中坏质，则用变质剂；拔脓生肌，则用防腐消毒剂；呕出胃内毒物或食物，则用吐剂；柔润内皮或减外来之刺戟，则用缓和剂。②

---

① 陈邦贤：《汉药实验谈绪言》，载〔日〕小泉荣次郎《汉药实验谈》，晋陵下工译述，上海医学书局 1926 年版，第 1—7 页。

② 丁福保编纂：《家庭新本草》，上海医学书局 1929 年版，自序。

《新本草纲目》（图3-18）编译自日本学者小泉荣次郎的《和汉药考》（图3-19）。小泉的《和汉药考》分为前后两编各一册，丁福保据之编译的《新本草纲目》也分为前后两编各一册，但在药物编排上与原著有很大不同。在该书"例言"中，丁福保对于分类有如下说明：

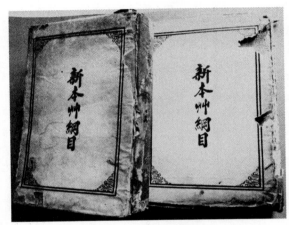 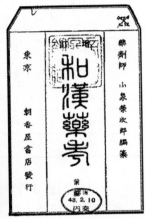

图3-18　《新本草纲目》　　　　图3-19　《和汉药考》

　　日本原书，其药名之排列法，以伊吕波等为次第，不合吾国之用。故将全书分为强壮、健胃、泻下、利尿、收敛、冲动、祛痰、解热、清凉、镇静、镇痉、镇痛、解毒、驱虫、兴奋、缓和、变质、催吐、通经、引赤、腐蚀、赋形、芳香、眼药、杂类，凡二十有五章。往往有一种而具数种功用者，则数章皆可收入，兹择其最显著之某一种功用，而归入某章。阅者若以为归类不当，则见仁见智、眼光各异，本不能强途人而同之也。①

值得注意的是，在《新本草纲目》及后来的《中药浅说》中，丁

---

① 丁福保编译：《新本草纲目》，上海医学书局1930年版。

福保不再将药类称为"剂",而是改称"药",如"强壮剂"改为"强壮药"之类。这或者是为了与"方剂"之"剂"有所区别。其实,1908 年的《药物学纲要》中就基本上用的就是"药"而不是"剂"。

丁福保采取西药的效用分类来对中药进行分类,的确属于创举,而且从《化学实验新本草》到《新本草纲目》,很多药物的所属分类发生了改变,如麻黄、苍术、滑石、白茅根、生姜、黄柏等,这说明他对药物的分类并不是故步自封的,而是不断地有所思考改进。虽然他对有些具体药物的分类及药效认识不为中医界所认同,但他采取的这种分类法却推广开来,对民国时期的中药学著作有深远影响。

(二) 西药效用分类法的推广与影响

西药效用分类之法的引入,为中医师总结归纳中药效用提供了新的工具,因此在民国时期有不少中医师对此加以探讨,并将其与中国固有的分类法进行比较,比如:

> 研究药物学,则知药物之生理作用、医治作用也。……知西药之作用,则中药即可比也。惟西药有系统,中药则无系统,然借西以比例,中则有系统矣。惟其功用之优劣,则有不同也。试举而比较之,西药五千余种,材料虽多,而归类配伍、由博返约,其效力之范围,不过十六剂而已;中药二千余种,有仅分十剂者,或更分为八剂者,如张景岳之新方八阵是已。然中药亦固有十六剂,因古人混合而未之分耳。西医之十六剂者,即麻醉剂、兴奋剂、刺戟剂、利尿剂、驱虫剂、清凉剂、解热剂、防腐消毒剂、变质剂、收敛剂、强壮剂、下剂、吐剂、祛痰剂、发汗剂、缓和剂是也。以中西十六剂之效力而比较之,西固较胜乎中,而中亦有不失其平衡者。①

---

① 王少楠:《改进中医说》,《医学杂志》第 23 期,1925 年。

那些在中西效用分类中差别比较大的药物引发的思考则更多，有些人费尽心思从传统理论中去寻找依据：

> 西人谓苦寒之药有开胃之效，如黄连、大黄、龙胆草之属，金入消化剂，以其能刺激胃机能，而使分泌液增多也。仆初阅药物学，虽韪其言，但衡以中说，则上举诸品，大苦大寒，非有实热，讵容轻试？终不得其会通。嗣读《灵枢》，见《师传》篇有"胃欲寒饮"之训，于是畴昔疑团、涣然冰释。盖胃为阳土，受盛水谷而主消化，其性喜寒恶热，与脾胃阴土、性喜温燥者迥然不同。故补胃之药以寒降，培脾之味以温升，视其人之胃弱或脾虚，而分途用药，庶合治疗之正轨。故肉桂、姜根、丁香等类，西人亦列入消化剂者，正为脾虚而设也。不然，寒热天渊之品，庸可以治一症乎？①

当然也有人对采用西药效用分类持反对意见：

> 查西医药物学，不闻验其气之为温为凉为寒为热为平，亦不闻别其味之为辛为苦为甘为酸为咸，但言生理主治之作用，曰兴奋剂、麻醉剂、强壮剂、利尿剂、镇吐剂等等。夫草木禀阴阳之偏，人禀阴阳之全，一旦为六淫所贼、七情所侵，则阴阳有偏，偏则为病，故以草木之偏者而补其偏，大要辨其气味而已。今但据实验之奏效者言之，不究气化之主治者若何，如目石膏为无用，以荜澄茄治膀胱炎之小便不通也。陆晋笙言某人病后胃阴虚，就西医治之，饮以鸡汁、牛肉汁，匝月而殁。夫鸡汁、牛肉汁甘温之性，反助其阳而灼其阴。公谓饮猪肉汁、鸭汁则得，盖猪肉咸寒、鸭肉甘凉，补阴之品，俾阴阳既济，何病之有？同一用肉汁补病后胃虚，而一得一失，非阴阳五行

---

① 沈仲圭：《胃欲寒饮说》，《医学杂志》第 31 期，1926 年。

至理寓于其中乎?①

但无论如何,采用西药效用分类法在当时已为很多人所接受。比如当时小有名气的中医活动家沈仲圭在为李克蕙所著《国医的科学丛书·药理篇》作序时提到了在改良中药方面"世所推重"的三部著作:章次公《药物学》、谭次仲《中药性类概说》、郭若定《汉药新觉》。三者之中,《药物学》未采取任何分类,《中药性类概说》主要是参照西药效用分类,间亦参用中药原有名词,《汉药新觉》则完全采用西药效用分类。而陆渊雷曾于1947年评价:

> 中医药提倡改革三十年,新出医书,不少概见,颇有可览者。药物之书,乃寂寥极矣。以予所见,郭若定之《汉药新觉》,差可跻于著作之林,惜其书寥寥数十品,未及续编,若定遽夭天年。②

郭氏此书,民国时期只出了上集第1册,除总论外,各论部分只有兴奋药15种、强壮药36种(附铁剂9种)、发汗药21种、催吐药6种。③ 在每类药之前均有总论详述其生理作用及医治作用,使用语言也均为西医话语,完全不涉中医术语。

谭次仲认为"数千年之故物,理论方法多不适于今日,本草所记药性,大都经纬之以气化生克之说,玄谬无稽,固不足道,即上中下三品与七方十剂之分配,于科学距离亦甚远,施之于用,百不一中",因此他在整理中药时"以经验为重心",分中药为二

---

① 徐召南:《覆高思潜君缄》,《医学杂志》第14期,1923年。
② 陆渊雷:《中药新典弁言》,《明日医药》第4卷第1期,1947年。
③ 该书出版后,反响极佳,据说直到20世纪50年代初曾有朝鲜读者辗转寄信询问下集何时出版。只不过郭若定于1946年早逝,仅留下部分未完成的手稿。2010年这些手稿被收入新出版的《汉药新觉》。见郭若定《汉药新觉(增订本)》,上海科学技术文献出版社2010年版。

十大类，自谓"于艰深幽眇纷乱复杂之中国医学问题，能寻得头绪"。①

再比如，蒋玉伯在所著《中国药物学集成》中对药物分类所作的说明：

> 吾国本草，始于神农，药分三品。……虽叠经变更，不过增损药味，而药之分类法，仍沿三品之例而已。迨明李时珍，始变三品之例，通分为水、火、土、金、石、草、果、菜、谷、木、服器、虫、鳞、介、禽、兽、人一十六部，卷帙浩繁、瑕瑜互见，学者望洋兴嗟，莫知所从矣。余有鉴于此，为学者研究便宜起见，乃用科学方法，就病理分类，共分十九章，名曰药物学类纂，于民国九年出版，读者称便。余以是书尚不足以供专门学家之参考，又著本编，分总论、各论，全书计二十二章，约二十余万言，共四百余种。……此编本于神农本章，参诸中西各家学说，折衷至当，庶几可为研究药学者之助云。②

该书分药物为 22 类：补养剂、健胃剂、发汗剂、下剂、吐剂、理气剂、理血剂、祛风剂、祛寒剂、解热剂、润燥剂、利尿剂、除痰剂、消化剂、收敛剂、驱虫剂、明目剂、消毒剂、变质剂、麻醉剂、兴奋剂、杂剂。

至于温敬修的《最新实验药物学正续编》，分类及每类所收药物均仿自《新本草纲目》，各论中的药物介绍比之《新本草纲目》也无甚特出，是一部缺乏新意的纂辑之作。

此外还有不少采取西药效用分类的著作，如梁慈文《药物略释》、黄劳逸《新中药》、力嘉禾《力氏灵验本草》、高德明《现代

---

① 谭次仲：《中医与科学·中药性类概说》，上海中西医药图书社 1947 年版。
② 蒋玉伯：《中国药物学集成》，国药研究社 1935 年版。

实用国产药物提纲》等。

而当时采取中国传统效用分类方法编纂的中药学著作，往往也多少受到西式分类的影响。其极端者比如私立山东国医专科学校所编《药物学讲义》，采用的是徐之才"宣、通、补、泄、轻、重、涩、滑、燥、湿"十剂分类法，可谓复古健将，但即便如此，编者还是在"编辑大意"中按照西式术语对"十剂"分别作了一番新解：

> 窃意兹编所采徐氏十剂，条方药物，有合于新体之法者，兹并述之：（一）宣剂。宣可去壅，即西说催吐药、祛痰药之类也。于是欲使胃壁腹筋及胸筋起痉挛性之收缩，由刺戟以驱逐胃内之容物，或欲稀薄气道之分泌物，易于咯出，以奏祛痰之效者，得择而用之。（二）通可去滞，即消化药、利尿药之类也。……（三）补可扶弱，则强壮药、兴奋药也。……（四）泄可去闭，泄下药也。……（五）轻可去实，为发汗药。……（六）重可去怯，为镇静剂，或麻醉药。……（七）滑可去著，解凝药及消毒药均类似之。……（八）涩可止脱，收敛药、止血药、防腐药均类似之。……（九）燥可除湿，凡祛虫药、刺戟药，无不在其中。……（十）湿可去枯，清血药、凉血药，足以代之。……①

当然，还有一类著作，则是从表面上袭用了少量西药效用分类术语，而内里其实主要还是按照传统效用来编排药物。此类著作，影响较大的为何廉臣的《实验药物学》和秦伯未的《药物学讲义》。后者分类如下：

---

① 郭敏清：《药物学讲义》，私立山东国医专科学校 1936 年版。

表 3-7　　　　　秦伯未《药物学讲义》对中药效用的分类①

序号	大类	子类	序号	大类	子类
1	发散药	发散风寒药、发散风热药、发散风湿药、发散寒湿药	7	化痰药	温化寒痰药、清化痰热药、消化痰积药
2	利尿药	通利淋浊药、淡渗水湿药	8	驱虫药	消积杀虫药、燥湿杀虫药
3	泻下药	泻下热积药、泻下寒积药、泻下水饮药	9	理气药	宣肺顺气药、通气行滞药、行气通窍药
4	涌吐药	涌吐痰涎药、涌吐毒物药	10	理血药	活血通络药、破血祛瘀药
5	补益药	补气助阳药、补血养阴药	11	温热药	温运中气药、温和血分药
6	收敛药	收敛血管药、收敛精气药	12	寒凉药	清热降火药、清热燥湿药、清热解毒药、清热凉血药

　　由表 3-7 可以看出，秦氏的讲义虽然大类与丁福保所用者差相仿佛，但其子目却大都是按照中医传统效用术语编排的。这种编排方式在民国时期不是主流，但与中华人民共和国成立后一直到现在所使用的中药学教材极为接近。②

　　最后还有一种著作根本不采用分类法，只就每种药物单独逐一讨论，以章次公《药物学》最具代表性。③ 这可能体现了作者极端轻理论而重实际经验的学术倾向。

① 秦伯未：《药物学讲义》，上海秦氏同学会 1930 年版。
② 这种转变是如何发生的，是一个有研究价值的话题。具体到秦氏个人，他曾于 1954 年编写过一本《常用中药手册》，其分类完全按照西式方法，即滋补强壮药、变质药、兴奋药、镇静药、镇痛药等。（见秦伯未编《常用中药手册》，上海中医书局 1954 年版。）可见他的态度在那时已有相当大的变化。但几年之后形势就不同了，其间变化的关节或许是 1958 年卫生部下发的《中药学概论教学大纲》及南京中医学院所编的《中药学概论》。
③ 章次公：《药物学》，谭春雨校注，收入张如青、黄瑛总主编《近代国医名家珍藏传薪讲稿·中药类》，上海科学技术出版社 2013 年版。

三 传统与新知

近代大量以西药效用分类的中医学著作体现了一种重视实践经验、轻视传统性味理论的风气。实则"审症候、投方药"是最基本的药效认知方式。民国时期的中医师大多对此有所认知:

> 至神农氏教民稼穑、尝味百草,于是草木中某也有毒、某也无毒、某也催吐、某也促泻,皆辨明之,并用催吐之草木以治心窝苦闷之患,用促泻之草木以治腹胀便闭之患,于是由祈祷之治疗,一进而为药物之治疗矣。①

而陆渊雷一派的中医对此则有较为清晰的认识:

> 记得章太炎先生说过,医药的太初第一步是单方。单方都是病人自己发明的。单方渐渐多起来,汇齐记录,便成一部本草。②
>
> 张仲景的《伤寒》、《金匮》,本来很直捷爽快,见怎样的证候(俗名症状),就用怎样的药方,这真正是对证治疗。③
>
> 本篇上文已说过了,中药之起源是单方,单方多系病人自己发明。近来首都国医界,因为不乐意不佞参加中央国医馆的整理工作,特地在日报上开一栏医刊,直接、间接攻击不佞的学说。有一人竟这样说:"中医学先有了五运六气等基本学说,然后由此发明药效,药效决不是碰彩般得来。"说这话的人,自然是伪黄帝、伪岐伯的忠实信徒,生成的铁皮脑子,灌不进辨别是非的思想。不过他读的书也实在太简陋,想必是《灵素类纂》、《药性赋》这一类东西吧。若读过堂堂皇皇的《本草》,

---

① 杨焕文:《神农时代之医药》,《医学杂志》第 33 期,1926 年。

② 参见陆渊雷《医药的起源是单方》,载陆渊雷《陆氏论医集》卷 3,上海陆渊雷医室 1933 年版。

③ 参见陆渊雷《唐宋以后的医学》,载陆渊雷《陆氏论医集》卷 3,上海陆渊雷医室 1933 年版。

也不至于如此糊涂了。《本草》怎么说？《名医别录·序例》云："藕皮散血，起自庖人；牵牛逐水，近出野老。"《证类本草》"藕实"下引陶隐居云："宋帝时，太官作血䐢。庖人削藕皮，误落血中，遂皆散而不凝。医乃用藕疗血，多效也。"又"牵牛子"下引陶隐居云："比来服之，以疗脚满气急，得小便利，无不差，此药始出田野人牵牛易药，故以名之。"这正是偶然碰彩而发明药效的事实，《本草》中明明载着。①

从古文献中可以清楚地看出这一点。比如《山海经》在记载各地物产效用之时就涉及不少药物知识，而其最为显著的特点就是：

> 《山海经》中的药效记载，反映了最初级的、最基本的药物知识。在《山海经》中，只能看到某一种自然品物可以治疗（或预防）某种疾病的记载，没有任何经过归纳总结而产生的用药原则。例如其中屡见"食之多力"、"食者不饥"、"可以释劳"、"食之宜子孙"等具体的效用记载，却没有补虚、强身之类抽象的功能概念。这种最直接的经验，可以说是早期药物知识赖以成立的最基本方式。②

安徽阜阳在发掘西汉初年汝阴侯夏侯灶墓时出土了一组被命名为《万物》的残简，其中记载了不少可用作药物的事物，其记述风格与《山海经》大体相似，如："石番之令溺不遗也。"再如："石鼠矢已心痛也。"③

发明药效的过程大致如上所述。古人在记载这些药效的时候是

---

① 参见陆渊雷《化学分析及动物试验不能解决药性》，载陆渊雷《陆氏论医集》卷3，上海陆渊雷医室1933年版。

② 廖育群、傅芳、郑金生：《中国科学技术史·医学卷》，科学出版社1998年版，第38页。

③ 文化部古文献研究室、安徽阜阳地区博物馆阜阳汉简整理组：《阜阳汉简〈万物〉》，《文物》1988年第4期。

比较朴实的，比如陶弘景在《本草经集注》中所列"诸病通用药"均是在具体疾病下开列药名，条目如头面风、劳复、霍乱、大腹水肿、肠澼下痢、大便不通等均朴实具体。后世医家为解释药效，推衍出诸多理论，如陆渊雷所言："中医本是先有了经效的药方，再从药效上推想出理论来。这种理论，在当时的知识范围以内，能够说明病理药效，就算完事。"① 至于更后来的人由这些理论推衍出来的药效，就是后话了。

然而既然理论未尽合于实际，总会有人对某些药物的药效解释发生怀疑，回溯到理论未创之先。比如清代的陈修园：

> 在解释《本经》药效时，能从与《本经》时代接近的张仲景医书中寻求例证，再加上他自己的临床用药经验，因而其论药每每能抓住要害，突出药物的功效特点。②

不过，有系统地将《伤寒论》药物应用的解释完全回归到"有是证、用是药"层面的还是东医吉益东洞（1702—1773）：

> 在研究方法上，尽管东洞始终自我称道是以"实验"的方法来了解古代医方与药物的主治、功能的，但实际上，其真实的研究途径乃是将《伤寒杂病论》中出现同一种"药"的方剂加以归纳；进而在这些方剂的适用证中寻找共性。结果发现：《伤寒杂病论》各方剂的构成中之所以有某种相同的药物，是因为这些方剂的适用对象都有某种相应的病证。③

吉益东洞的这种作业方式对近代中国主张废黜玄说、回归经验

---

① 陆渊雷：《脏腑论（续）》，《医光》第1卷第2期，1929年。
② 郑金生：《药林外史》，广西师范大学出版社2007年版，第65页。
③ 廖育群编著：《吉益东洞：日本古方派的"岱宗"与"魔鬼"》，上海交通大学出版社2009年版，第25页。

的中医师来说极具启发意义，如陆渊雷曾自述学术经历：

> 夫据一定之证候、用一定之药方，而其痛愈，则愈病不得
> 为幸中。投药据证候，不据五行六气十二经脉，则五行六气十
> 二经脉，非中医之险要也。仆质鲁，于仲景书用力殊苦，曩读
> 徐氏《伤寒类方》，以为得仲景治疗法之条贯，尝欲取金匮方
> 治，增益而重编之，奔走衣食，卒卒未暇。近见东医吉益东洞
> 之书，如《类聚方》、《方极》、《药征》等，与鄙见不谋而合，
> 以其言施诸病者，良效。且东洞所守尤约，不但五行六气俱被
> 摈斥，即仲景书中一切病名议论，亦所不取。乃益信向日之主
> 张为不谬，知中医之菁华，固在此不在彼也。①

不仅中医师，就是主张废除中医者如余云岫，其学术研究方法
也与吉益东洞相吻合。若仅从学术上看，陆、余二人大体相似，都
是由仲景方出发，总结药效，并寻求以科学方法说明之，但其最终
目标，则背道而驰，终至势同水火。在上引文章中，陆渊雷曾评点
余云岫之学术：

> 西医欲摧灭中医者，余云岫、汪企张最健，其余不过吠影
> 吠声而已。企张浅陋不足道，云岫固不失为学者。彼亦知《伤
> 寒》、《金匮》、《外台》为有用，而上不取《灵》、《素》、《难
> 经》，下不取四大家，尝陈其意于章太炎先生，则学识既是矣。
> 《学艺》杂志尝载云岫之文②，于《伤寒》、《金匮》方中，寻绎
> 附子之功用，此即吉益东洞考征药性之法。云岫留学日本，又
> 喜涉猎中医籍，度亦尝见东洞之书，且知日人趋向汉医之故矣。

---

① 陆渊雷：《来函》，《杏林医学月报》第 1 期，1929 年。
② 余云岫：《科学的国产药物研究之第一步（未完）》，《学艺》第 2 卷第 4 期，
1920 年。余云岫：《科学的国产药物研究之第一步（续前）》，《学艺》第 2 卷第 5 期，
1920 年。

然而摧残中医，甘为戎首，且于东洞之法，秘不肯言，则其学虽可取，其心乃不可问也。①

诛心之论，或失公允，但从中不难看出陆渊雷对吉益东洞学说的看重，以至于对余云岫有可能"用其法而掩其学"耿耿于怀。

对陆渊雷的评价，目前较有代表性的观点是：

> 陆氏倡导"中医科学化"，抛弃了狭隘的文化传统情感，而惟"科学"为指归，把实践和历史的检验作为终极标准，这种指导思想无疑是正确的，但由于他只能把西医学的模式作为参照物，以西医学作为价值和真理的判断标准，所以，他倡导的"中医科学化"就意味着最终结果是西医西药化。况且，中医理论体系本身各组成部分是有机地联系在一起的，具有严整的自洽性，牵一发而动全身，否定一部分即意味着全部推倒，所以，陆氏最后落入否定中医理论的陷阱。②

诚然如是。不过仅就药物学来说，虽然在西医新知识的刺激下，陆渊雷等革新派抛弃了传统的性味理论，但他们却能回溯到秦汉时期，从张仲景的著作中去探讨药物确实的治疗功效。以此看来，谓之革新自然可以，谓之复古亦未尝不可。就如日本人评价"古方派"时认为古方派有"真古"与"拟古"之分，东洞属于"主上古之医法，且用之"的真古，其他人则只不过是在"复古"旗帜下构建新的医学理论和治疗体系。③当然，这就涉及究竟什么是中医的传统？张仲景的经验之方与后世医家的理论体系，哪一个更能代表中医的精髓？这就不是本书讨论的范围了。

---

① 陆渊雷：《来函》，《杏林医学月报》第1期，1929年。
② 邓铁涛、程之范主编：《中国医学通史·近代卷》，人民卫生出版社2000年版，第186页。
③ 廖育群编著：《吉益东洞：日本古方派的"岱宗"与"魔鬼"》，上海交通大学出版社2009年版，第46页。

要之，陆渊雷等人在药物学上的观点与实践，可以看作是在西方新知识刺激下对更为久远的传统的回归。即便是丁福保编译的本草著作，虽然从具体分类上看，的确是袭自西药学，但从另一方面来想，这何尝不是新的时代的"诸病通用药"？借助新知以回归秦汉之时的原点，抛弃后世理论的重负，轻装上阵，应当能迎来更为广阔的天地。

小　结

与生药学在近代中药改良中主要发挥了建设性作用相比，中药药化学及药理学研究在近代中药改良中发挥的主要是破坏作用，使中药传统的药性理论受到极大冲击，与之相关的各方人士不得不寻找合理的路径来调和弥缝之。

以化学分析中药有效成分并研究其药理的工作，在民国时期做了不少，但成效并不显著。这有工作本身难度太大的原因，也有研究取向上的问题。当时的中药科学研究，其目的往往在于发现西医药理论体系指导下的新药，但这很难做到，除了陈克恢的麻黄素，其他研究均未有突破性的进展。这固然是因为新药的发现有其偶然性，但另一方面则是由于此时药学已进入化学制药时代，从植物原料药中去寻找线索已经不是药物研发的主流。

因为上述研究取向的问题，民国时期的中药科学研究虽然也借助于中药传统经验开展工作，但总体上与中药的实践是分离的，这也引起了中医界的诸多批评。尽管出于对"科学"的尊重和仰慕，诸多中药学著作、教材均设"成分"一项，抄撮化学分析之结果，但也只不过聊备一格而已，一般情况下并不能将其与治疗功效结合起来。

从科学方面探寻中药药效"可通之理"的努力乏善可陈，中医界的主要精力还是花在如何对待"性味"等传统药性理论的问题上。在这个问题上，主要有两派意见：一派主张"采新说以诠陈言"，认为性味是古人所设的代名词，实则另有所指，可以在新的知识背景下赋予新的解释；另一派则主张摒除"四气五味"等不合时宜的传统理论，通过研究理论未完善之时古人的用药经验，回归"有是证、用是药"的原则。

总之，近代中药药效的核心问题就在于"有效之药"与"可通之理"这一对关系上。从事中药科学研究者认为有些中药诚然有效，但需要在西医药理论指导下研究改进，使之改头换面。但他们的工作进展缓慢，且与中医药实践格格不入。而中医界人士有的认为中药药效就是从传统药性理论推导出来的，理论在先而后有药效，当下任务是以新知解释旧说；另一派则认为药效在先而后才有了理论，主张抛弃理论、只谈药效。

最终各方合力在中药学当中留下的痕迹就是："成分"虽然往往解释不了药效，但成为中药学子项之一；"性味"也得以保留，但其受重视程度大大地打了折扣，而且往往被加以新的解释。

第 四 章

·+·+·+·+·+·+·+·+·

科学国药

——近代的中药西制与剂型改良

近代以来，西药输入与使用的规模与日俱增，给中医药带来了巨大的挑战。与中药相比，西药在疗效精确、外观整洁、服用简便等方面都有着极为明显的优势，无论是社会声誉上，还是营业利益上，都带来了激烈的竞争。这一情形迫使中医药界越来越多的有识之士思考对中药制药及服用方法进行改良，以便应对外来冲击，适应社会和时代的需求。20 世纪 20 年代开始，这些意识及相关的努力与部分工商界人士对中药的关注合流互动，为中医谋生存，为国家争利权，在"中药西制"的名义下，在改良原有剂型和开发中药新剂型等方面做了诸多工作。

第一节　中药西制之背景与滥觞

一　中药西制之背景

中药在外形及服用方法上与西药相比确有差距，这种差距有时被理解成传统文明与工业文明的差别：

> 惟国产药物，依然保守古始的状态，无非草根木皮之饮片，绝无现代科学的工业色彩，外形既不雅洁，内容亦多粗糙，炮制之术多不合于药理，服用方法又非常不便。较诸西药，雪霏

晶粉、银精玉液、定量之确实、制造之精美，诚有霄壤之别！无怪国人日趋西药、渐远中药矣。①

至于中药、西药在药效上的分别，历来中西医家及其支持者各执一词、积不相能。但在百年之前，国门甫开，一般稍有知识的民众初识欧风美雨，对于"科学昌明"四字抱有强烈的信念与憧憬。因此当时很多人认为西药提取有效成分制成药剂的方法才是药学正途，对于中药则多有批评：

> 惜吾国科学落后，对于药物，制造简陋，未能如西药之用化学等方法，先分析其成分，然后再以机械提炼其精华而制成；致各种药物，大都含有杂质，有时或至发生副作用，而影响于服用者之病体，识者病之！②

除此之外，由于宋元以来，医药分途，中药的某些传统炮制方法甚至会破坏生药的有效成分：

> 至于市购药不可恃，附子水漂、半夏矾煮、麦冬去心、白术炒燥，若此之类，俱背经旨。乃至通行饮片，先水浸变柔，利便薄切，徒饰美观，不究实益，精华已去。吾人所用，俱糟粕耳。欲与几经提炼、精而益精之西药较，有不遭天演淘汰者乎？③

由于上述差别的存在，进入 20 世纪以后，在中国各大中城市中，越来越多的人开始舍中药而趋西药。与此相伴随的，是中医地

---

① 佛慈药厂：《科学国药》第 2 集，上海佛慈药厂 1933 年版，第 26 页。
② 佛慈药厂：《科学国药》第 3 集，上海佛慈药厂 1936 年版，第 1 页。
③ 潘智澄：《中医改用成药征求同志》，《同济》第 2 期，1918 年。

位的下降，而中药加工与制作过程中的"不科学"，是当时人们反对中医的主要着力点之一。时势所趋，中医若要求生存，势必要对中药制造的工艺进行改良。

除中医界外，工商界人士或为求生、或为谋利，也有改良中药的要求。西药的输入对我国原有相关产业造成了很大冲击：

> 洎乎晚近，物质文明，欧西药业，突飞猛进。……海通以还，浸渐输入。西药充斥，夺我市场。许多原料，仍取自我。国计民生，悉遭侵略。漏卮之巨，胡可计算！①

由此种状况，有人更进一步设想了万一国际局势有变，后果不堪设想：

> 抑尤可虑者，中医非，则中药亦亡。不特夺我数百万药商营业，损我数百万中国税收，而全国人民生命所关之医药，将悉操于外人之手。一旦国际有变，彼将挟其炮舰政策，封禁海口，以制我之死命，将如之何？②

因不甘于在国际分工中沦为原料输出地和商品倾销受害者，当时中国的工商界人士往往有"实业救国"的情怀，至少也以此相标榜。与之相呼应，20世纪20年代末在政府的支持下，国内兴起了声势浩大的"国货运动"。图4-1为一组表现该运动中心思想的漫画。在此背景下，"改良国药"引起了工商界的注意，因为相关工作切合"国货运动"的思想，既能赢得"为国为民"的声誉，又能赚取数目可观的收益。

---

① 佛慈药厂：《科学国药》第2集，上海佛慈药厂1933年版，第3页。
② 吴汉仙：《医界之警铎》下编，长沙市国医公会、长沙民智书局1931年版，第10页。

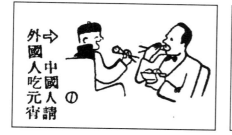

① 外國人吃元宵
中國人請

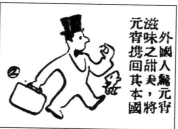

② 外國人總覺元宵
滋味之甜美，將
元宵攜回其本國

③ 科學家見此妙
球，莫明其妙，
科學家送到乒乓
球館般的！

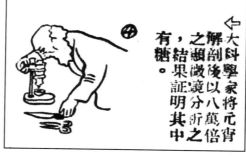

④ 大科學家將元
宵解剖後以八萬倍
之顯微鏡分析
之，結果証明其中
有糖。

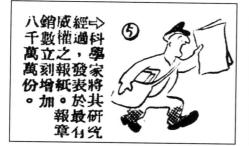

⑤ 經過科學家將其研究
之立刻發表於最
權威之報紙。報章
銷數立刻增加。
八千萬萬份。

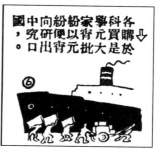

⑥ 於是大批元宵出口。
各科學家紛紛向中
國購買元宵，便以研
究。

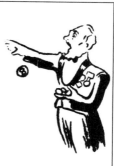

⑦ 許多科學家在化驗室
裏埋頭苦幹，未得結
果，得腦充血而亡。

⑧ 其中有一最大最有名
的科學化家得其本國助手的
代元宵實驗成功，得其
科學獎金五百萬元。並將其研
究理論宣佈於中國科
學館。

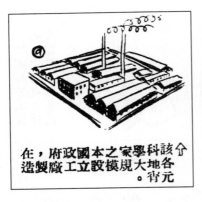
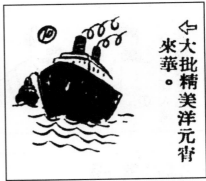
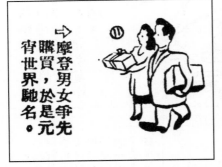
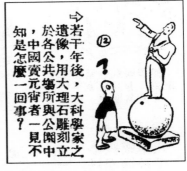

图 4-1　"外国科学之伟大"①

二　中药西制之萌芽

早在 20 世纪初，有些得风气之先的商家就开始借"中药西制"的噱头来推销自己的产品，这一点从当时报纸的药品广告上可以得到印证，如 1912 年新民制药社推销其生产的养生液（图 4-2）时声称："中药向无化验之功，西药又不适华人之用。此养生液纯用国产土品补料，以化学格取精华，炼成稠液，略服少许，便见绝大效力。"② 所谓"以化学格取精华"云云，显系夸大其词，不过是商家手段。再如"骥制消痰半夏"的广告所称：

① 高凌：《外国科学之伟大》，《立言画刊》第 76 期，1940 年。
② 《新民制药社"养生液"广告》，《申报》1912 年 7 月 10 日第 3 版。

若能如本庐之骥制消痰半夏，修合得法、配佐相当，其奇功速效固有远出于西药之上者，非普通流行药品所能并驾齐驱也。半夏一物，本为治痰良剂，古训昭垂，由来已久。唯此药有三禁三忌，须制炼得法、辅佐相宜，始克有百益而无一弊。再以西法提取精液、□弃渣，务使温凉适宜、攻补兼施、性味和平、不燥不烈、无偏无倚，功能止咳化痰、平气定喘、清心润肺、滋阴降火、解渴治烦、利膈宽胸，无论老年气急痰嗽、夜不安枕，少年劳伤吐血、吼哮喘咳、惊搐痰厥各症，均能药到病除……风行四远、名震环宇，诚为前无往古、后无来者，中西各药莫可与京……②

此类广告在各大报刊中屡见不鲜，至少反映出社会上某些群体对"中药西制"的需求。由此医药界也逐渐开始进行较为严肃

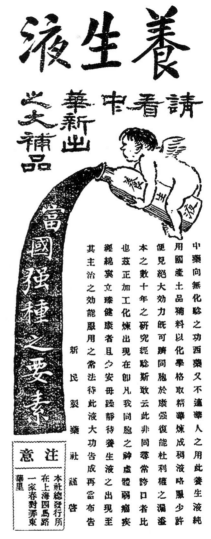

图 4-2　新民制药社养生液广告①

①　《新民制药社"养生液"广告》，《申报》1912 年 7 月 10 日第 3 版。
②　《崔氏骥制半夏》，《申报》1914 年 10 月 19 日第 4 版。

的研究与实践，寻找"中药西制"的可行途径，比如：

> 天津卢大夫提倡国货，诊治用西法，创汉药之新制剂，行西式处方，使患者与服西药相等。据每期（《医学卫生浅说报》）报栏内载制成丁几之药味甚多，并将其名称、性状、主治、用量、定价披露分明，如医界想用，不妨购之一试。此我国药品改良之创始也。①

卢大夫名谦（1881—？），字抑甫（一作预甫），安徽无为人，幼习中医，1906—1909 年就学于天津北洋军医学堂，② 后于天津创办卢氏医院，提倡"诊病用西法，治病用中药"③，自 1917 年起经常在自办之《医学卫生浅说报》发布自创的"汉药新制剂"（多为流膏、丁几④）。

为国货争利权的运动同中医药界求生存的努力结合在一起，共同推动了进入 20 世纪以来的中药改良。至于改良的方式，虽然不无争论，但采用西式方法炮制药材、提炼精华是多数人的主张。有人曾在《申报》撰文总结改良中药的要点：

> 然吾国地大物博、产药丰饶，如能加以精确之研究、纯洁之制炼，其功效之神速，决不在西药之下也。兹以鄙见所及，略举改良之点，愿医药中人，群起而研究之。
>
> （一）提取精液。西药之优点，在乎药力浓厚、功效神速，皆因提取精液之故。吾国亦当仿制，将中药之可以提取液汁者炼为液体、提取结晶者炼为结晶体。
>
> （二）详考药性。液体制成晶体、生货煮为熟货，其性质或

---

① 张子清：《答汉药代用西药之指针》，《绍兴医药学报星期增刊》第 52 号，1921 年。
② 佚名：《中西医学研究会会员题名录》，《中西医学报》第 5 期，1910 年。
③ 阎子玛：《新药物学纂要序》，载卢谦编《新药物学纂要》，天津卢氏医院 1933 年版。
④ 丁几，即 Tincyura，酒剂。

随之而变易，故须详考药性，庶可对症发药，收效神速而不至
有误。

（三）服法须简便。味辛辣者，或制成丸，或和甘剂，总使
服者不觉其苦。

（四）调制纯洁。中药之于清洁，素未注意及之，或摊置抽
屉，或混杂劣货，在在贻误病者。故调制须十分纯洁，忌羼劣
货以图渔利。

（五）装璜精致。购品最易被空气腐蚀，而失其功用。故装
璜宜精雅而致密，既可保留药性，又可博购者之欢迎。①

该文足以代表当时各界对中药改良的认识。文章发表之次年，
粹华药厂创办于上海，其方针、行事，无不与该文相呼应。

第二节　煎剂改良：机器煎药与代客煎药

自汉代中药内服剂型由冶末吞服过渡到煎煮饮汁，② 两千年来煎
剂作为最基本、最重要的剂型一直被病家沿用。直到近代以来，与
服用便利的西药相比，煎剂的种种不便之处暴露出来，为医家、病
家所诟病。

煎药对煎法、火候的掌握都有比较高的要求，需要煎者对药性
有基本的认识并在煎药过程中灵活应用，这一点大多数病家难以做
到，而且煎剂本身也存在一些问题，清末就有人总结过煎剂的优劣
之处：

> 其利于应用者有二：一、汤剂君臣佐使，便于加减出入、
> 活泼变化，不比丸散之药味一定也；一、汤液专取药之气味，

---

① 劲：《中国药材急宜改良》，《申报》1920 年 12 月 17 日第 17 版。
② 廖育群：《汉代内服药的剂型演变与"汤液"研究》，《自然科学史研究》1990 年
第 2 期。

通行经络、疏散气血，不比丸散之功用迟缓也。此乃汤液之妙用也。然其弊即相因而至：配合需时、煎煮需时，不能速服，恐药煎成而症已换，其弊一；守候无人、水货失度，煎不合法，药失本性，其弊二；舟车携带，药品繁多，装运笨滞，甚不便利，其弊三；泡切烘晒，性味一变，陈腐霉烂，功用一变，其弊四；仗一日一服之煎剂，时时间断，一方十数味，药性复杂，其弊五；草木药品，宜沸水泡饮，煎则分子飞散，金石之品，虽久煎无味，其弊六。然则汤液之剂，利少而弊多，何如制药以代汤液？①

这些弊端大多是在西药进入之后才被挑剔出来的，尤其是煎药需由专人负责，又需专门器具，给病家尤其是贫寒者、旅行者带来了诸多不便，当时有人对这种种不便之处做过总结：

（甲）第一理由　北京是全国之首都，又系游览区域，旅客往来必多，设有病患，而无眷属仆从，煎药一事，自感困难。……（乙）第二理由　社会上境域宽裕之家，而眷属仆役人等又多，设有病者，煎药自然优良。若眷属少，而又乏仆役，或家境寒微者，此则感觉困难矣，东觅一火炉，西寻一砂吊，净之与垢，不暇视也，应放多水少水，宜用文火武火，不曾知也。……（丙）第三理由　煎药虽非大事，却非易事，亦非细事。必须煎药人，精细谨慎，一刻不离，方能火候合宜，汤液得当。若系无此经验之家，性情粗浮，……必致惹出惨酷……（丁）第四理由　设遇有重病暴病之家，一时张惶失措，必致举家惶恐，心绪忙乱，煎药易出错误。②

即使富贵之家仆役众多，不必有上述担心，也要防备仆人在煎

---

① 林大爕：《论中医宜一变汤液之制》，《中西医学报》第 8 期，1910 年。
② 安干青：《药铺有代顾客煎药之必要》，《北京医药月刊》第 2 期，1939 年。

药过程中做手脚："此等人粗鲁不堪，毫无智识，不管火候，率意煎煮，或药太多、即背地倾藏，或过煎太少、即私掺茶水，供应病人，惟图了事。"①

　　正因为有这种种不便，才引起了社会上针对煎剂的种种改良行动，其中就有 20 世纪 20 年代初声势极大却昙花一现的粹华制药厂。

一　粹华制药厂之机器煎药

　　粹华制药厂被有些人称为上海"第一所现代化制药厂"②，但由于它只勉强维持了三年，其兴也勃焉，其亡也忽焉，后人对其关注不多，相关史志资料对它也都是一笔带过。③ 但鉴于它在中药西制过程中的特殊地位，这里有必要对其来龙去脉、主要工作、失败原因做一详细考察。

　　（一）粹华制药厂之创办

　　粹华药厂的创办人为上海知名绅士李平书（图 4-3，1854—1927）及余伯陶（1872—1945）、王祖德、郑平叔等人。

　　早在光绪年间，李平书就曾留意过中药改良问题。他在为《粹华制药公司开幕纪念书》所写的序文中提及：

　　　　余友广州左子兴君秉隆，邃于西学而喜读中医书。甲戌④，余游新嘉坡时，子兴为总领事，下榻衙斋五旬余日，昕夕谈论时事外，多言医。子兴尝谓中国药物原料富于外洋，功用亦多

---

① 岑志湘：《煎药与服药》，《家庭医学杂志》第 2 卷第 9 期，1931 年。

② 黄瑛：《近代上海著名中医实业家李平书》，《中医药文化》2011 年第 5 期。

③ 如上海通志编纂委员会编《上海通志》第 3 册，上海人民出版社、上海社会科学院出版社 2005 年版，第 2251—2252 页。又如薛愚主编的《中国药学史料》仅言及："1911 年用中药制成药水者，首先是上海粹华制药厂。"（人民卫生出版社 1984 年版，第 446 页）并未展开论述。而且 1911 年，当是对吴承洛《中国之化学药品及化学工业原料》一文（载《经济建设季刊》1943 年第 1 卷 4 期，其中制药工业部分以"中国制药工业在各个时期的概况"为题转载于生活·读书·新知三联书店 1961 年出版的《中国近代工业史资料》一书）中提及粹华制药厂创办时期的"民 11 年"的误读。

④ 按：此处当为"丙戌"。李平书赴新加坡考察之时间为光绪十二年（1886），而非 1874 年。

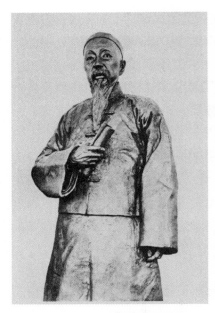

图 4-3　李平书铜像①

神验，惟煎药有不适于用者三：一不适于行旅，二不适于医院，三不适于贫民。若炼为药水，或磨为药粉，以代饮片，则三不适免矣。余深韪其言，脑经遂有制药之印入。抗尘走俗，越三十年，未暇研究而行之。②

1919 年夏天，上海疫疠流行，中医药界人士在南市组织临时疫症救济社。其间有人对此抱怀疑态度，认为中医药见效慢，不足以应对时疫急症。社中同人为了争这口气，证明中医药在救治急症上能见功效，对煎药手续及办法做出了革新：

> 倡办人与诸医士鉴于吾国煎剂须拨炉分炭、裹绢去毛，危急如疫病未免有药不及病之憾，欲一雪中医药不能救疫之耻，咸奋发精神，思有以改良药剂以应救急之需。乃选购道地药料，预煎各种药汁，以俟病者之来。诊毕即以药汁给饮，一时肢冷者即温、脉伏者即起、吐泻者即止、神志不清者即醒，其验如响。是以虽无招贴广告之介绍，而沪西、闸北远近闻风求治者纷至沓来、应接不暇，恒夜以继旦，凡二阅月，声誉大著。惟煎成之汁，因气候炎热，经宿即坏，或隔数小时即不堪再用，

---

① 佚名：《李平书铜像模》，《美育杂志》第 3 期，1929 年。
② 李钟珏：《且顽七十岁自叙》，载北京图书馆编《北京图书馆藏珍本年谱丛刊》第 183 册，北京图书馆出版社 1999 年版，第 767—769 页。

耗费药资颇巨，亦不惜也。①

待疾疫扑灭后，相关人士就在救济社原址创办了沪南神州医院，并开始总结经验，图谋改良中药煎剂："朋辈中有为药剂师者、有为化学家者，恒互相研究、殚精竭虑，孜孜焉惟改良制药之是讲。未几，渐知以饮片提精。继乃得久藏之法。嗣后而如何计重、如何配方，略有端倪。"到 1920 年夏天，疫疬再次流行，医院将研究所得的药水批量供应给病人，比之上一年度更为便利快捷且节约药料。此次成功坚定了相关人士的信心，"凡曾服药水治愈之人及邻近目睹、羡药水之效速而简便者，怂恿同人组织制药厂"。于是，在神州医药总会、中华医药联合会支持下，王祖德等医院同人联络了李平书等绅商出资，于当年 9 月在中华路设筹备制药厂事务所，"聘请理化学专家、药剂师及医药界会集一堂，从事化验分析，存其性质、保其本能，依照科学方法，分别制炼成为药水、药粉、药精等品"，同时购买机器、筹建工厂。③

经过一年多的筹备，粹华制药厂（图 4-4）于 1921 年 12 月 10 日正式开幕、宣告成立。该厂资本 15 万元④，有工人及职员百人⑤，设经理、副经理各一人，总

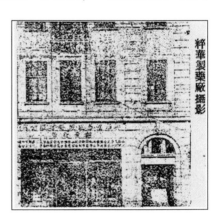

图 4-4　粹华制药厂②

①　顽铁：《新发明粹华药水之溯源》，《绍兴医药学报星期增刊》第 100 号，1921 年。
②　《粹华制药厂开幕纪》，《申报》1921 年 12 月 11 日第 15 版。
③　顽铁：《新发明粹华药水之溯源》，《绍兴医药学报星期增刊》第 100 号，1921 年。
④　1922 年又追加股本 10 万元。见《粹华制药贾东会记》，《绍兴医药学报星期增刊》第 102 号，1922 年。
⑤　当时的参观记录为 100 人，见叶明东《粹华制药厂总视察报告》，《经济汇报》第 2 卷第 2 期，1923 年。而后来人的追忆称"职工 300 余人"，见李嘉和《从中药单味提取说起》，《中成药研究》1983 年第 10 期。

理全厂事务，下分五部。（1）编辑部。编辑出品仿单及各种药品说明，聘医药专家分任其事，"多方考正，庶能溯本穷源，不致沿讹袭谬"。（2）制造部。（3）化验部。"聘请理化学专家及医药专家随时将药品化验，分析其成分及定量。"（4）营业部。负责管理买卖药品等营业事宜，附设细料、粗料、物料、出品四管理处。（5）总务部。举凡全厂之各部及文牍、统计、广告、收发、会计、出纳、稽核、庶务，悉由总务部总其大成。①

（二）粹华制药厂之生产流程及特色

粹华制药厂最主要的工作是"改良中药，将各药提炼为精、为水，使病人持方即可照配，无须煎煮"②。生产工作由制造部负责，据当时的参观考察报告③，制造部按照生产流程分为若干部门，各司其职。

（1）原料储藏室、贵料储藏室。分贮购进的各种药材，"皆系吾国道地上品"。

（2）原料整理室、切药室、泡制室。"凡原料曰应炮、应炙，或炒、或蒸，胥由此处遵照古法分别泡制，譬如二十四制大黄，据云依法制足，丝毫不苟，其余亦然。"

（3）分析室。根据各药性质、功用的不同，决定"应提精、应成粉，或结晶、或为水，以及定性、定量及成分"，"务使保存其原有性质，增加其功用"。

（4）干燥处。将经过初加工的各种饮片原料"用最新方法使之干燥"，其机器用汽力传达，只用一火炉可传达三四件之机器。

（5）碎粉处。将干燥后的饮片原料用碎粉机加工，"先将各种草药，置于一铁质机器，略如磨，碾成屑后，再经三四种机器碎之，

① 《粹华制药厂内部组织之概况》，《绍兴医药学报星期增刊》第100号，1921年。
② 《粹华制药厂开幕纪》，《申报》1921年12月11日第15版。
③ 叶明东：《粹华制药厂总视察报告》，《经济汇报》第2卷第2期，1923年。《粹华制药厂内部组织之概况》，《绍兴医药学报星期增刊》第100号，1921年。寄痕：《参观粹华制药厂记》，《申报》1922年2月9日第20版。佚名：《参观粹华制药厂记》，《绍兴医药学报星期增刊》106号，1922年。

遂成最精细之粉"。

（6）滤渣处。将各种药粉药精，用机器滤渣，然后再行提撷。

（7）撷精处。将碎粉后的药料"以化学方法用各种机器提撷为精为水"，"其法即将各药煮热成汽，由管透至冷水桶，汽遇冷后，仍变为水，再用玻璃盛水再煮即成为精"。①

（8）熔炼处。"其有应炼为粉者、有应熔为膏者，概属于此处。将药或制为粉，或熔为膏。"

（9）配合处。"将各种新发明之品及古法丸散膏丹按法配合。"

为完成上述流程，粹华制药厂（图4-5）定制了专门的机器，主要有：蒸馏机18台、撷精机20台、烘药膏机1座、自动研药粉机4台（分两种）、作药丸机2台、蒸汽炼药炉1座、笞药粉机1座、炼药鼎大小十余个（初次炼药之用）、礤药机1座（礤药粉用）。机械"由厂家打图样定制，名称并无一定，机器多用电力，现用五匹马电力"，"均为中国自制"。②

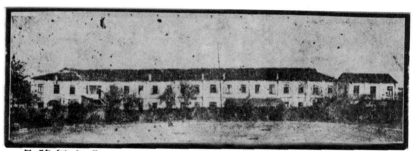

图4-5　粹华制药厂全景③

---

① 另有类似表述："由炼药鼎炼成之药水至蒸馏机再炼，将蒸汽过玻璃管，管置在水桶中，是蒸机汽受冷化水，再用撷精机撷精之。即蒸馏处之末步，用喇叭管以透。"

② 叶明东：《粹华制药厂总视察报告》，《经济汇报》第2卷第2期，1923年。

③ 佚名：《上海粹华制药厂》，《时报图画周刊》第110期，1922年。

该厂工业技术方面的负责人郑平叔①曾于清末留学日本，学习化工技术。制药师孔祥壎是广济药学专校卒业生。② 在他们主持下，厂内秩序井然，机器罗列，俨然一座现代化新式工厂，"所装机器、水汀等甚夥，进内只闻轧轧机声"，"一切炉灶皆本诸科学装配，甚觉新颖"，③ "入内只闻机声、不闻人语，地方亦极洁净……一切炉灶皆按照学理装配"④。

使用新式机器提炼药水是该厂核心工作。创办者颇具匠心，追求药材道地之外，力求将常用中药都纳入生产范围中来，"贵重药品道地异常，即冷僻要药如龙胆、凤尾，均有制炼；小之药引所用龙眼、赤枣，靡不具有；即逾时难觅之鲜藕、笋尖，咄嗟之间，皆可取用"⑤。病家到发行所购药，只需按照药方将药水勾兑即可饮用，较之煎药的确便利许多，正如该厂广告所宣扬的：

> 粤自欧风东渐、西药盛行，吾国人以其便利，咸乐用之，反将数千年利赖无穷之中药，因煎煮琐烦而相弃，良可惜也。本厂有鉴于此，本十余年之心得，力图改良，聘请理化专家、药剂师，中医药界悉心研究，即以国产道地药材，应蒸应炒、或泡或制，遵照古法，制成饮片，再以化学提炼精华，其奏效之神速、服用之便利自能驾乎煎剂之上也。兹将种种利便胪陈于下：
>
> 一、原采择之道地。本厂所制之药水，取用原料务求道地。无论次货熏色一概摈除，即应弃之药头药尾亦皆不用，是以性质纯良，且制造合法，无太过不及之弊。

---

① 郑平叔，浙江人，生平未详。曾于民国初年在上海参加工业建设会，并于1912年代表该会出席中华民国第一次临时工商会议（见工商部编《工商会议报告录》，1913年"各省代表一览表"第7页）。
② 张廷栋：《中药西制之嚆矢》，《医药杂志》第5卷第1期，1922年。
③ 佚名：《参观粹华制药厂记》，《绍兴医药学报星期增刊》第106号，1922年。
④ 佚名：《参观粹华制药厂》，《医药杂志》第5卷第3期，1922年。
⑤ 周镇：《粹华制药厂无锡分发行所开业卮言》，《绍兴医药学报星期增刊》第146号，1922年。

一、生炒炙制之分别。本厂所用原料，应炒则炒、应炙则炙、应泡制则泡制，毫不偷惰假借。

一、无拨炉分炭、煎干过性之困难。煎剂须拨炉分炭、留心火候，常有煎干过性之虞，惟购服粹华药水，前项困难，均可免除。

一、免先煎后入、裹绢去毛之烦琐。凡煎剂每有先煎后入之分、裹绢去毛之烦，如用粹华药水，可免前项烦琐。

一、容量较煎剂为少。凡属煎剂，每熬成满碗，病人食欲本呆，多服苦口之药，其何以堪？若服粹华药水，则容量少而功效宏，病人定所欢迎。

一、服时无渣滓。煎剂中每有渣滓不净，致服时愈增病人苦楚。本厂药水则毫无渣滓，足减病人厌恶之观念。

一、不致药不及病。煎剂须经种种手续，费时甚多，一遇危急之症，每憾药不及病。若用粹华药水，则可随购随服，自克迅奏扶危救急之功。

一、省时间、便舟车。煎剂既如此其烦琐，倘在行旅中，尤感不便。惟用粹华药水，则随时随地均可饮服，利便孰甚！①

为将产品推向市场，粹华制药厂除在各地设立分发行所之外，还做出了诸多努力。

（1）在《申报》等影响较大的报刊刊登广告。广告的形式多种多样，既有简单的产品介绍，也有病家撰写的感谢语，甚至有以小说形式出现的软广告来凸显粹华药水相对于传统煎剂的优越性：

……送过医生，拿了药方便差一个仆妇，去向药店赎药。隔了好一回，方才回来。逸尘已经等得不耐烦了，便叫她快些煎煮。那仆妇便转入后堂去了。隔了约莫两小时光景，药还没

———————————
① 佚名：《粹华药水之说明》，《绍兴医药学报星期增刊》第100号，1921年。

有煎好，逸尘便走到后堂一看，那知这个煎药的仆妇不留心，加好了风炉中的黑炭，立起身来，衣角一牵，药罐翻身，泼了一地药汁，风炉也灭了。逸尘气得了不得……

逸尘定睛一看，原来是南京路粹华制药厂的药水广告……就在身边摸出一张钞票，拿了药方，又叫一个仆人向粹华去配药，霎时归来，就把热水温热了，给他夫人去服。果然不到半天，出了一身大汗，气平热退，就此霍然……①

（2）组织社会各界人士到药厂参观，以期扩大影响。仅 1922 年 4 月 24 日、25 日两天，就有北京工业专门学校、江苏省立第二工业专门学校、武昌国立商业专门学校、浙江中医专门学校等四所学校的学生参观团来厂参观，参观者"极赞该厂内容完备、制造合法，足为改良中药之曙光"。② 再比如中华武术会参观团的活动：

……蒋梅笙君等十余人于昨日下午二时至陆家浜粹华药厂参观。郑平叔、裘由辛二君招待。裘君致欢迎词，并演说中西医学各有特长，及西法制中药之必要。蒋君致词答谢。次由郑君说明制法，并导观制药各部，或用旧法泡制，或用蒸溜器提汁，或机器研粉搓圆等，非常周备。③

（3）参加各种展览会、演讲会，举办文体活动，以期引起注意。在正式开幕之前，粹华制药厂就选送产品提交上海总商会商品陈列所化学工业暨药品部，向社会展示。④ 粹华经理王祖德也曾赴上海青年会演讲"改良中药与社会之关系"，"到者约百余人，在药材业办事者，亦属不少"⑤。该厂还自行组织了别具特色的文化活动：

---

① 粹华：《月缺重圆》，《绍兴医药学报星期增刊》第 122 号，1922 年。
② 佚名：《南市粹华制药厂之参观多》，《申报》1922 年 4 月 26 日第 15 版。
③ 佚名：《武术会参观粹华制药厂》，《申报》1922 年 11 月 19 日第 17 版。
④ 佚名：《陈列所研究会消息》，《申报》1921 年 11 月 30 日第 14 版。
⑤ 佚名：《记王祖德在青年会之演说》，《申报》1922 年 11 月 9 日第 17 版。

　　本埠粹华制药厂……因值阴历元宵，特于十三、十四、十五日晚间，在南京路总发行所中点缀灯谜，以助雅兴。将该厂各种丸散药名，制成谜语，射中者即以该厂出品为报，冶风雅、招徕于一炉，诚别开生面之广告也。①

　　总之，粹华制药厂所做的工作主要集中在改良煎剂方面，使用新式机器加工单味中药，提炼药精药水，使病人按药方直接勾兑服用。

　　（三）粹华制药厂之影响及其失败

　　粹华制药厂的工作在社会上产生了一些反响，一时参观者络绎不绝，试用者也颇不乏人，"颇得社会之同情"，有人认为"医药界得此破天荒之改良，实亦社会前途之幸福"②。间亦有人在讨论药品时提及它，如《医学杂志》有位作者推荐了一条牙痛治验方后说：

　　　　尝考西医谓齿痛，颐神经痛也，故西药须用麻醉神经剂。此方初施之反应，颇与西药麻醉剂同，谓为麻醉剂亦无不可。乃者沪上已有粹华制药厂之设立，苟能将是方提炼精华、制成药水，吾思必不逊于西药也。③

　　作者推荐的是一条含有五味药物的方子，显然不了解粹华制药厂宗旨是提炼单味药。要之，媒体上种种表面繁荣，大多依赖于药厂的资金支持和药厂同人个人的人际关系。大多数赞扬性的文章可归之于广告，有时甚至是药厂创办者直接上阵宣传，如署名"顽铁"的《咏粹华杏仁精》实为李平书所作：

---

　　① 佚名：《灯节谈虎》，《申报》1922 年 2 月 15 日第 17 版。
　　② 佚名：《粹华制药厂之大宴客》，《绍兴医药学报星期增刊》第 103 号，1922 年。
　　③ 费泽尧：《齿痛治验方论》，《医学杂志》第 6 期，1922 年。

粹华药厂以吾国上等杏仁，用化学制成纯洁之精，非独为治痰灵药，且可为各种饮食之辅佐品，从此新食谱中增一味美，特题一绝以咏之：一自杏金丹熟后，驻颜还少胜琼浆。而今留得精华在，足抵人间却病方。①

还有一些赞扬粹华产品的文章出自药厂同人的亲朋好友之手，其到底是直抒胸臆，还是人情之作，现在也不可考了，如：

粹华制药厂延请制药师以西法制炼中药，为水为粉，取精用宏。上海神州医药早经实验，救人数千，功效卓著。……鄙人与上海发起之人，或相知有素，或邮筒相投，已早试购，药品优良。②

若认真考察医药界的反应，可以发现，总体上是比较平淡的。如《医药杂志》虽称粹华制药厂为"中药西制之嚆矢"，但明确说"将来出品之优劣、行销之衰旺，尚不能预卜"③。具体到中医药界，反响也是一般。药厂开幕之时曾将开幕纪念册及药水说明寄送给各地中医社团，并广为宣传，但应者寥寥，如山西中医改进研究会的回函：

粹华制药公司平书董事长先生大鉴：前奉寄示制造中华药水说明，及丁仲英君暨同道之颂祝等词，维时开幕已久，欲贺无从，抱歉之至。

提倡中国药学，仿照西法制造，既便病家，且挽利权，数年来持此论者甚多，而见诸实事者甚少。今贵公司蔼然首出、

① 顽铁：《咏粹华杏仁精》，《戏杂志》第4期，1922年。
② 周镇：《粹华制药厂无锡分发行所开业厄言》，《绍兴医药学报星期增刊》第146号，1922年。
③ 张廷栋：《中药西制之嚆矢》，《医药杂志》第5卷第1期，1922年。

众志成城，从此中医药界，顿改旧观，伟业丰功，无穷利赖，钦佩实深！惟办事内容、一切手续，自必至繁至颐，大才处此，绰然有余。

敝会既闻其旨，尤愿得其详，敢祈将章程以及其他规则，并药品膏露丹散及其价目单寄示一份，以作师资，并请贵董事长担任敝会名誉理事，遥相赞助。先生一视同仁，当不至鄙夷不屑也。专此奉恳云云。①

"开幕已久，欲贺无从"等语，已显疏离之意；"持此论者甚多，而见诸实事者甚少""至繁至颐"云云，意在点出中药西制行事之难；至于索取"章程以及其他规则，并药品膏露丹散及其价目单"，也只说"以作师资"，并未说用于医疗。通篇只是客客气气地拒人于千里之外，并不见对中药革新的欢迎与赞扬。

再如中医张汝伟信中所言：

粹华制药厂诸执事钧鉴：顷阅《绍兴医报》及《新》、《申》各报，欣悉贵厂组织完备，已经开幕，国粹光明，可敬可佩！惟是明珠投暗，人多按剑之疑，习惯之难革使然也。鄙意贵厂宜于各地通都大邑各繁盛市集分发章程及目录于医药会，□药肆择应用要药先为购备，托医士渐渐参用，向病家剀切说明，缓缓行之，庶乎有效。不然，上海能通行，内地恐有阻力也。即如敝邑，此种风气恐亦一时不能通过。②

"人多按剑之疑"一语，道出了粹华制药厂的困境。当时人们艳羡西药的制作精良、服用简便，而粹华制药厂出品的药水虽然较煎药为便利，却还远远达不到人们的期望值，加之人们习惯了传统汤

① 山西中医改进研究会：《致上海粹华制药公司董事长李平书先生缄》，《医学杂志》第 6 期，1922 年。
② 张汝伟：《与上海粹华制药厂书》，《绍兴医药学报》第 12 卷第 1 期，1922 年。

剂，一时间也不适应粹华做出的改变。知名中医活动家陆渊雷曾于事后推测道：

> 国药之应用，煎煮者最多。一剂煎成，至少有一茶杯许，味不适口，服者苦之。即现成丸散，亦以未经提炼之故，服量较多，不若西药之量少，又有胶管糖衣等法，避除恶味。然社会上乐用国药者仍较多，此因知识阶级多稍知药性，又能辨别其味，市归自煮，可以检视，不若西药之杳然不知为何物故也。昔有粹华制药厂，将国药炼成液汁，方剂配成，无须煎煮。该厂固郑重声明，配合时经多人精细校对，决无错误。粹华之药液，鄙人未及试用，不知其效果无异于煎煮否？然不久停闭，可知服用者少。①

这里陆氏认为粹华药水像西药一样"杳然不知为何物"，难以检视其形态、辨别其性味，并对其效果有所怀疑，这当是大多数中医师共同的态度。但粹华的劣势还不仅于此：

> 昔粹华公司，不能盛行存立，实因：所配药水，无论金石草木、以及味之苦辣，与所煎汤剂相同。二、所制药水，不能久存，如二三日后，即已变坏。三、所配之方，由公司随意配的，既无程式，又不公开，其药量药性，势难准确，医家病家，均难信任。自然渐成失败。②

既难取信于医家病家，又难以长久储存，粹华的失败也就难以避免了。到1924年，粹华就在《申报》等媒体上销声匿迹了。耗资二三十万元，却只维持了两三年的时间。随后，郑平叔不甘失败，

---

① 陆渊雷：《国药杂忆》，《医报》第 2 卷第 1 期，1934 年。
② 朱菊庭：《改良国药谈》，《医界春秋》第 60 期，1931 年。

出资成立国华药厂，"亦因时事不利而停顿"。① 两厂相继失败，使后来者意识到单味药提取药水储存备用是行不通的。②

二　煎药之改良与代客煎药之兴起

汤剂的种种不便的的确确是客观存在着的，因此尽管使用机器大规模提取单味药药水备用行不通，人们还是从别的途径来尽量对汤剂进行改良，其中最为突出的是煎药规范化与药铺代煎。

（一）煎药法之改良与普及

汤剂作为中医治疗过程中最为常用的剂型，在漫长的应用历史中发展出了周到细致的煎服法，在煎药用具、煎药用水、煎药火候、不同药料煎法差异等方面都有一定之规。尤其是明清以来的医家，多在著作中以专篇论述煎服之法。③

近代随着西药制剂的传入，中医煎药法与之相比，在标准化、规范化方面未免相形见绌。如耿鉴庭所言：

煎药之责任，至重且大，苟有一毫差误，则药效必减。观夫规模较大之医院，配药必由药剂师签字负责，服用之多寡及时间，必书明于容器之上，服用时仍须听看护者指挥，无一毫之错乱。反观国医则不然，舍诊脉疏方而外，对药之煎法若何、

---

① 《上海佛慈大药厂改良国药计划大纲——缘起》，《甘肃中医》2009 年第 12 期；上海通志编纂委员会编：《上海通志》第 3 册，上海人民出版社、上海社会科学院出版社 2005 年版，第 2252 页。

② 李嘉和《从中药单味提取说起》："前事不忘，后事之师……上海市粹华药厂创建于 1920 年……以中医处方配药，但又刻意学习西医，提倡中药'改良剂型'，即以单味中药材提取汁水，浓缩备用。约近百种常用中药材，如当归、党参、防风、羌活、独活等等，配方时，按处方剂量倒入容器，摇动混合即成。此厂成立仅二、三年，即宣告失败。原因是：1. 不符合传统的中医理论。中医师不相信"改良剂型"的药性疗效与历来的辨证施治多味配方君臣佐使配伍煎取的药汁相同。2. 不符合传统的中医理论。中药饮片的炮制是祖国医药宝库的一个组成部分，病家不相信未经炮制的单味生药提取的药汁与经炮制如煅、炒、蜜炙的饮片煎汁疗效相同。3. 提取浓缩后的大量药汁保管困难，以致药汁发霉、发酵、变质失效。最后计算损失约一万银元，即原投资数，只好关门了。这些历史上的往事，现在说起来已是六十余年以前的事了。然而近年来，有的医药工作者却又提出单味提取混合使用的建议来。……"载《中成药研究》1983 年第 10 期。

③ 参见朱建平主编《中医方剂学发展史》，学苑出版社 2009 年版。

服法若何、水量多寡，例皆不甚详述也。病家之常常服药、稍
具知识者，或尚能依法为之。粗鲁之辈，多委之仆佣，方药虽
中病，但煎法已失度，其效力自不能确实也。①

这里透露出的问题有两点：一是与西医医院中所做到的用药必
有量、用必依时相比，中药煎煮还需进一步规范化；二是中药煎煮
多由病家执行，但他们大多不明煎煮之法。因此近代中医界对煎剂
的改进主要也是从两方面着手：一是寻找使煎剂更加规范、简便易
行的途径；二是努力向社会普及与煎药有关的知识。

1. 改良煎药方法的努力

关于煎剂的规范化，1930 年版的《中华药典》曾做出明确的
规定：

煎剂
DECOCTA

[制法] 凡煎剂均须临时新制。药物之用量，如处方未特别
指明，可按照下列公式调制之。

药品（第一号粉）②	50gm
蒸溜水	适量
共制	1000cc

取药品，置有盖之锅内，加以蒸溜水 1000cc，时时搅拌，
煮沸十五分钟，放冷至 40℃，用精制棉滤过，再自滤器上添加
适量之蒸溜水，使滤液之全量成 1000cc，即得。

附注　煎剂原料中，如有芳香药品，须于煮沸十三分钟后，
再加入。如有剧毒药品，则务须由处方之医师指明用量。又如

---

① 耿鉴庭：《关于煎药》，《中医新生命》第 28 期，1937 年。
② 所谓"第一号粉"，根据 1930 年版《中华药典》之"凡例"："即以第一号筛筛
过者，其中所能通过第二号筛之细粉，不得过 40%。"第一号筛，筛眼之内径为 2 毫米；
第二号筛，筛眼之内径为 0.84 毫米。本公式中，gm 为克，cc 为毫升。

含有多量粘液质之药品，则药师于调制时，得酌量增减所用之量。①

此种规范化，根基于西医制剂之标准，相对于纷繁复杂的中药，未免过于简单化了。加之此版《中华药典》由西医主导，在中医界反响寥寥，因此这一标准在中药煎剂的应用中形同虚设也就可以想见了。

西医标准的规范化既不可行，如何改良煎剂还需中医界自身的努力。有些中医师根据外来的新知识对传统煎药法进行了加工整理，使之更为系统化且有条理可循。如清代徐大椿"大都发散之药及芳香之药不宜多煎，取其生而疏荡"② 一语在近代被扩展解读为如下说法：

> 例如薄荷之凉泄，效在乎油，煎之暂，则有发汗之能力。若时间过久，则其中主要成分之挥发性，均化气而消失，其发汗之效，几等于另③。故凡含有挥发性之药物、及兴奋麻醉诸剂，胥宜后入，煮二三沸，即可饮服，以其质易出而善挥发也。如桂枝、肉桂、佩兰等皆是。④

正如上例，当时医家对煎药时的诸多注意事项从现代学理出发给出了新的解释。以煎药时的先煎、后入为例，明代缪希雍认为"凡煎汤剂，必先以主治之为君药，先煮数沸，然后下余药"⑤，固然不足为训，清代韦协梦以药物气味的厚薄来解释煎药时间的长短，称"味厚而力难出，须先煎一炷香时""味薄而力易竭，不过数十

---

① 卫生部编：《中华药典》，上海中华书局 1930 年版，第 233 页。
② （清）徐大椿撰：《洄溪医案·医学源流论》，中国书店 1987 年版，第 14 页。
③ 当为"零"。
④ 胡安邦编：《药性大辞典》，上海中央书店 1939 年版，第 269 页。
⑤ （明）缪希雍：《先醒斋医学广笔记》，上海卫生出版社 1958 年版，第 180 页。

沸即止"①，较之前人更为合理，到了近代解说则更为周到细密，如郭若定所言：

> 作煎剂时，因生药性质不同，溶解有难易，应分先煎、后入、包煎等。大抵质黏或不易溶解者，概须先煎，如生地、麻黄是也；气香而易挥发者，或含皂素而易沸泛者，均宜后入，如桂枝、荆芥、桔梗、知母等是也；凡花叶有细毛，或渣滓污浑而易哽喉者，则当包煎，如旋覆花、晚蚕沙是也。至于糖胶精露等品，概宜于生药制成煎剂去滓后，再行混合于药汁中可也。②

除尽可能规范煎药法外，还有一些人在努力寻找简化煎药手续的途径。中医杨赞民对此用功颇深，曾著《改良煎剂刍议》，将中药的制法分为膏、精、末、露四种，并将常用中药按照药性分类纳入四种之下："凡药品气味俱厚者宜于膏，概制膏可也；气味俱薄者宜于精，概提精可也；气味平者精膏皆可，各随其便；芳香诸石，多宜于末；诸凉诸淡，多宜于露。我国药物虽多，终可以此四者整御之矣。"③ 其中，膏、精、末三者为汤药所不可或缺。药铺可按照药性不同先行提炼制作：

> 当其提炼为膏、精时，必谨记其原料之重量。提炼以后，再秤其轻重之数，视其折数若何，详志其上。如遇购药者，可即就其药方中各药分两之多少，而据提炼之折数折与之。……病家欲服时，先将诸药膏调至极为匀和，然后冲以开水，混扰令稀，顿饮之。④

---

① 参见（清）韦协梦《医论三十篇》，清道光刻本。
② 郭若定：《汉药新觉（增订本）》，上海科学技术文献出版社2010年版，第28页。
③ 杨赞民：《改良煎剂刍议（一）》，《医林一谔》第3卷第4期，1933年。
④ 杨赞民：《改良煎剂刍议（二）》，《医林一谔》第3卷第5期，1933年。

　　这种改良其实与粹华制药厂的做法有相通之处，只不过不像粹华那么激进，不是制为药水，而是制成药膏、药精，可免去贮藏不便之苦。但是，除不会短期变质外，中医界对粹华药水的其他几条批评，如难以检视其形态、辨别其性味，以及未经煎煮、效果难明等，都是这种折衷办法所难以回避的。因而该办法也是昙花一现，并未引起同行的重视。

　　针对煎药手续繁琐的弊病，在热水瓶普及后，有人往往采取如下方法对饮片进行简易加工：

　　　　我国药品，必须煎熬而后可服。对于手续，颇感不便。而尤商界中人，更觉困难。因之鄙人以经验所得，得一代煮之法。其法用一大口热水瓶，先将药品放入，然后冲入滚透之开水，盖紧木塞。待二小时后，可将药汁倒出，即与所煮者无异。此法既省手续，药汁又可完全泡出，服时犹能热汤，一举二得。病家之中，有因煮药不便者，其曷试之？①

　　这种做法简便易行，在不得已的情况下未尝不是一种选择。即便以中医为业者也偶尔为之，如杨赞民所言：

　　　　余平素多火，而又治事多，每觉火气过大、身体微有不适。常以数文购枝子黄芩，即庭前花盆中采车前草三五茎，并纳杯中，冲以沸水，严盖片时。俟其味出，然后饮之。其有微恙之人，间亦教以此服法。盖余懒于煎药，故作此偷闲之术。②

　　但当有人建议将这种办法推广，以替代煎剂，杨氏却明确表示反对，并详述了三条理由：（1）药味不能尽出；（2）失药性本然之妙；（3）方剂之不适宜。

------

　　① 史济行：《煮药新法》，《卫生报》第 64 期，1929 年。
　　② 杨赞民：《改良煎剂刍议（六）》，《医林一谔》第 3 卷第 10 期，1933 年。

2. 向社会普及与煎药有关的知识

既然简化煎药手续一时间难以办到，那么当务之急就是将较为合理的煎药法普及给社会大众。古代医家对煎药法虽也时有论述、载诸笔端，但一则医书流传有限，二来社会普遍文化水平不高，因此煎药法的流传范围自必不广，一般病人只是把药"拿回来，买一个砂锅，放入凉水，与药混合一处，糊涂煎了"①，见效与否，完全听天由命。

近代，随着新闻、出版事业的兴盛，医学著作得以大量面世，各种医药报刊更是层出不穷。煎药合理与否，事关药物能否见效，因此很多中医师不惜笔墨，或在著作中专辟章节，或在杂志上撰文详述，向社会公众宣传自己认为合理的煎药法。在这些文字中，固然不乏抄撮前人成文以敷衍塞责者②，但更多的是个人创作，从中可以看出作者的确费了一番心血。如胡安邦《药性大辞典》所附"煎药时刻表"将常用中药按照先煎药品（时刻一百分钟）、平煎药品（时刻五十分钟）、后煎药品（十分钟）三类分别罗列，③ 以使读者有章可循。再比如黎年祉《煎药与服药》一文对煎药法条分缕析，分别讲述"煎药器之选择""煎药器之注意""煎药器之预备""溶解剂之种类及适用""燃料之采择""火力之急缓"，讲得透彻明白，并对古人说法有所扬弃，如：

> 水——以清洁新鲜为第一，久贮或不洁之水，概不宜用。旧说硬把水分为数十种，甚无理。不过热病用冰雪、井水，霍乱用阴阳汤，解毒用地浆水，则于事实理论，尚能符合。除此皆为无稽之说，今亦鲜有用者，兹概勿取。

① 佚名：《煎药法》，《国医卫生半月刊》第 1 期，1939 年。
② 如米焕章《煎药法之研究》（《医学杂志》第 37 期，1927 年）、沈崇斌《煎药法之研究》（《镇江医学公会月刊》第 24 期第 3 版，1929 年），录自徐大椿《医学源流论》；岑志湘《煎药与服药》（《家庭医学杂志》第 2 卷第 9 期，1931 年），录自徐大椿《慎疾刍言》。
③ 胡安邦编：《药性大辞典》，上海中央书店 1939 年版，第 270—271 页。

　　燃料之采择——关于此问题，本草之无稽，盖与水相若，吾悉不取。不论何种燃料，总以无烟及耐久为佳。①

（二）代客煎药之兴起及相关讨论

　　病家一则难以掌握煎药的方法、火候，二则若于行旅之中，煎药多有不便，加上有西医西药可以选择，因此煎剂的种种不便利成为影响中医药生存的重大隐忧。为解决这一问题，以求便利病家、扩大营业，近代中药业推出了代客煎药、接方送药的业务。

　　有一种比较常见的说法把代客煎药的始创者上溯到清末的上海青浦世医何鸿舫（1821—1889），如：

　　　　早在清末，青浦重固镇有一个名医何鸿舫，每天有很多病家，自几十里乃至几百里外雇船前来就诊。何鸿舫为了让他们能够把配到的药迅速煎服，特地在他自己的寿山堂药店里，置备了许多药罐和炭炉，免费出借，求诊者莫不称便。……实在可说是后来中药店代客煎药业务的萌芽。②

　　而有些作者直接判定"最早推行代客煎药的方法乃是上海青浦何氏世医，即清末时的何鸿舫"③。这一观点的文献来源是《退醒庐笔记》中的"何鸿舫轶事"："其门外设有寿山堂药肆，并备药炉炭火等物，可由病家借用。"④ 很明显，何氏只是出借煎药工具而已，无论从出发点，还是实际操作上看，都与后来的代客煎药有很大差别。

　　到 20 世纪 20 年代，有人明确提出了药店有代客煎药的必要：

---

　　① 黎年祉：《煎药与服药》，载《中国医学院第四届毕业纪念刊》，上海中国医学院事务处 1933 年版，"杂俎"第 1—6 页。
　　② 何时希编著：《名医何鸿舫事略及墨迹》，学林出版社 1988 年版，第 80 页。
　　③ 华润龄：《吴门医派》，苏州大学出版社 2004 年版，第 203 页。
　　④ 孙玉声：《退醒庐笔记》，台北文海出版社 1972 年版，第 66 页。

因方中各药，有宜多煎、有宜少煎，有宜酒煮、有宜各种
水煮者之不同，病家往往不知煎法，亦有虽知而无暇细考究者，
不如代病家合法煎成药汁，易于见效。病家以开水冲和调服，
既少烦琐，又可迅速。①

当时比较公认的最早开展代客煎药业务的是上海徐重道国药号。
该号于 1920 年由慈溪人徐芝萱与人合伙在上海派克路开办，至 20
世纪 30 年代已有分店 17 家。至迟在 30 年代初，其首创代客煎药之
法，方式是电话接方、送药上门，如其广告所言：

一个小家庭里，躺着一个病人，已经弄得愁云密布、满室
忧闷了，还要煮茶煎药来服侍病人，不是冗繁得很么？尤其煎
药也许要有相当的医药常识，否则随便煎了一下，药性一定不
准确，药力一定不十分有效验。现在徐重道国药号，已经知道
社会上有这一点困难，首先创设接方送药代客煎药。病家只要
咨照一声，或者用电话告知，就可以服药，省却许多麻烦。尤
其药性来得准确，用热水瓶盛药，随时随处都可以送服，使病
家感觉得十分便利。②

这种方式一出，得到不少好评，其他中药商铺如王元道、同春
堂等为营业计也纷纷效仿。同春堂还专门出了一本名为《煎药之研
究》的小册子，宣传该店的代煎业务（图 4-6）。影响所及，顿时在
上海及其周边形成接方送药的风气，并得到不少好评。如上海名医
秦伯未所言：

最近药业之发达，有一日千里之势。……而余认为开药界

————————————
① 张炳翔：《创制精液丹丸汤饮药汁说》，《医学杂志》第 10 期，1922 年。
② 子英：《徐重道的代煎药》，《卫生杂志》第 1 期，1932 年。

之新纪录、确实赐社会以新幸福者，厥惟接方与送药之新办法。
接方与送药之始轫者为徐重道，继之者为王元道。其接送之法，
只须病家以电话报知该号，该号即遣人前来接方。接方之后，
随即配药煎熬，盛入热水壶中，送往病家。病家不须一举手一
投足之劳，而得以安然调养。且较之自往配药，时间更为迅速；
自行煎熬，金钱亦可低廉。窃谓本市户口众多，羁旅商贾，尤
占大半，一旦卧病，服侍无人，即有友朋，亦多不便。今此法
施行，而一切病中困难问题，完全解决，实能应付社会之需要
者也。①

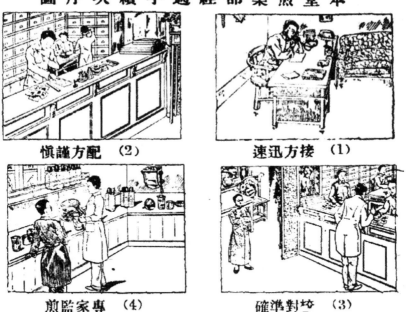

本堂煎药部经过手续次序图

惧谨方配　（2）　　　速迅方接　（1）

煎监家专　（4）　　　确准对校　（3）

---

① 秦伯未：《接方与送药》，《现代国医》第 1 卷第 6 期，1931 年。

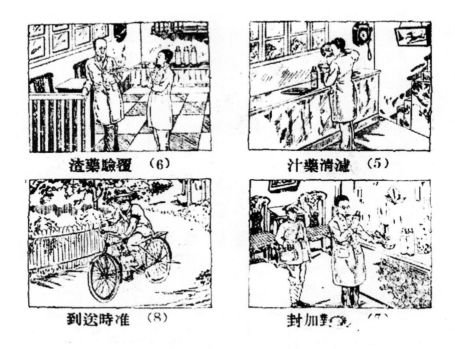

图 4-6 同春堂接方送药之流程①

可这种营业方式虽然能提供不少便利，却与传统背离太多，因而招来不少非议，主要有如下几种。

第一种意见承认接方送药的确便利，但认为无法推广：

> 且其法亦必不能通行各处、使病家皆受实惠。何则？盖彼大药行者，多为批发营业，零星售卖，为数极少，而且手足众多，故其为病人代劳，自无难事。若夫乡村小镇，所有药肆，批售者少，皆赖门市支持，资力既薄、佣工自寡，使终日代病家役役炉鼎之间，无宁早日闭店之为愈矣。②

---

① 同春堂国药号编辑部编：《煎药之研究》，上海同春堂 1936 年版。

② 杨赞民：《改良煎剂刍议（六）》，《医林一谔》第 3 卷第 10 期，1933 年。

　　这种意见从经济发展水平的差异着眼，不无道理，随后几年的发展情况也的确如此。30年代中期的情形是："上海乃文化中心，名士①云集、商店林立，百业竞争，代客煎药之药店，十居七八，成绩良好者颇多……其余各地尚属寥寥，内地乡村可说一家没有。不可全怪药店守古，大概交通不便，亦为原因之一。"② 但若从长远看，随着经济的发展繁荣，内陆交通便利、商业发达之后，自然也可推行接方送药之举。因此这种意见可以说是为代客煎药拾遗补阙，而不是反对做出改变。

　　第二种意见则认为代客煎药存在漏洞，病家直接拿到的是药液，没有看到药材，无从检视形态、辨别真伪，或使奸商得以上下其手，即使在上海，接方送药者也"未尽善，或药不道地者亦复不少"③。即使商家能够货真价实、如法煎药，但总归是要多承担责任，一则病家未曾亲睹药材，二则多家药液汇于一处难免疏忽颠倒，万一病家有所不满，商家百口莫辩，正如某期《医界春秋》杂志封面感言所说：

　　　　民间风俗，病家服药，常弃其渣于公共道路。据云，恐药商之以伪乱真，使众目共照，有所发觉。此在学术上虽无甚深意，然其慎重人命，防微杜渐，殆亦有足取焉。……我国药商，无相当之训练，无精密之学识，竞争营业，乃有代客煎药之举！在都会之间，人或有感其便者。万一买主纷纷，则执事者虽有负责专员，然汤汁处方之颠倒，谁为之保障乎？④

　　此种意见指出的问题的确可虑，但对于代客煎药的风行不会带来太大干扰。对于商家可能存在的造假问题，秦伯未辩护道："然而

---

① 当为"士"。
② 汤济良：《煎药商榷》，《卫生杂志》第25期，1935年。
③ 汤济良：《煎药商榷》，《卫生杂志》第25期，1935年。
④ 佚名：《代客煎药》，《医界春秋》第8卷第8期，1934年，封面。

制矢者惟恐其不锐、制盾者惟恐其不坚，经商药业者，又安肯敷衍了事以自堕其名誉？故余敢断其在事实上所必无。"① 对于商家存在的顾虑，当时有人针对可能出现的医疗纠纷提出了预防措施：

> （一）煎药手续，不可稍存含混。其有应轻煎重煎、先下后下、或冲或泡者，务必照方施为。其药之头煎二煎、应分应合，其药应温服凉服，均与标明，并加详嘱，勿嫌琐碎。（二）煎药用火，自然以荆条为上，次则山炭，次则煤球。闻现在多有用电火者，既甚便利，又非不洁，不过火太强烈，于轻升辛散之剂尚可，于滋补温润者，则不甚宜，宜改良为是。（三）所煎药渣，宜用油纸包裹，发还顾主。其有贵重药品，而单煎冲兑者，其渣亦应用另纸包还。如犀羚参术等药，虽属药渣，尚有用处，此可表明诚实，病家亦可心安。②

言下之意，商家只要一方面谨慎细致、讲求药材和服务质量，另一方面将药渣包好发还顾客、做好预防措施，应该可以防止事故的出现。

第三种意见则是从伦理的角度出发，认为煎药尤其为长者煎药能让晚辈表达孺慕之情、以全孝道，因此不仅是一种责任，更是一种权利。③ 常言说"疏不间亲"，作为外人的药铺主动为人煎药是不合适的。有人劝药店代煎，曾有如下遭遇：

> 日前曾向药界一老名宿，谈及此事，谓各药店，均应添此

---

① 秦伯未：《接方与送药》，《现代国医》第1卷第6期，1931年。
② 安干青：《药铺有代顾客煎药之必要》，《北京医药月刊》第2期，1939年。
③ 这在中国古代有很多事例，比较极端的如史上层出不穷、近代仍时有所见的"割股疗亲"现象。至于奉亲侍药的例子更是常见，比如唐代李勣富贵之后，仍为病中的姐姐煮粥，受到史官表彰。《资治通鉴》卷201所载：其姊尝病，勣已为仆射，亲为之煮粥，风回爇其须鬓。姊曰："仆妾幸多，何自苦如是？"勣曰："非为无人使令也。顾姊老、勣亦老，虽欲久为姊煮粥，其可得乎？"

设置，贵店更宜首先提倡，现在虽有代煎者数家，究属寥寥，而居最少数也。不意此老不但不与赞成，并大不以为然，频摇其首，表示反对，更大发其议论曰："代人煎药，此事何等重大！如何能轻举妄动？例如君有疾臣先尝之、亲有疾子先尝之，他人何可代与煎药！"云云。居然以几世纪前之旧道德，作驳诘人之正大理由，无法与之辩论。因彼所持，并非无理，盖古人侍疾有礼，吕新吾先生《四礼翼》中，备细载之。果然能遵此礼节，守此道德之家庭，自然无庸他人代与煎药，即药店百端乐与效劳，情愿代煎，恐亦遭其拒绝。①

这里所体现的是与近代西医极为不同的医疗观念，对疾病的治疗不仅限于对症下药，还要以亲情营造有利于病人康复的心理环境。随着近代医疗制度在中国的推行，可供这种观念发挥的医疗空间日益受到挤压。代客煎药的出现在其中也是一典型事例。

总之，虽有种种反对意见出现，代客煎药作为汤剂改良最为合乎时宜的途径，还是得以发展，并逐渐普及开来。

第三节　成药西制：佛慈药厂的主要工作

粹华制药厂最为时人所诟病的是其将单味药提炼成药水，其失败即源于此。与此相对应的是，该厂在提炼药水的同时，将生产丸、散、膏、丹等成药作为辅业，并未遭遇业内的抵触。这使后来者在推行中药西制的时候，放弃了以西式方法改良煎剂，将目光转向了成药制造。

中药营业向来分为饮片、成药、参茸等类别，很多知名的老药店如同仁堂主营的就是成药。随着西药的进入，中成药的营业也大受冲击。即使是经营同仁堂的乐氏家族内部，也有些人在生病的时

---

① 安干青：《药铺有代顾客煎药之必要》，《北京医药月刊》第 2 期，1939 年。

候选择西医西药，认为"要是发烧什么的还得西药，中药就治治上火什么的"，"中药铺是祖宗开的，信不信也得开啊"。① 民国时期乐家也有人想尝试中药西制，将中成药做成西药的样子，"因为大家都不想吃大药丸子"②。曾经留学国外的乐达仁也曾对工艺进行了一些变革，比如"在制药厂中修建了新式仓库及工人宿舍，在制药方面用机器动力带动石磨"等。当时宣扬中药西制乃至使用新式机器改造某些中成药生产流程的个人或厂家还有一些，但总的来说，民国时期在中药西制方面用力最勤、维持最久的还是佛慈药厂。

一　佛慈药厂之创建

佛慈药厂是在著名佛教界人士太虚法师（1890—1947）的支持下成立的，主持其事的是其门人玉慧观（1891—1933）居士。玉慧观，原名玉观彬③，生于朝鲜，1919年来华定居后从事商业活动。1926年11月在上海听太虚法师演讲，感悟颇深，于是放弃基督教信仰，请求皈依，太虚赐名"慧观"。④

对于佛慈药厂的缘起，陈存仁（1908—1990）在论说海藻的食疗功能时曾顺笔提及：

> 太虚法师是佛教界的一代宗师，曾游历海外宣扬佛教，回国后曾患高血压，隐居上海玉佛寺。其弟子玉慧观，自日本归来，劝法师进饮海藻水，谓可治高血压。法师饮服半月后，高

① 定宜庄、张海燕、邢新欣：《个人叙述中的同仁堂历史》，北京出版集团公司北京出版社2014年版，第42、32页。
② 定宜庄、张海燕、邢新欣：《个人叙述中的同仁堂历史》，北京出版集团公司北京出版社2014年版，第66页。
③ 陈存仁所记为"金国川"，见陈存仁《银元时代生活史》，上海人民出版社2000年版，第437页。
④ 陈兵曾有论述："在当时民族工商业与外资倾销的激烈竞争中佛教信仰给民族工商业者以相当大的心理支撑，佛化伦理的宣传也有助于形成工商业顺利发展的社会环境。……尽管在华基督教的信仰与宣传也有类似功能，但因其藉不平等条约传播造成的不良影响以及当时提倡'国货'、'国学'形成风潮，以至染上了'洋教'色彩颇不利于民族资本家的声名，故而当时民族工商界甚多弃基督教而归依佛教者。"见陈兵、邓子美《二十世纪中国佛教》，民族出版社2000年版，第127—128页。

血压症状消失甚速。玉氏因此设立佛慈药厂，生产"海藻晶"，销路甚广。①

陈存仁在 20 世纪 30 年代曾为佛慈药厂题词"国药新光"，因此可以算是那段历史的见证人之一。但上述文字写于六七十年代的香港，时移世易，虽然当有所本，但可能还是将事件本末过于简单化了。关于该厂草创过程，笔者所查到相关材料有如下数条：

其一：1930 年，慧观与友人陈玉璋、李醒华等，在上海创办"佛慈药厂"，用科学方法改良国药。②

其二：1929 年，玉慧观"惜吾国科学落后，国药遭天演之淘汰"，立志改良国药之品质，举起了"科学提炼、改良国药"的旗帜。以源远流长的佛教文化为载体，以"我佛慈悲，药物可普救众生"为愿望，与友人陈玉璋、李醒华等，在上海创办"佛慈大药厂"，用科学方法改良国药。③

其三：（慧观）十七年办佛慈药厂于海上，努力经营，至二十年始正式成立。④

其四：至民国十八年春，有当代高僧太虚大师门人冯剑光、冯明政等诸居士，凤闻郑君（郑平叔——笔者注）之令誉，志同道合，与之唱和，集资国币十万元，设计又经二年，方竣筹备，定名为"佛慈大药厂股份有限公司"，以国产药物之科学化为使命。⑤

其五：（民国二十年十二月，太虚）大师还南，经南京，至上海。与玉慧观等筹备佛慈药厂。⑥

① 陈存仁：《津津有味谭·素食卷》，广西师范大学出版社 2006 年版，第 104 页。
② 于凌波：《中国近现代佛教人物志》，宗教文化出版社 1995 年版，第 579 页。
③ 《佛慈创始人——玉慧观先生》，《甘肃中医》2010 年第 3 期。
④ 守志：《追悼玉慧观居士大会纪事》，《海潮音》第 14 卷第 9 期，1933 年。
⑤ 《上海佛慈大药厂改良国药计划大纲——缘起》，《甘肃中医》2009 年第 12 期。
⑥ 释印顺：《太虚大师年谱》，中华书局 2011 年版，第 220 页。

其六：民国十九年，（玉慧观）与陈玉璋、李醒华、杨文咏、冯明政、白纯燕、王中林诸君组织佛慈药厂，应用科学，改良国药。①

对于佛慈药厂（图4-7）创设时间，以上说法各执一词，这主要是因为该厂的筹备阶段比较长，因此以不同的标准去看，就会得出不同的成立时间。1935年4月9日《申报经济情况·沪市新药业近况调查表》② 及20世纪40年代国民政府工商部上海工商辅导处的调查资料③均将该厂创设年月定为1929年11月，当为该厂注册成立的具体时间。

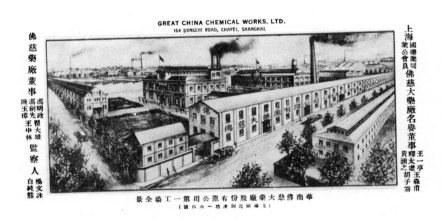

图4-7 佛慈药厂第一工场全景④

佛慈药厂正式创立后，太虚主持的佛教杂志《海潮音》曾刊载该厂章程，其中详述了该厂宗旨：

---

① 冯明政：《玉慧观先生略历》，《海潮音》第14卷第9期，1933年。
② 转引自上海市医药公司等编著《上海近代西药行业史》，上海社会科学院出版社1988年版。详见该书第402—403页所附《1912—1936上海制药工业分户明细表》。
③ 工商部上海工商辅导处调查资料编辑委员会编：《制药工业》，上海工商印书馆1948年版，第12页。
④ 佛慈药厂：《科学国药》第3集，上海佛慈药厂1936年版。

同人等有鉴于此，创设佛慈大药厂股份有限公司，聘中西擅专于制药之诸学者，将古今中西名医之灵方，而加欧美最新化学的制法，改良国医，提倡国药，以谋国产之振兴，期达经济救国之征诚。本我佛普度众生主义，而使众生有疾病之苦痛者，咸得解脱其苦痛，而享受快乐。不宁惟是，以身之病苦为末，而心之病苦为本也，故又加以宣扬佛法，增进民德，使心病亦随身病之愈而减除，减之又减，以至于无，则离一切苦，得究竟乐之佛果成，而佛教最高之目的达，此本公司之宗旨也。①

由此也可以看出，该厂创立过程中佛教徒出力甚多，对该厂的影响也比较大。太虚出任名誉董事，并为该厂命名"佛慈"，商标"佛光"。佛教界主办的一些期刊如《海潮音》《正信》《佛学半月刊》《现代佛教》等都曾长期刊登佛慈药厂的广告。②

据《海潮音》所载，佛慈药厂的赞成人为太虚等 28 人，发起人为徐淞等 13 人。草创时期的主持者为玉慧观，1933 年玉氏遇刺后，其妻弟冯明政（1907—1954）接手厂务。抗战时期，佛慈药厂被迫以低价售予日商，冯明政等人转赴重庆开办新厂。抗战复员后，上海老厂被发还原主。中华人民共和国成立后，上海医药工业于 1955 年实行公私合营。次年，在政府安排下，佛慈药厂迁往兰州，经过 50 多年的发展，演变为今日的兰州佛慈制药股份有限公司。

二 佛慈药厂之主要工作

《佛慈大药厂股份有限公司创办缘起及章程》规定公司的营业范围如下：（1）设制药厂制造各种药品及化学工艺品；（2）设国药研究所及药草试植园努力改良国药；（3）设实费医院及平价配药部使

---

① 《佛慈大药厂股份有限公司创办缘起及章程》，《海潮音》第 13 卷第 2 期，1932 年。
② 1933 年玉慧观遇刺身亡后，佛教界与该厂仍保持了较为密切的联系。1940 年太虚在南亚访问时，见当地医生所采用的医疗方法"与中国的国医相仿佛，也是切脉、看舌头，药也是用的草药"，便告诉他们说："中国上海的佛慈药厂，将国药用科学方法提制，功效非常好。"参见苇舫《佛教访问团日记》，载《太虚大师全书》第 32 卷，宗教文化出版社 2005 年版。

一般同胞得便宜代价医疗疾病；（4）设发行所卖买医药品及医疗器具等。① 药厂成立后的工作主要也是围绕这些方面展开的。

（一）生产改良成药

佛慈药厂努力寻求提炼国药的"科学方法"。在佛慈药厂成立初期，太虚曾与中医陈存仁有过一次交流。陈氏后来回忆道：

> 我到了觉林，只见太虚法师已正襟危坐着等我，他对我说："中国药要在自己家里煎，是将来中医中药失败的大原因，最好把所有的药物，提炼成药水，配方时，就可以像西药一样便利。"我说："大师这个计划，从前有一家粹华制药厂创行过，但是后来是失败的。"③

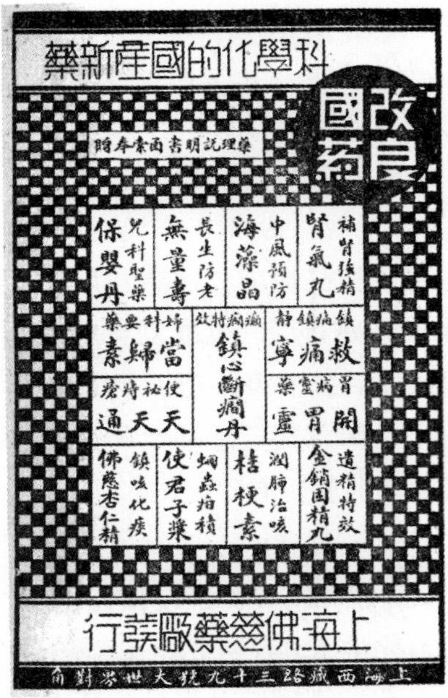

图4-8 佛慈药厂重点推出的改良国药②

粹华制药厂"提取药物有效精华……照方配药"，得不到业内外支持，已经积累了一些教训，而佛慈药厂"董事及办事人员，前与粹华亦多有渊源"④，因而在技术发展方向上势必会有所趋避。经过一番总结、探索，佛慈避开了将单味药提炼为药水的发展路线，在中药成方的基础上推出了以中药浓缩丸为代表的系列产品。（图4-8）

佛慈药厂所编印的《科学国药》中对该厂产品均有简单介绍，

① 《佛慈大药厂股份有限公司创办缘起及章程》，《海潮音》第13卷第2期，1932年。
② 佛慈药厂：《科学国药》第3集，上海佛慈药厂1936年版。
③ 陈存仁：《银元时代生活史》，上海人民出版社2000年版，第437页。
④ 佛慈药厂：《科学国药》第2集，上海佛慈药厂1933年版，第1—7页。

从中我们可以看出浓缩丸等佛慈出品的两个特点。其一，照方抓药，即佛慈大多数药品均有成方可循。以滋补强壮剂为例，十全大补丸、人参养荣丸出自局方，人参固本丸出自《千金方》，天王补心丹出自《道藏》，左归丸、右归丸、两仪膏出自张景岳（1563—1640），琼玉膏出自明太医院会议选方，等等。其处方、主治均遵照传统中医理论。其二，提精炼制，在每种药的处方之后，药厂都会加上"提精为丸""提精后以科学的机器制成为丸""提精加××调和为丸"等按语，以突出自身的科学特色，与传统相区别。前一特点着眼于"国药"，体现了中国特色，后一特点则显示出药厂向科学靠拢的努力。下面随举一例，以印证上述特点：

归脾丸　济生

　　［处方］人参 白术 茯神 枣仁 龙眼肉各二两 黄耆一两五钱 当归 远志各一两 木香 甘草各五钱

　　右十味以科学的方法、提炼其精华，而改良调制，服用甚便，奏效迅确。

　　［主治］治思虑过度劳伤心脾，怔忡健忘，发热盗汗，体倦食少，不眠，脾虚等症。

　　［服法］成人每日三次，每次七八丸，饭前用热水吞下。[①]

虽然佛慈所制药品有很多继承了传统中成药中旧有丸、散、膏、丹的名称，但二者相比还是有所不同。以药丸为例，传统中药中的"丸"多为水蜜丸，而佛慈所制则以浓缩丸为主。[②] 据兰州佛慈制药

---

　　① 佛慈药厂：《科学国药》第2集，上海佛慈药厂1933年版，第102页。
　　② 依照赋形剂的不同，中药丸剂可分为水丸、蜜丸、糊丸、蜡丸、浓缩丸等类型，其中浓缩丸系指将处方中的部分药物的煎液或提取液浓缩成膏，再与其余药物或适宜的辅料制成的丸剂，又称"药膏丸"，早在晋代葛洪《肘后备急方》中已有记载。现今的浓缩丸在制法和药物处理上与古代的"煎膏丸"大致相似，可视为一种在继承的基础上改进了操作工艺、扩大了适应范围的丸剂。参见刘国杰主编《中成药学》，中国医药科技出版社1991年版，第201页。

股份有限公司材料所示，二者区别如下：

> 水蜜丸……是将药材粉碎，用蜂蜜和水为黏合剂制成的，仅仅是中药材原药粉的粗制品，存在服用量大、吸收不完全、携带不方便、实际价格昂贵等不足。
>
> 浓缩丸技术为兰州佛慈首创。中药浓缩丸是祖国传统中医药与现代技术结合的产品，既体现了现代制药技术的先进性，又保持了传统汤剂的优点……在体内停留时间长，起效快，易吸收，体积小，服用量小，携带方便，质量稳定。①

至于"提精"的具体方法，佛慈药厂（图4-9）：

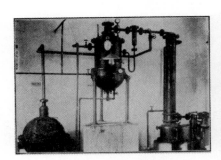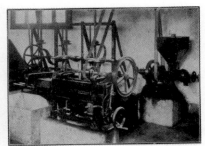

图4-9　佛慈药厂之生产机器（左为真空煎药机及真空蒸馏机，右为切药机及制粉机）②

由德国购入蒸汽锅炉、真空汽热煎药机、药汁榨取机、真空蒸馏机、真空排气机、药材切片机、药材捣碎机、磨粉机、筛粉机、炼合机、制丸机、制片机、丸药加衣机、金银糖衣润光机、嵌拴机、低温干燥机等各种机械，皆用蒸汽及电力运转工作，且应用各种理化学的药品及器具，某药需用何法提炼、某根需用何法浸制、某药需要其结晶、某药利用其沉淀，宜丸

---

① 兰州佛慈制药股份有限公司编：《科学国药：用药指南》，甘肃人民出版社2009年版，第196页。

② 佛慈药厂：《科学国药》第2集，上海佛慈药厂1933年版。

宜膏、或液或粉，莫不根据现代科学的制药方法。要之，将国产药物之原料，应用科学的技术，改良制造西药式之中药。①

由此可知，佛慈的"提精"指的就是煎药并将煎液通过蒸馏等手段浓缩的过程，这与西药的化学制法有很大不同。从这一点上说，佛慈的"中药西制"不是指像西药那样提取有效化学成分制药，而是指采用新式机械标准化、大批量地生产外观上与西药类似的中成药。

（二）研制"特效药"

除遵照传统处方生产浓缩丸外，佛慈药厂还自设国产药物研究所（图 4-10）②，摸索研制出海藻晶（图 4-11）、桔梗素、当归素、保婴丹、无量寿等十余种新药，作为拳头产品重点推出：

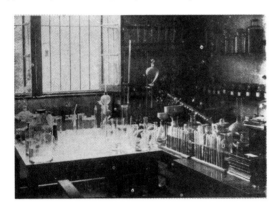 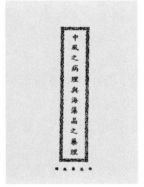

图 4-10　佛慈药厂国产药物研究所化验室一部③　图 4-11　海藻晶药理说明书

本厂创制之临床实验特效药十七种，概系屡经动物试验及临床实验、而确认其为特效剂之医用新药也，制品精良、定量准正、效力确实，较诸舶来药品有过无不及，如蒙医界诸公实验采纳，毋任荣幸之至，另备有详细药理文献函索奉赠。④

---

① 佛慈药厂：《科学国药》第 3 集，上海佛慈药厂 1936 年版，第 8 页。
② 笔者未能找到关于该所人员构成、研究状况等方面的资料。
③ 佛慈药厂：《科学国药》第 3 集，上海佛慈药厂 1936 年版。
④ 佛慈药厂：《科学国药》第 2 集，上海佛慈药厂 1933 年版，第 35 页。

据此，则这些"特效药"是在实验研究及临床试验的基础上研制出来的，较之浓缩丸，当能体现出更多的"科学"特色。但佛慈药厂的宣传品及公布的药理文献并不足以说明这一点。

以海藻晶为例，前文已经提到陈存仁认为这是佛慈药厂赖以起家的产品，该厂称之为"中风预防及医治特效药"，在佛慈出品中属于比较成熟的。该厂向社会赠送的《中风之病理与海藻晶之药理》小册子正文共计 17 页，其中前 12 页依次列举了中风的定义、原因、症状、病理以及先兆，然后以两页的篇幅来证明海藻对中风的防治效果，但是其论据并不是实验数据或是临床试验结果，而是古籍中的记载：

> 《名医别录》云：海藻疗皮间积聚（如血管硬化）、暴溃（如血管破裂）、瘤气结热（如毛细血压瘤与血压亢进）、利小便。……①

括号中的说明文字均为药厂所加，这种中西病名之间的简单类比难免有附会之嫌。下文在列举海藻酒、海藻丸、海藻丹等传统方剂后，直接转入了对海藻晶的表彰：

> 今佛慈药厂之改良国药"海藻晶"，系根据我国历代太医院秘传实验丹方，应用科学的新医理、而改良调剂者，诚有软化血管、调平血压、医治中风之伟效，屡经动物试验及临床实验，其效力较诸局方活络丹、人参再造丸、金匮小续命汤、丹溪愈风汤、天麻丸、局方排风汤，及最近西药之血管制剂等，奏效迅确，有殊胜之功能。②

接下来也只是笼统地说海藻晶治疗中风"其病理与药理，均确

---

① 佛慈药厂：《中风之病理与海藻晶之药理》，上海佛慈药厂 1933 年版，第 13 页。
② 佛慈药厂：《中风之病理与海藻晶之药理》，上海佛慈药厂 1933 年版，第 14 页。

有科学的根据，复应用于临床上治疗及预防等而屡试屡验者也"①，至于到底有何科学根据、临床数据如何，却始终语焉不详。

当然在有些药品的说明里，还是对其效用的"科学依据"做出了说明，其中最典型的是所谓含电人参胶"无量寿"，号称能够长生防老（图4-12）。其药理说明中，首先根据当时最新的"电气化学"原理，以很大篇幅来说明人体系电子之集成，"盖吾人身体中千百万亿兆之细胞，各反射以殊异之电波，反复行电子之离合作用，若此作用旺盛，则生活机能以之增进，反之则生活机能立即减退"②。接下来，引用传统经典及现代科学成果，论证人的寿命与电气之关系：

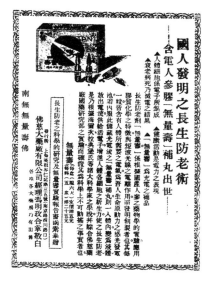

图4-12 《海潮音》第13卷第1期刊载的"无量寿"广告

> 按，人体生老病死之现象，不外乎细胞内电子活动作用之盛衰如何，则吾人生命寿夭之原因，纯为电气之作用，亦不能否认。盖人体内之各细胞乃电气发生之电池，人之脑髓乃蓄积电气之蓄电池，血液乃将电气发生物质供给于细胞之导电物……如有一种特殊方法，使电子之活动力常久继续，则吾人之身体可永免衰老而享长寿！含电人参胶"无量寿"主之。③

接下来在罗列了历代先医对人参的记述之后，转入描述"无量

① 佛慈药厂：《中风之病理与海藻晶之药理》，上海佛慈药厂1933年版，第16页。
② 佛慈药厂：《科学国药》第2集，上海佛慈药厂1933年版，第55页。
③ 佛慈药厂：《科学国药》第2集，上海佛慈药厂1933年版，第58页。

寿”的作用机理：

> 含电人参胶“无量寿”之每一粒，皆含有人参素及人体所
> 需要之电气，为生命原动力之感光发电池，即以200A.U.以下
> 之短波光线照射于胶质内含存之盐基性金属水素化合物，而使
> 之进出光电子，复发生光电流，在适当之气压下，加以电气不
> 导性之树脂为衣，以防其电流之泄露，然后严密封入真空玻璃
> 管中储藏之。若将此储藏光电流之含电人参胶“无量寿”粒子，
> 应用内服方法，输入于人体内，至其固形之胶质变化为液体时，
> 始放出其储藏之电流，随血液的循环，以转达于人体之各细胞。
> 其一粒“无量寿”所发之最大电力，为3至4“米克鲁安配”①，
> 到体内与他分子结合，化成荷电离子lon，其所发生电流之最大
> 量，达于0.1“米厘安配”，此种电量即为人体细胞变成活力
> Energy之分量，故能供给吾人生命原动力之活电增进各细胞之
> 分裂新生力，使之延长至于无限。②

接下来，又详细分析了“无量寿”与晚近医学界所用电疗机器
以及传统中医兴奋强壮剂相比的优势所在，兹不赘述。从表面上看，
“无量寿”的研制推出将国药人参与电气化的潮流结合起来，充分体
现了佛慈药厂将国药科学化所做的努力，至于药效如何，自当
别论。③

总之，佛慈药厂在“中药西制”方面，所做的主要工作是利用
现代化的机械批量生产浓缩丸等中成药，同时为将国药“科学化”，

---

① 电流单位，即微安（μA），下文“米厘安配”即毫安（mA）。
② 佛慈药厂：《科学国药》第2集，上海佛慈药厂1933年版，第63—64页。对于
长生防老的研究以及“无量寿”的药理，佛慈药厂编有一本57页的小册子《长生防老之
科学的研究》，于1931年印行。
③ “无量寿”自20世纪30年代初被佛慈作为特效药推出后，至40年代仍有相关广
告刊出，可见其有一定市场，毕竟迎合了大众追求长生、推崇现代科学的社会心理。但也
有人提出过批评，鲁迅曾在杂文《赌咒》中提及“现在连人参都‘科学化地’含起电气
来了”，讽刺的便是该药。

研制开发了海藻晶、桔梗素等特效制剂。但由于过于操切地追求"科学化",不免出现牵强附会之处。

三 佛慈药厂之社会影响

为推广自身产品,佛慈药厂做出了诸多努力,主要有:在各大中城市设立发行所,在各大报刊刊登广告,设佛慈诊疗所推广使用国药,编印《科学国药》1—3集(图4-13)①,向社会各界赠阅佛慈特效药药理说明书,等等。

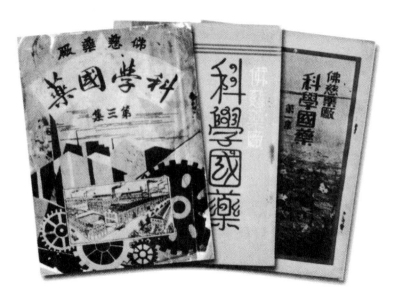

图4-13 《科学国药》1—3集

佛慈药厂的产品推出之后,因其携带方便、服用简单、保质期长,又迎合了当时国人对改良国药的需求,在社会上产生了较大的影响。除1933年在上海设立的总发行所外,佛慈还在天津、汉口和香港分别设立了华北、华中、华南的分销机构,同时与泰国国扬药

---

① 当时各大药厂均编印此类宣传材料,如项松茂主持的五洲皂药厂也编有《卫生指南》。

局合作，在曼谷设立了东南亚的总经销处，很快打开了市场。①

与此同时，佛慈的产品也得到了中医药界的欢迎。药厂及发行
所开业时，中医药界知名人士纷纷题词，以志纪念。中医师杨叔澄
（1888—1957）在北京中药讲习所的讲义中写道：

> 所望医药两界，人才蔚起，讲求制药新法，分析品质，提
> 取精华，并应用机械，如制丸磨粉装锭，胥以机械为之，则用
> 量少而效力宏、人工省而出品速，如上海佛慈药厂用新法以制
> 造国药之例，将我国原有成方，悉加改制，逐渐普遍于全国。
> 岂非医药之光哉？是则非敢期之于前、而不能不切望于将来
> 者也。②

当时有郭若定（1912—1946）所著《汉药新觉》一书，颇有影
响，书中曾在"健胃药"类别下专门开辟"国产新剂"一栏介绍佛
慈药厂出品的"开胃灵"，并称该药"专治胃胀、胃痛及一切消化
不良，甚有效验，故乐为介绍也"③。

1936年佛慈药厂编印《科学国药》第3集时，上海新中国医学
院院长朱南山（1871—1938）为之作序，其中提及佛慈的经营状况：

> 佛慈药厂……为改善国药之品质，及促进行销、挽回利权
> 起见，爰筹集巨资，购置机械，征聘制药技师，选购道地药材，
> 将各种国药，效西法而精制之；或化为液，或制为丸，与西药
> 殆无二致，诚国药界之创举也。发行以来，用者称便，风行遐
> 迩，供不应求。本院同人，曾往该厂参观，见其设备完善，出
> 品精良，不禁同声称颂。④

---

① 孔繁荣：《"上海佛慈制药厂"迁兰三十年》，载《甘肃文史资料选辑》第33辑，
甘肃人民出版社1991年版，第168页。
② 杨叔澄：《中国制药学大纲》，北京中药讲习所1938年版，第21页。
③ 郭若定：《汉药新觉（增订本）》，上海科学技术文献出版社2010年版，第168页。
④ 佛慈药厂：《科学国药》第2集，上海佛慈药厂1933年版，第1—2页。

虽然作为序文，容有溢美之词，但佛慈在中医药界已有相当好的声誉与地位则是毋庸置疑的。该集《科学国药》还刊登了十余位政界人士表彰、勉励佛慈药厂的题词。虽然不排除这当中有当时"提倡国货"风潮的影响，但佛慈药厂能在短短几年间拥有这样大的社会影响力，实属不易。

不过并不是没有反对的声音。药厂在福州的代理处，将出品分送当地各药商代售，起初销路颇旺，但到1936年春，

> 有一二提倡禁售，认为有碍自身营业，四处鼓吹，迭次开会，发出通告，禁止代售，复于本月由九如堂、拔兴堂，职衔发出处分字样……兹探得如下：为通告事，查佛慈社，所制各项药品，既未经政府化验核准销售，复未将原料性质详细表明，是否适合卫生，无从悬揣。当经本堂等根据平价办法第九条先后通告禁止……①

这只是营业纠纷导致的攻击，更为深入的是对佛慈药厂出品"科学化"的质疑：

> 不是近来报上常常见到有一家叫做佛慈药厂的吗，登着什么海藻晶呀、当归素呀，都是现世纪科学化的新制品。他也在报上大登特登地说用真孔②蒸溜器依科学方法制造。究竟他如何研究、如何制炼、是否经过种种制药的程序，因为他没有详细的发表，吾也非制药专家，不好评价他。在目下吾国狠渴望用国药的时候，极想有一种国药来代替外国货。佛慈大药厂的科学化制品，不是吾们所希望的吗？但是吾要用他的时候，就不免起了一种怀疑的态度。……吾知道"科学化"的制药，……

---

① 佚名：《福州药商反对代售佛慈药品近闻》，《光华医药杂志》第3卷第6期，1936年。

② 当为"空"。

是需要有药学专门的知识、悠久的历史和巨额的资本, 还要和医学家相互并进, 以达到目的。佛慈药厂的外观, 好似旧药业中人, 历史也不悠久……所以他说的科学化, 吾狠怀疑, 终究不敢用他的出品。数年前海上有一家叫做粹华制药厂的, 当时也是想把旧药科学化, 制造了种种酒精浸剂和膏剂, 表面上也似乎科学化了, 结果成了不新不旧的样子。新医固然不敢请教, 旧医也不乐用, 终究归于失败的径途。投资的资本家和想科学化的旧药家, 必定痛恨着说社会没有同情。一般有旧头脑的旧药家, 还要讥笑他说还是老法子好呢。实则粹华的失败, 是太轻视科学化的缘故。……佛慈大药厂, 是否真正科学化, 或是要蹈粹华的覆辙, 吾也不敢必, 但是吾终究怀疑他有踏粹华覆辙的危险呢……①

不过总的来讲, 佛慈药厂还是强于粹华制药厂, 算是站住了脚跟。但由于西药造成的冲击②加上各种内忧外患的影响, 药厂的规模始终未能有太大的发展, 抗战期间且一度易手, 直至 40 年代末在上海制药界也只能算是中等规模的企业。不过, 由于以生产中成药为特色, 佛慈药厂在制药界始终占有一席之地, 并在中华人民共和国成立后进入了新的发展时期, 数十年坚持中成药的机械化生产, 难能可贵。

第四节　新剂型的出现：以中药注射剂为中心

近代以来, 国内医学界受西医知识影响, 不仅对改进传统剂型做出了诸多努力, 还曾参照西药剂型, 开始努力开发新剂型的中药,

---

① 谢筠寿:《佛慈药厂的出品是真正科学化吗?》,《社会医报》第 175 期, 1932 年。
② 据许晚成编《战后上海暨全国各大工厂调查录》(龙文书店 1940 年版) 所载, 佛慈药厂对外宣称的制造种类为 "西药及化学制品如肾气丸、海藻晶等"。当然, 这种经营种类的变更或许是因为此时上海的佛慈药厂已为日商所据。

这其中尤以中药注射剂为典型。

一　注射剂之使用及影响

1886 年，法国药师 Limoson 发明了注射剂，为大量会被消化道吸收或破坏的药物找到了新的给药途径，挽救了许多危重病人。这种剂型一出现，就广受青睐。1910 年，德国药学家艾利希（Paul Ehrlich）发明了治疗梅毒的新方剂，之后又推出了改进型，这就是民国时期在中国鼎鼎有名的"六零六"和"九一四"。

对民国时期的中医药界来说，注射剂带来的震撼和压力是显而易见的。据同仁堂乐家的后人乐民成提供的资料，在 20 世纪 20 年代初，北京有进口针剂出售，据说可以医治梅毒等性病，同仁堂首脑之一乐达庄对此并不相信，认为中国最高水平的御医都治不好的病，外国人应该也无能为力。不过随着传闻增多，乐达庄也将信将疑，就去西药房看这种药剂，发现"只不过是一个透明的小玻璃瓶而已，而且玻璃瓶很薄，药水很少，但售价很贵"[1]。他随后找了一个重病的妓女做注射实验：

> 每日派人监督，按时注射，逐日记录。第一针的副作用很大，以至针后那女人就昏迷了。但很快症状便有所减轻，麻木的腿也感觉有了知觉。大家都认为药力已经起效，应该坚持打针。此后半个月后病情渐有好转，改由中药调理。[2]

试验取得成功，乐达庄"反而更为忧郁，闷闷不乐"，他走访了北京的名医，

> 了解到治疗性病方面，德国人已经占了先。按当时医生的水平对针剂的药理还缺乏了解，只知道花柳、梅毒病势凶，打针的药力大，能够把病势压下去；认为传统吃药方法的力量相

---

① 乐民成：《国药世家三百年》，中国中医药出版社 2012 年版，第 229 页。
② 乐民成：《国药世家三百年》，中国中医药出版社 2012 年版，第 230 页。

对要小许多，压不下去。北京名医中虽然有些人怀疑打针；但是也有开明的人认为："我们要压住病势，中药也得考虑制作针剂。"他们挑衅地问："你们同仁堂能做打针的药吗？你们要是能做，我们就敢开处方。老百姓看在同仁堂的名声上，也敢接受注射。"①

开发中药注射剂当然不可能一蹴而就，但注射治病的观念很快流行开来，据当时人的报道，到20世纪20年代末，虽然在乡间还有不少人视打针为畏途，但也有相当多的人"不管什么，来到见了医生还没有下了诊断便说要请打针！好像打针是万能似的"②，甚至有些人将打针当成"最新式吃参茸大补品的代偿"，有病治病，没病也能"清血去毒"。③

在这种情形下，很多对注射剂有兴趣的中医或为尝试新疗法，或为竞争营业，纷纷购置注射器和西药注射剂。西医界对此严重反对，并推动政府三令五申禁止中医滥行注射，只不过收效甚微，直到40年代，还陆续有中医师发表文章对中医参用注射表示赞成。④

此外，有中医将传统针灸与西医注射做了一番对比，敷衍成文，并下结论道："所谓中西针疗术之不同，即中医借力于气运、西医借力于血行耳。设两种发明，参合互用，我以为已足尽内科治疗之能事，是诚可谓完善之针疗术矣！"⑤ 虽然作者明确说二者不同，但还是有西医担心社会上一般人有所误会，专门撰文辨析"打针"与"注射"两个词语，力主使用"注射"，以免给中医可乘之机。⑥

① 乐民成：《国药世家三百年》，中国中医药出版社2012年版，第230—231页。
② 徐日新：《对畏惧打针的人说几句》，《民众医报》第12期，1931年。
③ 慰民：《访打针师傅记》，《民众医报》第9期，1931年。
④ 比如：广人：《关于中医应否使用注射器注射剂之商榷》，《广东医药旬刊》第1卷第15—16期，1942年。曹伯荫：《中医参用西药注射之我见》，《松江县中医师公会会刊》1947年6月版。
⑤ 费普炎：《针疗谈》，《吴兴国医周刊》第58期，1932年。
⑥ 庞京周：《注射与打针的不同》，《家庭》第1期，1922年。

正是由于注射剂见效快、社会认可度高，在中药制剂的改良中，开发注射剂也就成为一种选项。

二　中药注射剂之出现

注射见效虽快，但医师在临床施治时，或因诊病有误，或限于药剂种类，当然也不可能做到药到病除。有时西医注射未能治好的病，中药反而奏效，曾有人报告过类似案例并颇为自得："世人歆慕注射、轻视中药，然颇有注射不愈，卒之改用中药而后获愈者，则知中药之长不因注射而掩，而注射亦未必遂十全也。"[①]

偶尔也有西医使用中药进行注射的报道：

淮安章马桥北富翁高某之幼子，近患天花，出而不畅，症势危笃。延本城著名西医刘耀宗诊治，施以种种注射，不效，反剧！刘素于中医药亦尝研究，乃取升麻葛根汤药味制成液剂，掺以蒸溜水少许，注射病者静脉，立刻化险为夷，兹已全愈。……特记之亦可见中药之灵效云。[②]

由此例可见，将中药开发成注射液是值得尝试的。而就在此后不久，福建中医李健颐（图 4-14）[③] 报告了自己发明的两种注射剂。

（一）二一解毒注射液

李健颐出身于中医家庭，自幼随父习医，从 1912 年起利用罗芝园《鼠疫汇编》中的经验加减解毒活血汤研究鼠疫治疗，颇有心得，经多次试验，创制了二一解毒汤。

关于李氏创制二一解毒汤及之后将其改进为注射液的过程及细节，前人根据其《鼠疫治疗全书》已有详细论述。[④] 而李氏在当时

---

① 林君宜：《记注射不瘳之病为中药治愈二案》，《医药月刊》第 12 期，1931 年。
② 佚名：《西医使用中药注射收特效》，《光华医药杂志》第 2 卷第 1 期，1934 年。
③ 李健颐（1895—1969），字梦仙，福建平潭人，早年随父学医，善治温病。
④ 详见朱建平主编《近代中医界重大创新之研究》，中医古籍出版社 2009 年版，第221—226 页；朱建平主编《中医方剂学发展史》，学苑出版社 2009 年版，第 377—378 页。

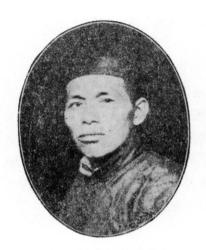

图 4-14 李健颐①

期刊上发表的文章稍微简略：

吾国医学历史最早。上古之时，针灸是尚。迨汉代始用汤液。汉之后，针灸失传，循用汤液，至今不绝。夫汤液治病，不特服用不便，且奏效迟缓，凡遇急症，屡有措手不及之患，此治疗上一缺点也。今日西医发明用注射，可补此弊，诚有功于后世。然西药既可制液注射，而中药岂独不能哉？盖因吾国医士，故步自封，未能力求改进，囿于汤剂一隅，因之注射归功于西医。故西医注射，有一日千里之势，吾国医反成落后，诚为憾事。鄙人因鉴于兹，潜心研究，费尽脑力，发明注射液之制法，是用余所发明二一解毒汤，化制一种透明液体，以供注射，能治鼠疫、斑疹、麻痘、猩红热、脑膜炎、狂犬病、霍乱、瘟毒等症，用法简单，奏效灵敏，又无副作用，与西药之注射，无相轩轾。此药制造之法，经过若干之试验，幸得告成，命名为二一解毒注射液，其制法如左：

将二一解毒汤全剂（原方见拙著鼠疫治疗全书，印刷中）方中脑片、雄黄、生地黄三味取出后炖，其余如浙贝母、紫草皮、板蓝根、生石膏、赤芍药、桃仁、红花、大青叶各药研为粗末，贮入煎罐中，加灭菌蒸溜水四○○瓦，在温室中浸一夜，微火熬四小时，用布包绞榨，得浓汁药液，约二○○瓦，去其残渣，以滤纸滤过，即得清净淡黄色透明液体，再贮入大玻璃化药量杯中，加入梅片生地雄黄末，杯面以玻璃片盖覆，放在

① 佚名：《各地爱读本刊者肖影之二》，《医界春秋》第 49 期，1930 年。

砂窝里，外用冷水煮沸，连炖至玻璃杯药液沸腾为度，再以滤纸滤过，去其不溶化残渣，照前再炖三四次，复以滤纸反覆滤过，得清淡黑色透明液体，加温消毒，待微热，倾入玻璃瓶中，加塞固密，以供注射。

（用法）静脉、筋肉，均可注射，轻症用一五—二〇 CC、一日一次，重症用二〇—三〇或五〇 CC，日夜三四次，兼服调胃承气汤，连下四五次，即可退热而愈。若患霍乱，当作盐水之用，注射于大腿内侧、筋肉最厚之处，并给以八宝万应丹，百发百中。

（注意）未注射之前，该部须消毒清洁。注入药液，愈缓愈妙。药液新制为宜，陈久质变，用之有害。霍乱用时，药液宜炖热，与体温相等，方可用之。①

从此文可以看出，李氏所发明的注射液，在用法、注射注意事项等方面的确借鉴了西药注射的做法。但使用的时候以"新制为宜，陈久质变，用之有害"，这就使该注射液在临床上并不比煎剂方便多少，考虑到其制作过程的繁琐（要多次熬煮、过滤），更是有些得不偿失。李氏在《鼠疫治疗全书》中详细解释："此药液制成之后，当乘微热时，倒于蓝色玻璃瓶里，将瓶塞好封存坚固，放黑暗处，可保一二年不变。虽然，用时亦须斟酌，若见该药液变有浑浊不清者，是药已变坏，实不堪用，倘误用之，有生命危险。"② 总之，该注射液并非一种完善的产品，从现代制药工业的角度上说，远未达到工业化生产的要求。发明者将其公之于众，也是希望同行效仿这种个人行为。

（二）柴胡注射液

李健颐在发明二一解毒注射液之后，认为其功效"与西药注射

---

① 李健颐：《用中药注射之新发明》，《国医公报》第 2 卷第 7 期，1935 年。
② 朱建平主编：《近代中医界重大创新之研究》，中医古籍出版社 2009 年版，第 225 页。

无分轩轾，且其注射之后，又无如西药有不良之反应，是此药之发明，一则可以补救服药不及之弊，一则可以抵塞西药之漏卮"，因此大为振奋，再接再厉，不久又发明一种注射液：

> 系柴胡二钱、草果二钱、常山三钱、半夏二钱、黄岑钱半、清水一杯，熬至十分杯之四，澄清去其沉滞杯底之混杂，倒入玻璃量杯中，杯面盖以玻璃片，置于砂窝内，用微火炖至杯中药液沸腾为度，又用滤纸反覆滤过三四次，即得透明淡黄色液体，加温消毒，以供注射，为治诸种疟疾，功效胜于西药奎宁注射有数倍矣。夫奎宁注射皮下，有疼痛之感。如此药液，则无此弊。予曾试验一个患温疟之病，因流连二月余，经中西医医治无效，最后延余诊治，投药数剂，亦无见效，改用此药液注射，约治十余日，病即不发，竟然而愈。病者甚为感激，且谓此药发明注射，实较服药为灵。观此可知中药之为注射，实可与西药注射并驾齐驱。①

观此注射液之制作方法，与二一解毒注射液大体一致。要之，中药注射液作为一种新剂型，此时还处于极幼稚的阶段，要想批量生产、投入医疗应用，还有很长的路要走。

小 结

民国时期对中药剂型和制药工艺的改良工作发端于 20 世纪 20 年代，主要工作集中在 20 年代和 30 年代的十数年间。其间所做的工作主要有以下几个方面。

其一，对煎剂的改良。在中药的使用中，"汤液之用居十之七"②，是改良剂型最大的难关，同时也是相关人士最早选定的突破

---

① 李健颐:《用中药注射之进步》,《现代医药》第 2 卷第 8 期, 1935 年。
② 林大燮:《论中医宜一变汤液之制》,《中西医学报》第 8 期, 1910 年。

口。最初的构想是将单味药提炼成药水，以便在形式和内容上都能与西药竞争。[①] 这一工作的实践者是上海粹华制药厂，但不过三年便以失败告终。其原因主要有以下两方面。（1）不同于西药以单味药为主，中药的使用很少有单方。虽然粹华厂方一直宣传将单味药水照方配制即可，但没能得到医家和病家的认同。（2）提精制纯的工作其实相当复杂，需要医学、生药学、药理学、制药化学各方面的通力合作才有可能有所成绩，粹华并无知名专家主持，却只用短短一两年的准备就完成了数百种药物的提炼，其质量可想而知。之后药水不耐储存、大量变质，也说明其技术上还处于相当不完善的阶段。粹华的失败使煎剂的改良不再寻求在制药上突破，而是转向改良煎药法本身和煎药程序，其结果就是药铺代客煎药作为一种折衷的解决办法，在经过种种争议之后得到越来越多的认可，得以延续下来。

其二，成药制造的改良。粹华的失败除因为技术不成熟之外，主要还是因为煎剂与西药在外在形式与服药方式上的差异太大，而中成药就没有这个问题。丸、散、膏、丹若经过改良，至少能做到与西药中类似剂型的药物形似。因此，有了粹华的前车之鉴，继它而起的佛慈药厂就将主要精力转向了生产浓缩丸等剂型的中成药。[②]

其三，中药注射剂的出现。对中药来说，注射剂是一种全新的剂型。民国时期，零星出现了一些将中药做成注射剂的尝试，虽然还很不成熟，但毕竟代表了一种新趋势。

总体看来，民国时期对中药制药的改良工作，所取得的成效主

---

① 如林大夔《论中医宜一变汤液之制》中所言："夫西医之造药水也，或用药片浸水，或用药粉化水，或用药酒和水，此不与我国之汤剂无异乎？类皆从简单之药品化成原质、提取精华。因思我国单方，往往一二味药而治病每著奇效……然以今日视之，苟一经化学考验，自不难发明新理，但其理断不在《本经》、《本草》之书。况药味少，则有单纯之效用。吾观《万国药方》，亦皆如单方之制，知单方将盛行于世，汤液必改革。"

② 不过到1936年，还有人向佛慈药厂提建议，希望该厂能够多提炼单味药的药水、药精，而不是只生产成药。提议者当是不了解粹华制药厂的历史。见蔡壬奇《从改良医药说到佛慈药厂》，《医铎》第1卷第3期，1936年。

要体现在：虽然大部分传统药店还停留在手工业作坊的水平上，① 但已经有先行者在制药过程中引入了新式机器和科学仪器，努力生产在形式上与西药接近的中药产品。之后中成药生产的发展就是沿着这条路线发展下去的，这一点与东邻日本的情况不同：

> 具体到剂型的改革，日本的汉方医学采取的是沿袭古代"散剂"的做法，即将某些常用方剂制成药粉，直接吞服，称为"散剂"；以开水浸泡或煮沸后饮其药液，谓之"煮散"。散剂除了不能灵活调整其成分构成的问题外，就药物成分本身而言，应该说与汤剂、丸剂、膏剂等没有本质的区别。但在中医的故乡，剂型的改造却更加"现代化"。一条条流水线生产出的是装在安瓿中的透明液体。我曾经就某儿科研究所生产的此类"现代中药"问过业内人士：根据其配方看，治疗儿童的感冒应该没有问题，但何以实际效果却极不明显？回答是：为了追求没有沉淀物与悬浮物，而导致"有效成分"大受影响。②

其实在近代中国中药改良的过程中，也不时有恢复古代"煮散"传统的声音，③ 只不过没有引起太多关注和回应。究其原因，近代中国由于遭遇了太多挫折，人们急于改变现状，总是以最大的热情去拥抱新事物、抛弃旧传统，有时难免激进和过于操切。

---

① 安冠英等：《中华百年老药铺》，中国文史出版社1993年版。
② 廖育群：《"意"的延续——唯一存活的传统科学》，载廖育群《医者意也——认识中医》，广西师范大学出版社2006年版，第206—214页。
③ 如张叔彭所言："或为粗末，遵古方而为散，即煎煮不便，开水冲泡亦可。"（张叔彭：《张叔彭先生致本会书》，《医学杂志》第8期，1922年），以及"或有嫌远行携带不便者，或照原方为粗末，使病家取去，略煮即成浓汁。如舟车旅行，煎汁不便，百沸水冲服，亦可便利许多。"（张炳翔：《创制精液丹丸汤饮药汁说》，《医学杂志》第10期，1922年）按，张炳翔即张叔彭。

结　语

从本草学到中药学

　　晚清民国时期，中国的社会结构和知识结构发生了剧烈的变化。在这段时期内，随着西医药等新知识的不断传入，传统本草之学从形式到内容都产生了不小的变化，开始向现代中药学转变。本书主要从三个方面考察这一转变的具体内容：（1）就中药基原确定问题在生药学（包括药用植物学）框架下开展的工作；（2）中医界对中药药化学及药理学研究的反应，以及对中药药效之理的探索；（3）面对西药的竞争，中医师及中药生产者在改良中药剂型及生产工艺方面所做的努力。这里将考察所得的基本情况做一简单总结，并简要讨论研究过程中发现的有待深入研究的话题。

　　要考察在从本草学到中药学转变的过程中，究竟发生了哪些变化，最直观便捷的方法莫过于直接将有代表性的传统本草学著作和近代中药学著作加以比较。

　　首先，近代中药学著作在形式上更加完善。

　　先从工具书方面来看，以《本草纲目》和民国时期陈存仁所编《中国药学大辞典》的"人参"条为例，两书著录时所设子项分别如下：

　　《本草纲目》：释名、集解、修治、气味、主治、发明、正误、附方。①

---

① ［明］李时珍：《本草纲目》，万历二十四年金陵胡成龙刻本。

① ［明］李时珍：《本草纲目》，万历二十四年金陵胡成龙刻本。

《中国药学大辞典》：命名、处方用名、古籍别名、外国名词、别名、基本、产地、形态、种类、种植、采取、制法、性质、成分、效能、主治、张仲景之发明、历代笔记考证、国外学说、辨伪、近人学说、配合应用、用量、施用宜忌、参考资料。①

仅从形式上来说，二者之精粗高下，不可同日而语，虽则不能以后世标准非议古人，但时代、学术之进步是一目了然、无可置疑的。再以药图相比，由于《中国药学大辞典》采取了摄影及现代绘画等新技术，图片之仿真及精美更是远超前人（图5-1、图5-2）。

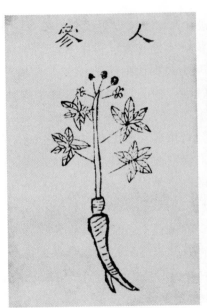 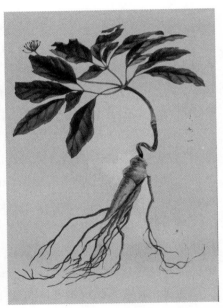

图5-1　《本草纲目》之人参插图　　图5-2　《中国药学大辞典》之人参插图

再以选编常用药物之书籍来看，清末中医所常用的《本草备要》一类的书籍在著录药物时虽然也有固定体例，依次介绍药物的性味、归经、功效、主治、宜忌等，但一般并不标明子项。近代中医药物

---

① 陈存仁主编：《中国药学大辞典》，人民卫生出版社1956年版，第17—33页。该书"人参"条两万余字，在当时可称大备。

学教材则不然，一般来说都会标明子项，如章次公之《药物学》，在
"人参"条下依次记其科属、品考及产地、形态、药用之部、修治、
性味、成分、用量、作用（含生理作用及药理作用）、效能、禁忌、
按语等项。① 即便是比较保守的秦伯未《药物学讲义》，虽然从具体
内容上基本上是沿袭古人成说，但也按条目分列气味、归经、主治、
用量、杂论，眉目清楚，一目了然。现代中药学的子项设置，在民
国时期已基本奠定，中华人民共和国成立后编纂者基本上是根据各
自的学术倾向与时代要求进行取舍而已。

**其次，近代中药学著作的改变非仅流于形式而已，而是的的确
确吸收了不少新知识。**

（1）生药学方面。欧美日本的学者从 19 世纪下半叶就开始对中
药开展系统研究，并积累了大量考证资料，这些资料从清末开始通
过译书传入中国，与国内的生药学家如赵燏黄等人的工作一起，成
为近代中药学著作重要的知识来源。如前述《中国药学大辞典》各
子项中，"外国名词"即拉丁学名，兼及英、德、日等国名词；"基
本"系指药品之基原及用药部位；"形态"项所述，如为植物，则
根据植物学方法详细描述根、茎、叶、花、果实、种子的形态；种
植、采取、制法等项，古人书中也间有涉及，但不会像《中国药学
大辞典》这样巨细靡遗，且广收博采近人根据科学方法所做之研究。

上述各项，均取自生药学研究之成绩。有了这些详尽而确切的
描述，一种药物的基原就能够清晰而准确地确定下来，从而可能从
根本上解决基原鉴定问题。因此，虽然有种种不尽如人意处，但总
的来说，民国时期对传统药物开展的种种科学改良当中，以近代植
物分类体系来整理中药这一路径在当时得到了较为普遍的认可，其
成果也最易为中医所接受，很快就被吸纳到各种中药教材、著作
当中。

（2）药化学及药理学方面。对中药进行化学分析以确定其有效

---

① 章次公：《药物学》，谭春雨校注，收入张如青、黄瑛总主编《近代国医名家珍藏
传薪讲稿·中药类》，上海科学技术出版社 2013 年版，第 18—22 页。

成分在晚清以来，是中药改良中呼声最高的一种途径，从事相关研究的人员数量也颇不少，分析了多种药物的成分，并对其开展生理作用及病理作用的研究。近代有些中药书籍会记录"成分"一项，其多数固然只是抄撮研究者的实验报告而已，但也不乏有作者努力将成分与中药实践经验结合起来，如章次公之论童便：

> 编者平日论药，极端反对牵强附会之谈，故对于童便深厌恶之。嗣见病吐血者，服童便而效，怪之而欲求其所以然之理。遍检古籍所载，无非滋阴降火，窃不能认为翔实，亦唯有付诸存而不论而已。后读西籍，知食盐有止血之效，其作用能扩张腹腔血管，使血压沉降。此外又因吸收作用，能将凝血原动素由组织摄出移入血中，令血液凝固性增加。因而悟及童便具有咸味，其所以止血，殆与食盐之作用相似。①

这一案例的结果比较理想。但从总体上来看，当时针对中药所做的药化学研究大多数难以和中医经验结合，有些甚至还相互矛盾。因此，在中药学书籍中，对化学成分的著录，不像基原学名、形态那样普遍；即便收录，往往也只是敷衍塞责、徒具形式。

（3）在《中国药学大辞典》中，尚有"张仲景之发明"一项，系将张仲景方中使用该药者汇集起来，由此推知在较朴素的古人那里该药究竟对应哪些病证。这本是东医吉益东洞的作业方式，但近代传入我国后，受到部分中医赞同并践行。这亦是近代中药学书籍在内容上的新变化之一。笔者搜集到的民国中药学讲义中就有一册在子项中专设"《药征》考征"一项，用以引述吉益东洞之说（图5-3）。由此也可看出，近代以来中药重实证、轻理论的转向。

从上面的对比不难看出，民国时期，生药学研究的成果在中药学中得到了较好的吸收和普及，而药化学及药理学研究所得的结果

---

① 章次公：《药物学》，谭春雨校注，收入张如青、黄瑛总主编《近代国医名家珍藏传薪讲稿·中药类》，上海科学技术出版社2013年版，第107页。

则在中药学中仅为附庸而已。
之所以会出现这种差异，还是
由其学科特点决定的。

中国古代历来重视药物基
原的考订，但由于传统本草书
籍在文本和插图方面存在诸多
不足，使得大量相关经验难以
传播开来并流传下去。究其根
本原因，还是缺少覆盖面广、
精准合理的分类体系和细致入
微、严谨规范的形态描述，导
致相关记述过于模糊，只能让
熟悉相关药物的人有会于心，
无法让不熟悉的人按图索骥。

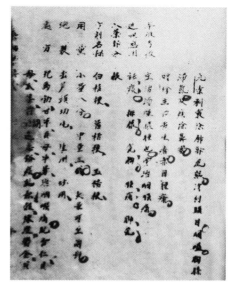

图 5-3 《中药学讲义》

生药学方法的引入，解决了这一问题，而且生药学研究本身的理论、
方法与传统本草学并无冲突之处，故而很快就得到认可，其成果也
被吸收为中药学的有机组成部分。而且它的成绩不仅有学术价值，
当它确定的生药学名被收入国家药典后就具有了法律效力，从而对
中药的应用发生实质性的影响，不仅只是空文而已。

对中药进行的药化学及药理学研究则大为不同，其基本假设是
中药在治疗上的效果源自其有效化学成分，工作思路主要是对单味
药进行化学分析，找出其有效成分并阐明其药理作用，进而通过动
物实验等手段证明相关提取物的治疗作用，研究最终目的是发现符
合西医药理论的新药，而非帮助中医改进用药。在这种路径下开展
的工作，无论是理论层面，还是实践层面，都与中医药界隔阂很深。
因此虽然相关研究呼声很高，但在中医界反响并不好，尤其是当其
实验结果与中医经验相冲突的时候，更是饱受中医诟病。再者说，
除了一味麻黄素，相关研究未有突破性的成绩，加之西方化学药物
研发的突飞猛进，使其处境更为尴尬。

但这并不是说药化学与药理学研究对中药学无足轻重，只不过与生药学研究成果融入中药学从内部发生作用相比，它们的作用更多地体现在外部，即与西方生理学等新知识一起，从外部对中药传统药性理论构成挑战，促使中医师对传统理论做出反思、重释乃至推倒重来。

当然，近代中药学的发展不仅是上述这些，至少还包括对传统剂型的改良以及注射液等新剂型的出现等，对此本书前文已有详述。

近代的中药改良以及本草学向中药学的过渡，是在诸多因素合力推动下开展的，这在前文中已有多处体现。最重要的推动因素，仍当属外来科学知识尤其是西医药知识的输入，对此曾有研究者加以论说：

> 研究者一般较注意西方医学传入之后，传统中医如何捍卫自己的医学体系与生存空间，却忽略了由于存在着另外一种医学体系，传统的一方在不知不觉中即会发生许许多多潜移默化的变化。从历史上讲，任何一种外来文化传入之后，通常都会为固有文化增添新的内容而使其更为丰富，甚至是产生质的升华。……近代西方科学也是一种文化，他本身不会摧残中医，而只会为中医发展带来新的契机与支持。站在这样一种立场看问题，或许能看到事物的另一方面——西医传入的积极影响。①

接下来，作者列举了西医学传入产生的诸多积极影响：（1）中医模仿西医体系构建了从理论到病因学、病理学、治疗学、药物学的完整体系，从中不自觉地模仿了西医思维的逻辑性；（2）西医的传入使所有的中医都自觉不自觉地获得了许多基本的生命科学知识；（3）西医传入后，人体脉管系、神经系的完整图画及五脏六腑功能论说展现在中医面前，使之了解到中医的经络不是血管，进而思考经络及中医

---

① 参见廖育群《古今中医的异与变》，载万辅彬主编《究天人之际、通古今之变——第 11 届中国科学技术史国际学术研讨会论文集》，广西民族出版社 2009 年版，第 6—12 页。

的脏腑到底是什么，进而重新构建中医理论框架；（4）面对外来压力，中医为捍卫生存，积极兴办学校、培养人才、创办各种刊物及学术团体以研究学术、翻译日本汉方医学著作、研制国药等，呈现出前所未有的积极进取的自强态势。

上述各项，基本上已经囊括了推动近代中药改良的因素。限于篇幅，本书不再展开论述，只举出近代若干言论、行事以为佐证。

（1）关于西医学知识传入对中医的影响：

> 曩者兆泰尝于召集中医开会时，罗列西制人体模型，宣言三事：一、检视人体模型内部之构造，以对证与吾旧说是否相符，即据以纠正旧图之谬误；一、详究西籍所说人体内部各器官之机能，以勘证与吾旧说如何相合，并借以阐发旧说之精蕴；一、五行生克之说，本不必过拘，但脏腑自有相互之关系，就西医所说脏腑连带关系之理，以参合脏腑互相生克之说，能否相通，即因以考明脏腑生机之流行。①

> 吾意岐黄时，《内经》言气化，必有《外经》论生理解剖、蜡人模型者，惜代远失传耳。……我辈生于今日，何幸西学发明生理解剖，有图有书，读《内经》者参互考证，究以精心，事半功倍，化腐朽为神奇，启新知于旧学，干城吾道，折服彼心，何快如之！时乎时乎，弗可失矣！②

（2）科学方法的引进，使中医更加注重自身的研究和体会，而不是迷信前人虚说，比较典型的例子如前文讲过的王一仁亲口尝药以品评药味。当时很多中医持类似态度，相关言论不胜枚举，比如张锡纯所言：

> 夫犀角与羚羊角同为珍重之药品，而犀角价值尤贵、真者

---

① 杨阶三：《杨如侯著灵素生理新论序二》，《医学杂志》第 15 期，1923 年。
② 佚名：《覆尹医天民先生书》，《医学杂志》第 5 期，1922 年。

尤少，愚实未尝屡屡试用、以定其确实之效验，是以不敢轻加评议，姑悬为阙疑之条，以待同人之研究而已。盖愚于药性，从不敢凭空拟议，必单用屡用、精心实验有得，而后登诸札记，以为异日撰述之蓝本。①

（3）近代中医为交流学术、互为奥援，而创办了大量期刊，虽然也存在不少问题，② 但总体上还是大大增进了同行间的交流，许多经验之方、用药心得若无期刊登载流传，势必散佚无存，此时却能附期刊以留存并与同行相质证，大大加快了学术积累的效率。近代医学史上许多名作也是先在期刊连载再结集出版的。当时的中医对此有清晰的认识：

报纸为言论机关，负代表舆论之责。世界文明之进步，莫不视报纸之多寡为转移。今吾侪欲兴医学，亦须先办医药学报，为入手办法。诚以阅报者愈多，则人才愈众；人才愈众，则学术亦研究而愈精。观夫德日医药之进化无已，莫不赖其研究机关与学报数百十种之力也。返观吾国，医药学报，寥若晨星，安能望学术之进步哉？值兹振兴医药之秋，必先开办医报。月报之外，犹当刊发旬报、日报也。③

再比如张山雷所言：

洎乎近世，集会刊报，互资质证，更可谓渐有进步，此后如能持之以恒，十年以外，必有大可观者。④

---

① 张锡纯：《羚羊角辨》，《医学杂志》第 23 期，1925 年。
② 比如小团体办医刊党同伐异、某些人办刊只为牟利、同一篇文章发布在多家刊物甚至时隔多年仍原篇照登等现象都是存在的。
③ 包伯寅：《致本会书》，《医学杂志》第 4 期，1921 年。
④ 张山雷：《张山雷先生致本会理事长书》，《医学杂志》第 19 期，1924 年。

（4）中医学教育在同人努力下有相当程度之发展，就中药教育来说，不仅各中医学校都有相关课程，而且在北平还出现了专门的中药讲习所。虽然中医学校未获政府立案，但在课程设置、教材编纂等方面均有所突破。在教材编写上，当时有人提出参照西说：

> 创立医校，固刻不容缓；而编订医学教科书，尤宜慎重将事。……历来前贤过于信古执旧，沿袭成讹，遂肇空穴来风之渐，不免食古不化之讥。今宜以旧学为主、新学为辅，避剿说、蕲易行，异议各有依据，择较长之说主之。通其所可通者，其不通者置之阙疑，厘定显豁之书，举要切用，人人可解，务令固有学理，不与西说抵触。东文肤浅，支离不足恃，则以德美之学说辅之。别探奥窍，自辟机械，期于会通为程。金匮、伤寒、脉理、药学、卫生各科讲义，一循此例。蕲望将来各省医校大兴、人才辈出，一洗从前学说不一之弊。①

在药物学教材方面，上海中国医学院第一届毕业生景芸芳毕业后留校任教，自编讲义基本沿袭前人，因此遭人讥笑：

> 闻上海中国医学院药物教授景芸芳女士，系章次公再传弟子，而其药物讲义，亦多袭章的药物。如景者可谓善承衣钵矣！②

但实际上，以今日眼光看来，教材的相对稳定性，正是一门学科走向正规化的标志之一。而且当时有些学校的中药学教育还能与实践结合起来，比如：

> （上海中国医学院）与佛慈大药厂合作，作改良药物之尝

---

① 周筱农：《创立医校宜慎编教科书》，《医学杂志》第 3 期，1921 年。
② 杨念萱：《医界珍闻》，《国医评论》第 1 卷第 4 期，1933 年。

试，并开办医院以资实验。以三年为一阶段，在此阶段之内，获有成效，然后于原有药物学之外，加授新药物学，进而加授新病理学。一俟据有适当之环境，庶中国医学，得以全部革新。①

本书选题涉及的资料极为丰富，包括数量巨大的近代报刊、近代医药界人士的著作及未刊讲义、业内外人士对中西药的观感评价等。限于学力及精力，笔者只不过在这浩如烟海的文献中读取了一小部分，管中窥豹，草草立论，其间必有可商榷之处。这些不足以及大量尚未解决的问题，只能请学界同行指正并开展进一步研究了。

---

① 蒋文芳：《序言》，载《中国医学院第四届毕业纪念刊》，上海中国医学院事务处1933 年版，第 1—3 页。

附　表

近代几部中药学著作① 对中药效用的分类

著作 效用 药名	《本草 汇纂》	《化学实验 新本草》	《实验药 物学》	《新本草 纲目》	《中国药 物学》	《中国药物 学集成》	《最新实验药 物学正续编》	《本草用法 研究》	《大同药 物学》
安息香	温散	祛痰剂	开透剂——幽 香开窍药	芳香药	理气剂	理气剂	芳香药	化痰之剂	
阿芙蓉 （鸦片）	温涩	麻醉剂		镇静药	麻醉剂	麻醉剂		麻醉之剂	镇痛类
阿魏	杀虫	麻醉剂、祛 痰剂	消化剂——消 化虫积药	镇痛药	驱虫剂	驱虫剂	镇痛药	杀虫之剂	催吐类
阿胶	平补	强壮剂		强壮药	理血剂	理血剂	强壮药	润燥之剂	补益类

① 这几部中药学著作的具体信息参见本书 171 页正文及注释。

续表

著作 药名	《本草汇纂》	《化学实验新本草》	《实验药物学》	《新本草纲目》	《中国药物学》	《中国药物学集成》	《最新实验药物学正续编》	《本草用法研究》	《大同药物学》
艾叶	温散		温热剂—温和血分药	通经药	理血剂	理血剂	通经药	逐寒之剂	宣通类
巴豆	毒物	下剂	攻泻剂—攻气泻水药	泻下药	下剂	下剂	泻下药	攻里之剂	
巴戟天	温肾			强壮药	补养剂	补养剂		扶阳之剂	补益类
芭蕉根			清凉剂—大热药；通利剂—通利淋浊药				利尿药（芭蕉）	泻火之剂	通便类
白矾	降痰	收敛剂、吐剂	涌吐剂—涌吐物药	冲动药	收敛剂	收敛剂		涌吐之剂	
白附子	驱风		发散剂—解散风毒药		祛风剂	祛风剂		祛风之剂	
白果	降痰			镇痉药	消毒剂	消毒剂	镇痉药	化痰之剂	
白及	平散			收敛药	理血剂	理血剂	收敛药	理血之剂	外科类
白前	泻水		消化剂—消痰清化药		除痰剂	除痰剂		调气之剂	

药名＼著作名	《本草汇纂》	《化学实验新本草》	《实验药物学》	《新本草纲目》	《中国药物学》	《中国药物学集成》	《最新实验药物学正续编》	《本草用法研究》	《大同药物学》
白术	温补	利尿剂		健胃消化药	补养剂	补养剂	强胃消化药	补养之剂	补益类
白薇	泻热		清凉剂—轻 清血热药					泻火之剂	解表类
白芷	驱风	兴奋剂	发散剂—燥 散风湿药	镇痉药	祛风剂	祛风剂	镇痉药	发表之剂	宣通类
白敛	泻热			镇痛药	诸剂	杂剂	镇痛药	泻火之剂	
白屈菜				腐蚀药					
百草霜	温血					理血剂		理血之剂	
百部	平泻	驱虫药		祛痰药		除痰剂	祛痰药	杀虫之剂	止咳类
百合	平泻			清凉药		除痰剂	清凉药	益阴之剂	补益类
白扁豆	平补			解毒药	健胃剂	健胃剂	解毒药	清暑之剂	
白芥子	温散	刺戟剂				除痰剂		化痰之剂	
白茅根	平泻	下剂	开透剂络药—轻 清透剂；通利利剂—通利 淋浊药	利尿药	理血剂	理血剂	利尿药	泻火之剂	宣通类

续表

药名 \ 著作名	《本草汇纂》	《化学实验新本草》	《实验药物学》	《新本草纲目》	《中国药物学》	《中国药物学集成》	《最新实验药物学正续编》	《本草用法研究》	《大同药物学》
白檀香	温散	麻醉剂		冲动药	理气剂	理气剂	冲动药	调气之剂	
白桃花		下剂	攻泻剂—血污瘀药	泻下药	下剂	下剂	泻下药（桃）		
白头翁	解毒		发散剂—升散郁火药	收敛药	理血剂	理血剂	收敛药	泻火之剂	
白鲜皮	泻湿		发散剂—燥散风湿药			消毒剂		搜湿之剂	
白石英	平散			杂药				逐寒之剂	
柏子仁	平补			强壮药				安神之剂	
败酱草				杂药	补养剂	补养剂	杂录	理血之剂	
斑蝥	下血	刺戟剂		冲动药	消毒剂	消毒剂	冲动药	攻里之剂	外科类
半夏	温散	祛痰	消化剂—消痰温化药	镇静药	除痰剂	除痰剂	镇静药	化痰之剂	
北沙参	平泻			祛痰药			祛痰药	益阴之剂	止咳类
荜茇	温散			镇痛药	祛寒剂	祛寒剂	镇痛药	逐寒之剂	补益类

续表

著作名 ＼ 药名	《本草汇纂》	《化学实验新本草》	《实验药物学》	《新本草纲目》	《中国药物学》	《中国药物学集成》	《最新实验药物学正续编》	《本草用法研究》	《大同药物学》
荜茇			消化剂—消食清化药	健胃消化药				化痰之剂	
草薢	泻湿		通利剂—逐败精药	镇痛药	祛风剂	祛风剂	镇痛药	利水之剂	
荜澄茄	温散	利尿剂	通利剂—通利淋浊药					逐寒之剂	
蓖麻子	发毒	下剂	攻泻剂—攻食生火药（油）	泻下药	下剂	下剂	泻下药	祛风之剂	通便类
萹蓄	泻湿		通利剂—利淋浊药	寄生虫驱除药	利尿剂	利尿剂	寄生虫驱除药	利水之剂	
鳖甲	平泻			强壮药		解热剂	强壮药	益阴之剂	
槟榔	平散	驱虫药	攻泻剂—积泻虫药	寄生虫驱除药	驱虫剂	驱虫剂	寄生虫驱除药	攻里之剂	导滞类
冰片	驱风	麻醉剂	开透剂—香开窍药	兴奋药	麻醉剂	麻醉剂		祛风之剂	宣通类
冰水	解热及清凉剂	解热及清凉剂	清凉剂—大凉气热药						

续表

药名	《本草汇纂》	《化学实验新本草》	《实验药物学》	《新本草纲目》	《中国药物学》	《中国药物学集成》	《最新实验药物学正续编》	《本草用法研究》	《大同药物学》
薄荷	驱风	兴备剂、发表剂	发散剂—凉 散风凉热药	芳香药		发汗剂	芳香药	发表之剂	解表类
补骨脂	温涩		温热剂—热 壮元阳药	强壮药	补养剂	补养剂	强壮药	扶阳之剂	补益类
蚕沙	平散		发散剂—燥 散风湿药	眼科应用药				祛风之剂	
苍术	散燥	解热剂及清凉剂、利尿剂	发散剂—燥 散风湿药	健胃消化药	健胃剂	补养剂	强胃消化药	搜湿之剂	
苍耳子	平散		发散剂—燥 散风湿药	镇痉药		发汗剂	镇痉药	祛风之剂	宣通类
草果	温散							逐寒之剂	化痰类
草豆蔻	温散	强壮剂	温热剂—温 健中气药	健胃消化药	健胃剂	健胃剂		逐寒之剂	
草乌头	驱风	麻醉剂	发散剂—解 散风毒药					祛风之剂	温蕙类
侧柏叶	凉血	利尿剂	清凉剂—大 凉血热药	收敛药	理血剂	理血剂	强壮药	理血之剂	

续表

效用 药名	《本草汇纂》	《化学实验新本草》	《实验药物学》	《新本草纲目》	《中国药物学》	《中国药物学集成》	《最新实验药物学正续编》	《本草用法研究》	《大同药物学》
茶茗	泻火	兴奋剂		兴奋药		消化剂	兴奋药	清暑之剂	
柴胡	散热	解热剂及清凉剂	和解剂—和解表里药	解热药		解热剂	解热药	发表之剂	解表类
蝉蜕	驱风		发散剂—散风热药	解热药	明目剂	明目剂	解热药	祛风之剂	
蟾酥	发毒	兴奋剂		冲动药	消毒剂	消毒剂	冲动药	搜湿之剂	外科类
蟾蜍			消化剂—消化虫积药	寄生虫驱除药		消毒剂		搜湿之剂	
常山	吐散	解热剂及清凉剂	涌吐剂—涌吐痰涎药	寄生虫驱除药	吐剂	吐剂	寄生虫驱除药	涌吐之剂	化痰类
长松						补养剂			
车前子	泻湿	利尿剂	通利剂—通血利溺药	利尿药	利尿剂	利尿剂	利尿药	利水之剂	利尿类
沉香	朴火	杂录		冲动药	理气剂	理气剂	冲动药	调气之剂	导滞类
陈仓米	平朴			收敛药		健胃剂		消导之剂	
辰砂	凉血			镇经药			镇经药		

续表

药名	《本草汇纂》	《化学实验新本草》	《实验药物学》	《新本草纲目》	《中国药物学》	《中国药物学集成》	《最新实验药物学正续编》	《本草用法研究》	《大同药物学》
陈皮	平散	强壮剂	和解剂——和解表里药（新会）	健胃消化药	理气剂	理气剂	强胃消化药	调气之剂	止咳类
赤石脂	收敛	杂录			收敛剂	收敛剂		收湿之剂	镇痉类
赤小豆	泻湿		通利剂——通血利溺药	利尿药	利尿剂	利尿剂	利尿药	利水之剂	
茺蔚子				收敛药				理血之剂	补益类
楮实	滋水			强壮药	补养剂	补养剂			
川乌	补火		发散剂——燥风湿药	冲动药	祛风剂	祛风剂	冲动药	逐寒之剂	温窜类
川芎	驱风	麻醉剂	发散剂——升散郁火药	冲动药	理血剂	理血剂		调气之剂	消食类
川贝母	降痰		消化剂——消痰清化药	祛痰药	除痰剂	除痰剂	祛痰药	化痰之剂	化痰类
川楝子	泻热	驱虫药	通利剂——通血利溺药	寄生虫驱除药	驱虫剂	驱虫剂	寄生虫驱除药	泻火之剂	
川木通	泻湿		通利剂——通淋泄药	利尿药	利尿剂	利尿剂	利尿药	利水之剂	利尿类

续表

药名	《本草汇纂》	《化学实验新本草》	《实验药物学》	《新本草纲目》	《中国药物学》	《中国药物学集成》	《最新实验药物学正续编》	《本草用法研究》	《大同药物学》
穿山甲	驱风		发散剂—解散风毒药	冲动药		祛风剂	冲动药	理血之剂	宣通类
椿皮				收敛药		理血剂	收敛药	收涩之剂	
磁石	镇虚			强壮药	诸剂	杂剂	强壮药	益阴之剂	镇痉类
刺猬皮	泻湿			收敛药			收敛药	理血剂	
雌黄			消化剂—消虫积药	寄生虫驱除药	消毒剂	消毒剂			杀虫类
大风子	杀虫	驱虫药	发散剂—解散风毒药	寄生虫驱除药	消毒剂	消毒剂	寄生虫驱除药	杀虫之剂	外科类
葱叶	散寒			兴奋药			兴奋药		
（鲜）葱白			发散剂（温散风寒药）	兴奋药		发汗剂	兴奋药	发表之剂	解表类
大豆黄卷			消化剂—消食温化药	清凉药	诸剂			搜湿之剂	
大腹皮	平散		攻污剂—攻气污水药	利尿药	利尿剂	利尿剂		利水之剂	导滞类

续表

效用药名	《本草汇纂》	《化学实验新本草》	《实验药物学》	《新本草纲目》	《中国药物学》	《中国药物学集成》	《最新实验药物学正续编》	《本草用法研究》	《大同药物学》
大黄	泻热	下剂	攻泻剂——攻食泻火药	泻下药	下剂	下剂	泻下药	攻里之剂	通便类
大茴香	温散	兴奋剂	温热剂——热壮元阳药	兴奋药					
大戟				引赤发泡药			引赤发泡药		
大蓟	温血			收敛药	理血剂	理血剂	收敛药	理血之剂	收敛类
大麻仁			通利剂——通利淋浊药			润燥剂			
大麦			温热剂——温健中气药					消导之剂	
大蒜头	温散	祛痰剂	消化剂——消痰温化药	寄生虫驱除药	驱虫剂	驱虫剂	寄生虫驱除药	逐寒之剂	
大枣	温补			强壮药		补养剂	强壮药	补养之剂	补益类
玳瑁			开透剂——大凉透络药	解毒药		解毒药	解毒药	益阴之剂	
丹参	下血		清凉剂——轻清血热药	通经药	理血剂	理血剂	通经药	理血之剂	补益类

续表

著作＼效用＼药名	《本草汇纂》	《化学实验新本草》	《实验药物学》	《新本草纲目》	《中国药物学》	《中国药物学集成》	《最新实验药物学正续编》	《本草用法研究》	《大同药物学》
胆矾	吐散	收敛剂、吐剂	涌吐剂—吐毒物药	腐蚀药	吐剂	吐剂	催吐药	涌吐之剂	催吐类
（淡）豆豉	散热		发散剂—散风热药	解表药				发表之剂	
淡竹叶	泻热		清凉剂—轻清气热药	利尿药		利尿剂	利尿药	清暑之剂	除热类
淡竹盐			消化剂—消痰清化药						
当归	温补	强壮剂		通经药	理血剂	理血剂	强壮药	理血之剂	补益类
当药				健胃消化药			强胃消化药		
灯心草	泻湿		开透剂—轻清透络药	利尿药		利尿剂	利尿药	利水之剂	利尿类
地榆	凉血	收敛剂	清凉剂—大凉血热药	收敛药	理血剂	理血剂	收敛药	理血之剂	收敛类
地肤子	泻湿	利尿剂	通利剂—通淋温药	利尿药	利尿剂	利尿剂	利尿药	利水之剂	

续表

药名 ＼ 著作	《本草汇纂》	《化学实验新本草》	《实验药物学》	《新本草纲目》	《中国药物学》	《中国药物学集成》	《最新实验药物学正续编》	《本草用法研究》	《大同药物学》
地骨皮	泻火	强壮剂	清凉剂—轻清血热药	清凉药		解热剂		清暑之剂	
地黄				强壮药	补养剂	补养剂	强壮药		补益类
丁香	温散	兴奋剂		冲动药	理气剂	理气剂	冲动药	逐寒之剂	导滞类
冬瓜			通气利尿剂—通利利尿药				利尿药	利水之剂	
冬瓜子	滋水			利尿药				利水之剂	
冬葵子			通利剂—通利溺药	利尿药		利尿剂		润燥之剂	
冬虫夏草	续增	强壮剂				除痰剂			
豆蔻	温散			健胃消化药	健胃剂	健胃剂		益阴之剂	消食类
独活	驱风		发散剂（温散风寒药）	镇痛药	发汗剂	祛风剂	镇痛药	逐寒之剂	
杜仲	温肾	利尿剂		强壮药	补养剂	补养剂	强壮药	发表之剂	
杜松子		利尿剂		利尿药			利尿药	搜湿之剂	

续表

著作＼效用＼药名	《本草汇纂》	《化学实验新本草》	《实验药物学》	《新本草纲目》	《中国药物学》	《中国药物学集成》	《最新实验药物学正续编》	《本草用法研究》	《大同药物学》
朴硝				催吐药	吐剂	吐剂	催吐药		催吐类
莪术	下血		消化剂——消化祛温化药	健胃消化药	理血剂	理血剂	强胃消化药	理血之剂	导滞类
儿茶	泻热	收敛剂						收湿之剂	收敛类
番泻叶			攻泻剂——攻食泻火药		泻剂	杂剂			通便类
防风	驱风		发散剂——燥散风湿药	解热药	发汗剂、祛风剂	祛风剂	解热药	发表之剂	解表类
防己	泻湿		通利剂——通血利溺药	利尿药	利尿剂	利尿剂	利尿药	利水之剂	逐水类
方解石				健胃消化药			健胃消化药		
肥皂	驱风		攻泻剂——攻气泻水药（圆肥皂子）						
沸水		发表剂							
榧子	杀虫		消化剂——消化虫积药		驱虫剂	驱虫剂		杀虫之剂	

续表

药名＼著作	《本草汇纂》	《化学实验新本草》	《实验药物学》	《新本草纲目》	《中国药物学》	《中国药物学集成》	《最新实验药物学正续编》	《本草用法研究》	《大同药物学》
粉子	温补	强壮剂				补养剂			
蜂蜜				缓和药	润燥剂	润燥剂	缓利药	润燥之剂	通便类
枫香	发毒			芳香药			芳香药	理血之剂	
茯苓	渗湿	利尿剂	通利剂—气利尿药	利尿药	补养剂	利尿剂	利尿药	利水之剂	补益类
茯神（赤苓）	渗湿		通利剂—通血利溺药						
茯神								利水之剂	
抚芎			发散剂—升散清火药					调气之剂	
伏牛花				健胃消化药			强胃消化药		
浮海石	泻热		消化剂—消痰清化药	祛痰药				化痰之剂	
浮萍	平散		发散剂—凉散清热药	解热药	发汗剂	发汗剂	解热药	发表之剂	解表类
附子	补火	麻醉剂	温热剂—热壮元阳药		祛寒剂	祛寒剂	冲动药	逐寒之剂	温寒类

续表

著作 / 药名	《本草汇纂》	《化学实验新本草》	《实验药物学》	《新本草纲目》	《中国药物学》	《中国药物学集成》	《最新实验药物学正续编》	《本草用法研究》	《大同药物学》
覆盆子	温肾			强壮药		补养剂	强壮药	收湿之剂	补益类
干地黄	滋水							益阴之剂	
干漆	下血		攻泻剂—血污疗药	通经药	理血剂	理血剂	通经药	理血之剂	通瘀类
干姜	温散	强壮剂	温热剂—健中气药			祛寒剂		逐寒之剂	温寒类
甘草	平补	缓和剂			补养剂	补养剂	祛痰药	补养之剂	补益类
甘松	温散			芳香药	兴奋剂	兴奋剂	芳香药	逐寒之剂	镇痛类
甘菊	平散		发散剂—凉散风热药		明目剂	明目剂		熄风之剂	
甘遂	泻水	下剂	攻泻剂—气污水药	泻下药	泻水药剂	下剂	泻下药	攻里之剂	逐水类
橄榄			消化剂—化酒毒药	解毒药	收敛剂	收敛剂	解毒药	化痰之剂	
高良姜	温散	强壮剂、祛痰剂	温热剂—健中气药	健胃消化药	健胃剂	健胃剂	强胃消化药	逐寒之剂	温寒类

续表

效用 药名	《本草汇纂》	《化学实验新本草》	《实验药物学》	《新本草纲目》	《中国药物学》	《中国药物学集成》	《最新实验药物学正续编》	《本草用法研究》	《大同药物学》
藁本	驱风		发散剂（温散风寒药）	镇痛药	祛风剂	祛风剂		祛风之剂	
葛根	散热		发散剂——升散郁火药	解热药	发汗剂	发汗剂	解热药	发表之剂	解表类
蛤蚧	补火		消化剂——消痰清化药		诸剂	杂剂		调气之剂	
蛤蜊粉	寒湿								
鸽肉	平补							补养之剂	
钩藤	平泻			镇痉药	祛风剂	祛风剂	镇痉药	熄风之剂	
狗脊	温肾			杂药	补养剂	补养剂		搜湿之剂	
枸杞子	滋水			强壮药	明目剂	明目剂	强壮药	补养之剂	补益类
骨碎补	温血							祛风之剂	外科类
谷精草	温血		发散剂——散风凉热药	眼科应用药		明目剂	眼科应用药	祛风之剂	
谷虫	杀虫		消化剂——消食清化药	健胃消化药					

续表

药名	《本草汇纂》	《化学实验新本草》	《实验药物学》	《新本草纲目》	《中国药物学》	《中国药物学集成》	《最新实验药物学正续编》	《本草用法研究》	《大同药物学》
谷芽			消化剂—消食温化药					消导之剂	
古文钱	下血							理血之剂	
瓜蒂	吐散	吐剂	涌吐剂—涌吐痰涎药	催吐药	吐剂	吐剂	催吐药	涌吐之剂	催吐类
瓜蒌（皮）			清凉剂—轻清气热药						
瓜蒌（根）			清凉剂—大清凉气热药						
瓜蒌（实）	降痰		消化剂—消痰清化药	祛痰药	除痰剂	除痰剂	祛痰药	润燥之剂	止嗽类
贯众	泻热		清凉剂—轻清血热药	解毒药	驱虫剂	驱虫剂	解毒药	泻火之剂	逐水类
广藿香	温散			冲动药	理气剂	理气剂	冲动药	清暑之剂	消食类
龟甲、龟板	滋水			强壮药	补养剂		强壮药	益阴之剂	镇痉类
桂心	温血		温热剂—温血和血分药					逐寒之剂	

续表

药名 \ 著作名	《本草汇纂》	《化学实验新本草》	《实验药物学》	《新本草纲目》	《中国药物学》	《中国药物学集成》	《最新实验药物学正续编》	《本草用法研究》	《大同药物学》
桂枝	驱风	强壮剂	发散剂（温散风寒药）	强壮药	发汗剂、祛风剂	祛风剂		发表之剂	解表类
海带		变质剂	消化剂——消核变质药			变质剂		化痰之剂	
海藻	泻水	变质剂	消化剂——消核变质药	变质解凝药	变质剂	变质剂		化痰之剂	外科类
海蛤壳									
海金沙	泻湿		通利剂——通利淋浊药	利尿药	利尿剂	利尿剂	利尿药	利水之剂	
海螵蛸	温血		温热剂——温和血分药	收敛药	理血剂	理血剂	收敛药	收湿之剂	收敛类
海狗肾、温纳脐	温肾	兴奋剂		强壮药	补养剂	补养剂	强壮药	扶阳之剂	补益类
海桐皮	驱风		发散剂——散风湿药			驱虫剂		搜湿之剂	
寒水石	泻热		清凉剂——大凉血温热药	眼科应用药			杂药	清暑之剂	

续表

药名	《本草汇纂》	《化学实验新本草》	《实验药物学》	《新本草纲目》	《中国药物学》	《中国药物学集成》	《最新实验药物学正编》	《本草用法研究》	《大同药物学》
诃子	收敛			收敛药	收敛剂	收敛剂	收敛药	收涩之剂	收敛类
合欢皮	平补			镇痛药			镇痛药	安神之剂	
何首乌	温肾			强壮药	补养剂	补养剂	强壮药	补养之剂	补益类
荷叶	平散		清凉剂—轻清气热药	收敛药			收敛药	清暑之剂	
荷梗			和解剂—和解三焦药					清暑之剂	
鹤虱	杀虫			寄生虫驱除药			寄生虫驱除药	涌吐之剂	
红花	凉血		温热剂—温和血分药（杜红花）	冲动药	理血剂	理血剂	冲动药	理血之剂	通瘀类
厚朴	散湿		温热剂—温健中气药	健胃消化药	健胃剂	健胃剂	强胃消化药	调气之剂	导滞类
胡椒	温散	兴奋剂	温热剂—温健中气药	健胃消化药	祛寒剂	祛寒剂	强胃消化药	逐寒之剂	消食类
葫芦					利尿剂	利尿剂			

续表

药名	《本草汇纂》	《化学实验新本草》	《实验药物学》	《新本草纲目》	《中国药物学》	《中国药物学集成》	《最新实验药物学正续编》	《本草用法研究》	《大同药物学》
葫芦巴	补火	缓和剂	温热剂——热壮元阳药	缓和药		祛寒剂	缓和药	扶阳之剂	
胡黄连	泻火		清凉剂——大凉血热药	健胃消化药		解热剂	缓和药	泻火之剂	杀虫类
胡麻	滋水			强壮药	润燥剂	润燥剂	强壮药		
胡桃仁	温肾	缓和剂		强壮药	润燥剂	润燥剂	强壮药	润燥之剂	
胡桐泪	吐散							杀虫之剂	
胡荽	温散		开透剂——芳香开药	健胃消化药		祛风剂	强胃消化药		温熏类
虎骨	驱风			镇痛药		祛风剂	镇痛药	祛风之剂	
虎杖			开透剂——轻清透络药	通经药			通经药		
琥珀	泻湿	利尿剂		利尿药	利尿剂	利尿剂	利尿药	安神之剂	镇痉类
槲树皮		收敛剂							
花蕊石	下血				理血剂	理血剂		理血之剂	

续表

药名	《本草汇纂》	《化学实验新本草》	《实验药物学》	《新本草纲目》	《中国药物学》	《中国药物学集成》	《最新实验药物学正续编》	《本草用法研究》	《大同药物学》
滑石	泻湿	杂录	通利剂—利淋浊药	利尿药	利尿剂	利尿剂	利尿药	利水之剂	利尿类
化橘红			发散剂（温散风寒药）					调气之剂	
槐花				收敛药	理血剂	理血剂	收敛药	泻火之剂	
槐角	凉血	驱虫药	通利剂—通逐败精药					泻火之剂	
黄柏	泻火		清凉剂—凉血热药	健胃消化药	解热剂	解热剂		泻火之剂	除热类
黄精	平补		消化剂—消痰清化药	强壮药	补养剂	补养剂		补养之剂	
黄荆沥		强壮剂		祛痰药	祛风剂	祛风剂		化痰之剂	化痰类
黄连	泻火		清凉剂—大凉血热药	健胃消化药	解热剂	解热剂	强胃消化药	泻火之剂	除热类
黄芪	温补			强壮药	补养剂	补养剂	强壮药	补养之剂	补益类
黄芩	泻火	解热剂及清凉剂	清凉剂—轻清气热药	解热药	解热剂	解热剂	解热药	泻火之剂	除热类

续表

药名	《本草汇纂》	《化学实验新本草》	《实验药物学》	《新本草纲目》	《中国药物学》	《中国药物学集成》	《最新实验药物学正续编》	《本草用法研究》	《大同药物学》（黄）
黄药子			清凉剂—大凉血热药		消毒剂	消毒剂		泻火之剂	
火麻仁	滋水							润燥之剂	通便类
火气		兴奋剂							
火酒		兴奋剂							
火油		驱虫药							
鸡内金		强壮剂	消食剂—消化药		消化剂	消化剂		补养之剂	消食类
鸡子			消化剂—温化药	强壮药			强壮药	补养之剂	补益类（黄）
蒺藜	驱风			冲动药	润燥剂	润燥剂	冲动药	祛风之剂	
鲫鱼	温补				明目剂	明目剂		利水之剂	
姜黄	下血		发散剂—散风湿药	通经药	理血剂	理血剂	通经药	搜湿之剂	
僵蚕	平散		发散剂—凉散风热药	冲动药	祛风剂	祛风剂	冲动药	祛风之剂	

续表

药名	《大同药物学》	《本草用法研究》	《最新实验药物学正续编》	《中国药物学集成》	《中国药物学》	《新本草纲目》	《实验药物学》	《化学实验新本草》	《本草汇纂》
椒目							通利剂——通气利尿药		
接骨木花		逐寒之剂	解热药		诸剂	解热药		发表剂	
金橘皮		调气之剂		祛风剂	祛风剂		消食化剂——消食温化药		
金雀花							通利剂——通气利尿药	利尿剂	
金银花		清暑之剂	解毒药	消毒剂	消毒剂	解毒药	发散剂——凉散风热药		解毒
金樱子	收敛类	收涩之剂	收敛药	收敛剂	收敛剂			收敛剂	收敛
金汁							清凉剂——大凉凉血热药		泻热
京大戟	逐水类	攻里之剂	泻下药	下剂	泻水药	泻下药	攻泻剂——攻气泻水药	下剂	泻水
荆芥	解表类	发表之剂	解热药	发汗剂	发汗剂	解热药	发散剂——凉散风热药	解热剂及清凉剂	驱风
景天			解毒药	祛风剂	祛风剂	解毒药			解毒

续表

药名＼著作 效用	《本草汇纂》	《化学实验新本草》	《实验药物学》	《新本草纲目》	《中国药物学》	《中国药物学集成》	《最新实验药物学正续编》	《本草用法研究》	《大同药物学》
桔梗	散寒	祛痰剂	和解剂—和解三焦药	祛痰药	除痰剂	除痰剂	祛痰药	发表之剂	止咳类
芥子		刺戟剂		引赤发泡药			引赤发泡药		外科类
芥末		吐剂			吐剂				
酒	温血		温热剂—温和血分药（绍酒）	兴奋药	兴奋剂	兴奋剂		理血之剂	导滞类
韭菜	温血			冲动药	理血剂	冲动药		扶阳之剂	
菊花	平散			清凉药			清凉药		解表类
橘络			开透剂—轻清透络药					调气之剂	
卷柏	凉血			收敛药			收敛药		
决明子	驱风		发散剂—散风热药	眼科应用药			眼科应用药	祛风之剂	
咖啡		兴奋剂							
空青	泻热					明目剂		涌吐之剂	

续表

药名＼著作／效用	《本草汇纂》	《化学实验新本草》	《实验药物学》	《新本草纲目》	《中国药物学》	《中国药物学集成》	《最新实验药物学正续编》	《本草用法研究》	《大同药物学》
苦丁茶			发散剂——凉散风热药					清暑之剂	
苦参	泻湿	强壮剂	清凉剂——大凉血热药	健胃清化药		解热剂	强胃消化药	杀虫之剂	杀虫类
苦楝皮		驱虫药	消化剂——消化虫积药						
苦杏仁	下气	祛痰剂	发散剂（温散风寒药）	镇静药	除痰剂	除痰剂	镇静药	化痰之剂	止咳类
款冬花	平散			祛痰药	除痰剂	除痰剂	祛痰药	调气之剂	止咳类
昆布	泻水	变质剂	消化剂——消核变质药		变质剂	变质剂	变质解凝药	化痰之剂	外科类
硵礅灰	平补		通利剂——通利败精药						
蜡				赋形药		润燥剂			外科类
辣椒		刺戟剂		寄生虫驱除药		兴奋剂	寄生虫驱除药	逐寒之剂	
莨菪		麻醉剂		镇痛药	麻醉剂	麻醉剂	镇痛药	麻醉之剂	镇痛类

续表

效用 药名	《本草汇纂》	《化学实验新本草》	《实验药物学》	《新本草纲目》	《中国药物学》	《中国药物学集成》	《最新实验续编》	《本草用法研究》	《大同药物学》
莱菔子	吐散		涌吐剂——吐痰涎药	健胃消化药	除痰剂	除痰剂	强胃消化药	消导之剂	消食类
冷水		解热剂及清凉剂	清凉剂——大气清热药						
雷丸	杀虫		消化剂——消虫积药	寄生虫驱除药	驱虫剂	驱虫剂	寄生虫驱除药	杀虫之剂	杀虫类
梨	泻热		消化剂——消痰清化药		润燥剂	润燥剂		润燥之剂	
藜芦	吐散	解热剂及清凉剂	涌吐剂——涌吐毒物药	催吐药	吐剂	吐剂		涌吐之剂	催吐类
荔枝	温补			变质解凝药			变质解凝药		
荔枝核	泻热		清凉剂——大凉血热药		理气剂			逐寒之剂	
鲤鱼胆	泻热		开透剂——幽香开药物药	变质解凝药			变质解凝药		
连翘	泻热				解热剂	解热剂	变质解凝药	泻火之剂	除热类

著作／效用 药名	《本草汇纂》	《化学实验新本草》	《实验药物学》	《新本草纲目》	《中国药物学》	《中国药物学集成》	《最新实验药物学正续编》	《本草用法研究》	《大同药物学》
连翘心			开透剂—芳香开窍药						
连钱草	温湿			强壮药			强壮药		
莲子	温湿			强壮药		消毒剂		清暑之剂	
莲须					补养剂			清暑之剂	
莲藕	下血		清凉剂—轻清血热药		理血剂	理血剂		清暑之剂	
羚羊角	泻火		开透剂—凉透络药	镇痉药	解热剂	解热剂	镇痉药	熄风之剂	除热类
凌霄花	凉血		消化剂—消淤清化药	通经药	理血剂	理血剂	通经药		
刘寄奴	下血		攻泻剂—攻血污疗药	杂药			杂录	理血之剂	
柳树皮		强壮剂					强壮药		外科类
硫黄	补火	下剂	攻泻剂—攻积污血虫药	寄生虫驱除药	祛寒剂	祛寒剂	除虫药	逐寒之剂	温暑类

续表

药名\著作	《本草汇纂》	《化学实验新本草》	《实验药物学》	《新本草纲目》	《中国药物学》	《中国药物学集成》	《最新实验药物学正续编》	《本草用法研究》	《大同药物学》
龙胆草	泻火	强壮剂	清凉剂—大凉血泻热药	健胃消化药	解热剂	解热剂	强壮药	泻火之剂	除热类
龙骨	寒湿			强壮药	收敛剂	收敛剂		安神之剂	镇轻类
龙眼肉	温补	强壮剂		强壮药		补养剂	强壮药	补养之剂	补益类
蝼蛄	泻水		通利剂—通血利溺药	利尿药		利尿剂	利尿药	利水之剂	
藜芦	解毒			冲动药			冲动药	泻火之剂	外科类
硇砂	毒物			祛痰药	理血剂	理血剂	祛痰药	消导之剂	利尿类
芦根	泻热		开透剂—清透络药	清凉药	润燥剂	润燥剂	清凉药	清暑之剂	通便类
芦荟	杀虫	下剂	攻泻剂—攻血泻瘀药	泻下药	解热剂	解热剂	泻下药	泻火之剂	
炉甘石	平散			眼科应用药	明目剂	明目剂	眼科应用药	搜湿之剂	外科类
鹿						补养剂	强壮药		
鹿胶	温胃			强壮药				扶阳之剂	
鹿茸	补火			强壮药	补养剂		强壮药	扶阳之剂	补益类

续表

效用 药名	《本草汇纂》	《化学实验新本草》	《实验药物学》	《新本草纲目》	《中国药物学》	《中国药物学集成》	《最新实验药物学正续编》	《本草用法研究》	《大同药物学》
鹿角		强壮剂						扶阳之剂	外科类
绿豆	解毒		清凉剂—轻清气热药	强壮药			解毒药	清暑之剂	
律草				健胃消化药			强胃消化药		
络石藤			发散剂—凉散风寒热药	强壮药				祛风之剂	
萝藦				强壮药		润燥剂	强壮药		
落花生				强壮药			强壮药		
麻黄	散寒	发表剂	发散剂（温散风寒药）	解热药	发汗剂	发汗剂	解热药	发表之剂	解表类
马鞭草	解毒			通经药		消毒剂	通经药	理血之剂	
马勃				收敛药		理血剂	收敛药	泻火之剂	
马兜铃	平散		清凉剂—轻清气热药	祛痰药	除痰剂	除痰剂	祛痰药	调气之剂	
马钱子		兴奋剂		兴奋药	消毒剂	消毒剂		麻醉之剂	
麦门冬	平泻	祛痰剂		祛痰药	润燥剂	润燥剂	祛痰药	清暑之剂	补益类

续表

著作＼药名（效用）	《本草汇纂》	《化学实验新本草》	《实验药物学》	《新本草纲目》	《中国药物学》	《中国药物学集成》	《最新实验药物学正续编》	《本草用法研究》	《大同药物学》
麦芽	温散	强壮剂	消化剂——消食温化药	健胃消化药	消化剂	消化剂		消导之剂	消食类
蔓荆子	散湿		发散剂——凉散风热药	强壮药	祛风剂	祛风剂	强壮药	祛风之剂	
曼陀罗		麻醉剂		镇痉药	麻醉剂	麻醉剂	镇痉药		外科类
芒硝（元明粉）	泻热	下剂	攻泻剂——攻里泻火药		下剂	下剂		攻里之剂	
玫瑰花		收敛剂		收敛药			收敛药	调气之剂	化痰类
礞石	降痰		消化剂——消痰温化药		除痰剂	除痰剂		化痰之剂	通瘀类
虻虫	下血	杂录	攻泻剂——攻血泻瘀药		理血剂	理血剂		理血之剂	外科类
密陀僧	镇虚			收敛药	消毒剂	消毒剂	收敛药	化痰之剂	
密蒙花	泻热		清凉剂——轻清血热药	眼科应用药	明目剂	明目剂	眼科应用药	熄风之剂	
明矾		收敛剂		收敛药			收敛药		收敛类
没药	下血	祛痰剂		收敛药	理血剂	理血剂	收敛药	理血之剂	镇痛类

续表

效用药名	《本草汇纂》	《化学实验新本草》	《实验药物学》	《新本草纲目》	《中国药物学》	《中国药物学集成》	《最新实验药物学正续编》	《本草用法研究》	《大同药物学》
墨	温血							理血之剂	
没石子	温涩				收敛剂	收敛剂		收涩之剂	外科类
牡蛎	寒涩			健胃消化药	收敛剂	收敛剂	健胃消化药	收涩之剂	镇痉类
牡丹皮	泻火	解热剂及清凉剂	开透剂—轻清透络药	通经药	理血剂	理血剂	通经药	泻火之剂	
木瓜	收敛	防菌及消毒药		镇痉药	理气剂	理气剂	镇痉药	搜湿之剂	
木炭、骨炭		强壮剂				消毒剂			
木香	温散			健胃消化药	理气剂	理气剂	强胃消化药	调气之剂	导滞类
木贼	平散		发散剂（温散风寒药）	解热药	明目剂	明目剂	解热药	祛风之剂	解表类
木鳖子				冲动药	消毒剂	消毒剂	冲动药	麻醉之剂	镇痛类
南瓜子		驱虫药		寄生虫驱除药			寄生虫驱除药		
南沙参								益阴之剂	补益类
南天		强壮剂		强壮药			强壮药		

续表

药名 \ 著作名	《本草汇纂》	《化学实验新本草》	《实验药物学》	《新本草纲目》	《中国药物学》	《中国药物学集成》	《最新实验药物学正续编》	《本草用法研究》	《大同药物学》
牛黄	降痰		开透剂——香开药药	清凉药		解热剂		泻火之剂	化痰类
牛肉	温补				补养剂			润燥之剂	
牛胆汁		下剂	清凉剂——大凉血热药			下剂		润燥之剂	
牛奶		强壮剂						润燥之剂	
牛膝	滋水		通利剂——逐败精药	镇痛药	理血剂	理血剂	镇痛药	搜湿之剂	通瘀类
牛蒡子	解毒		发散剂——凉散风热药		诸剂	解热剂		发表之剂	
女贞子	平补			强壮药	补养剂	补养剂		益阴之剂	
螃蟹	下血							理血之剂	
佩兰	温散							清暑之剂	
硼砂	降痰	防腐及消毒药	消化剂——消痰清化药	解毒药	消毒剂	消毒剂	解毒药	涌吐之剂	外科类
硼酸		防腐及消毒药				消毒剂			

续表

效用 药名 \ 著作	《本草汇纂》	《化学实验新本草》	《实验药物学》	《新本草纲目》	《中国药物学》	《中国药物学集成》	《最新实验药物学正续编》	《本草用法研究》	《大同药物学》
砒石	毒物							杀虫之剂	杀虫类
砒霜		变质剂		寄生虫驱除药	变质剂	变质剂	除虫药		
枇杷叶	泻火		清凉剂—清气热药　轻	清凉药	除痰剂	除痰剂	清凉药	调气之剂	
朴硝	泻热	下剂		泻下药	下剂	下剂	泻下药	攻里之剂	通便类
蒲黄	下血		通利剂—通血利溺药	收敛药	理血剂	理血剂	收敛药	理血之剂	利尿类
蒲公英	凉血	强壮剂、利尿剂	清凉剂—清血热药　轻	变质解凝药	变质剂	变质剂	强壮药	泻火之剂	外科类
葡萄		缓和剂		缓和药		润媒剂	缓和药		
蕲蛇	驱风		发散剂—散风毒药	冲动药	祛风剂	祛风剂	冲动药	祛风之剂	
茅苍	解毒		解	解毒药	消毒剂	消毒剂	解毒药	泻火之剂	
牵牛子	泻热	下剂	攻泻剂—攻气泻水药	泻下药	下剂	下剂	泻下药	攻里之剂	逐水类
铅丹						消毒剂	除虫药	调气之剂	

续表

著作〔效用〕药名	《本草汇纂》	《化学实验新本草》	《实验药物学》	《新本草纲目》	《中国药物学》	《中国药物学集成》	《最新实验药物学正续编》	《本草用法研究》	《大同药物学》
铅粉		收敛剂		收敛药			收敛药	调气之剂	
千年健			发散剂—燥湿祛风药						
前胡	泻热		消化剂—消痰清化药	祛痰药	除痰剂	除痰剂	祛痰药	发表之剂	解表类
芡实	温涩			强壮药	收敛剂	收敛剂	强壮药	收涩之剂	收敛类
茜草	下血			通经药	理血剂	理血剂	通经药	理血之剂	通瘀类
羌活	驱风		发散剂—燥湿祛风药	镇痛药	发汗剂		镇痛药	发表之剂	解表类
蜣螂			攻泻剂—攻泻积虫药	镇痉药			镇痉药	消导之剂	
秦艽	散湿		发散剂—凉散风热药	解热药	祛风剂	祛风剂	解热药	发表之剂	解表类
秦皮	泻热			眼科应用药	祛风剂	祛风剂		泻火之剂	
青黛	泻火		清凉剂—大凉血热药	清凉药	解热剂	解热剂	清凉药	泻火之剂	除热类

续表

著作名 效用药名	《本草汇纂》	《化学实验新本草》	《实验药物学》	《新本草纲目》	《中国药物学》	《中国药物学集成》	《最新实验药物学正续编》	《本草用法研究》	《大同药物学》
青蒿	平泻		和解剂—和解三焦药	解热药	解热剂	解热剂	解热药	清暑之剂	解表类
青皮	平散		和解剂—和解表里药		理气剂	理气剂		调气之剂	
青葙子	泻热		发散剂—散风热药	眼科应用药	明目剂	明目剂	眼科应用药	祛风之剂	
青盐	泻热		清凉剂—凉血热药						
青鱼胆	凉血		清凉剂—凉血热药			明目剂			
轻粉	杀虫		攻泻剂—攻积泻虫药	变质解凝药	变质剂	变质剂	变质解凝药	搜湿之剂	杀虫类
秋石	泻热	杂录						泻火之剂	
蚯蚓	解毒		开透剂—凉透络药	解热药			解热药	泻火之剂	
瞿麦	泻水		通利剂—通利淋浊药	利尿药	利尿剂	利尿剂	利尿药	利水之剂	

续表

著作 / 效用 药名	《本草汇纂》	《化学实验新本草》	《实验药物学》	《新本草纲目》	《中国药物学》	《中国药物学集成》	《最新实验药物学正续编》	《本草用法研究》	《大同药物学》
全蝎	驱风		发散剂—解散风毒药	镇痉药	祛风剂	祛风剂	镇痉药	祛风之剂	
拳参		收敛剂		收敛药			收敛药		
芫花	泻水			利尿药					逐水类
热气						兴奋剂			
人乳	滋水			强壮药		补养剂	强壮药	润燥之剂	补益类
人参	温补	强壮剂		强壮药	补养剂	补养剂		补养之剂	补益类
人中白	泻火		清凉剂—大凉血热药	强壮药				泻火之剂	
人中黄	解毒		清凉剂—大凉血热药	解热药				泻火之剂	
肉桂	补火	强壮剂	温热剂—温和血分药（官桂）	强壮药	祛寒剂	祛寒剂	强壮药	逐寒之剂	温寒类
肉苁蓉	温胃			强壮药	补养剂	补养剂	强壮药	润燥之剂	补益类
肉豆蔻	温涩	兴奋剂	温热剂—温健中气药	健胃消化药	健胃剂	健胃剂	强胃消化药	逐寒之剂	消食类

著作名〔效用〕药名	《本草汇纂》	《化学实验新本草》	《实验药物学》	《新本草纲目》	《中国药物学》	《中国药物学集成》	《最新实验药物学正续编》	《本草用法研究》	《大同药物学》
肉膏		强壮剂							
乳香	温血	兴奋剂		镇痛药	理气剂	理气剂	镇痛药	理血之剂	镇痛类
蕤核	平散		清凉剂——轻 清血热药					祛风之剂	
三白草			通利剂——通 气利尿药						
三棱	下气		消化剂——消 涤温化药	镇痉药	理血剂	理血剂	镇痉药	理血之剂	导滞类
三七	下血			收敛药	理血剂	理血剂	收敛药	理血之剂	通瘀类
桑叶			发散剂——凉 散风热药	解热药	清剂				解表类
桑枝			消化剂——消 食清化药（童） 通利剂——通 气利尿药		清剂				
桑白皮	泻火			祛痰药	清剂	除痰剂		泻火之剂	止咳类
桑寄生	平补			强壮药	补养剂	补养剂	强壮药	搜湿之剂	
桑螵蛸	滋水			强壮药	补养剂	补养剂	强壮药	收湿之剂	收敛类

续表

效用 药名 ＼ 著作	《本草汇纂》	《化学实验新本草》	《实验药物学》	《新本草纲目》	《中国药物学》	《中国药物学集成》	《最新实验药物学正续编》	《本草用法研究》	《大同药物学》
秦艽		强壮剂		强壮药	诸剂		强壮药		
砂仁	温散				健胃剂	健胃剂			
山奈	温散			解毒药				逐寒之剂	
山慈菇	解毒			解毒药	消毒剂	消毒剂	解毒药	泻火之剂	
山茶花			清凉剂——轻清血热药					理血之剂	
山药	平补			强壮药	补养剂	补养剂	强壮药	补养之剂	
山楂	平泻		消化剂——消食温化药	健胃消化药	消化剂	消化剂	强胃消化药	消导之剂	消食类
山豆根	解毒		清凉剂——大凉血热药	解毒药		解热剂	解毒药	泻火之剂	
山茱萸	收敛	强壮剂		强壮药	补养剂	补养剂	强壮药	收涩之剂	补益类
商陆	泻水	利尿剂	攻泻剂——攻气逐水药	利尿药	泻水药剂	利尿剂	利尿药	攻里之剂	逐水类

续表

药名	《本草汇纂》	《化学实验新本草》	《实验药物学》	《新本草纲目》	《中国药物学》	《中国药物学集成》	《最新实验药物学正续编》	《本草用法研究》	《大同药物学》
芍药（赤芍／白芍）	白芍：收敛	兴奋剂；白芍收敛	消化剂—消化药	镇痛药	理血剂	理血剂	镇痛药	泻火之剂	补益类
蛇床子	补火		发散剂—燥散风湿药	强壮药	消毒剂	消毒剂	强壮药	搜湿之剂	外科类
射干	泻火			泻下药	诸剂	杂剂	泻下药	泻火之剂	
蛇蜕	驱风		发散剂—解散风毒药	寄生虫驱除药			除虫药	祛风之剂	
蛇胆汁			清凉剂—大凉血热药						
麝香		兴奋剂	开透剂—芳香开窍药	兴奋药	兴奋剂	兴奋剂	兴奋药	祛风之剂	宣通类
神曲	平散		消化剂—消食温化药	健胃消化药	消化剂	消化剂		消导之剂	消食类
升麻	散热		发散剂—升散郁火药	解热药	发汗剂、祛风剂	祛风剂	解热药	涌吐之剂	解表类

续表

药名	《本草汇纂》	《化学实验新本草》	《实验药物学》	《新本草纲目》	《中国药物学》	《中国药物学集成》	《最新实验药物学正续编》	《本草用法研究》	《大同药物学》
生地	凉血		清凉剂——凉血热药 大					益阴之剂	
生姜	散寒	强壮剂	发散剂（温散风寒药）	健胃消化药	健胃剂	健胃剂	强胃消化药	逐寒之剂	
石膏	泻热	杂录	清凉剂——清凉气热药 大	清凉药	解热剂	解热剂	清凉药	清暑之剂	除热类
石斛	平泻			健胃消化药	补养剂	补养剂	强胃消化药	益阴之剂	
石灰	温散			收敛药		理血剂	收敛药	理血之剂	外科类
石韦	泻水		通利剂——通气利尿药	利尿药	利尿剂	利尿剂	利尿药	利水之剂	
石菖蒲	温散	强壮药	开透剂——芳香开窍药	健胃消化药	补养剂	补养剂	强胃消化药	化痰之剂	宣通类
石决明	泻热			眼科应用药	明目剂	明目剂	眼科应用药	熄风之剂	
石榴皮	杀虫	收敛剂		收敛药			收敛药	收涩之剂	收敛类
石榴根皮		驱虫药	消化剂——消化虫积药						
石钟乳	补火			强壮药	补养剂	补养剂	强壮药	调气之剂	

药名	《本草汇纂》	《化学实验新本草》	《实验药物学》	《新本草纲目》	《中国药物学》	《中国药物学集成》	《最新实验药物学正续编》	《本草用法研究》	《大同药物学》
石长生		祛痰剂		祛痰药			祛痰药		
石楠叶	平散			强壮药			强壮药	祛风之剂	
石燕	泻湿							泻火之剂	
石蒜			涌吐剂—涌吐痰涎药	催吐药			催吐药		催吐类
食盐	泻热	变质剂				变质剂		泻火之剂	催吐类
使君子	温散	驱虫药	消化剂—消化虫积药	寄生虫驱除药	驱虫剂	驱虫剂	寄生虫驱除药	杀虫之剂	杀虫类
柿					润燥剂			润燥之剂	
柿蒂	泻热			杂药			杂录	润燥之剂	
柿霜			消化剂—消痰清化药					润燥之剂	通便类
熟地	温肾							益阴之剂	
蜀葵根		缓和剂		利尿药	诸剂		利尿药		
蜀漆									催吐类

续表

著作\效用\药名	《本草汇纂》	《化学实验新本草》	《实验药物学》	《新本草纲目》	《中国药物学》	《中国药物学集成》	《最新实验药物学正续编》	《本草用法研究》	《大同药物学》
鼠妇				引赤发泡药		利尿剂	引赤发泡药		
水蛭	下血	杂录	攻泻剂—泻血瘀瘀药	引赤发泡药		理血剂	引赤发泡药	理血之剂	通瘀类
水牛角									
水银	杀虫	变质剂		变质解凝药	变质剂	变质剂	变质解凝药	杀虫之剂	杀虫类
丝瓜			清凉剂—清气热药	解毒药		消毒剂	解毒药		
松脂	温散			赋形药	诸剂	杂剂			
松叶（青）			开透剂—清透络药					搜湿之剂	外科类
苏木	下血	收敛剂	消化剂—消淤温化药	变质解凝药	理血剂	理血剂	变质解凝药	理血之剂	
苏合香	温散	驱虫药	开透剂—芳香开窍药	冲动药	理气剂	理气剂	冲动药	祛风之剂	导滞类
酸枣仁	收敛			镇静药	收敛剂	收敛剂	镇静药	安神之剂	补益类
锁阳	温肾					补养剂		润燥之剂	

续表

效用药名\著作名	《本草汇纂》	《化学实验新本草》	《实验药物学》	《新本草纲目》	《中国药物学》	《中国药物学集成》	《最新实验药物学正续编》	《本草用法研究》	《大同药物学》
桃仁	下血	麻醉剂	攻泻剂—攻血泻瘀药	冲动药	理血剂	理血剂		理血之剂	通瘀类
藤黄				泻下药				杀虫之剂	外科类
天门冬	泻火	祛痰剂		祛痰药	润燥剂	润燥剂	祛痰药	益阴之剂	
天麻	驱风			镇痉药	祛风剂	祛风剂	镇痉药	熄风之剂	
天花粉	降痰	祛痰			润燥剂	润燥剂		润燥之剂	
天灵盖				强壮药				杀虫之剂	
天南星	驱风		消化剂—消痰温化药	冲动药	除痰剂	除痰剂	冲动药	化痰之剂	化痰类
天仙藤	温血				祛风剂	祛风剂		祛痰之剂	
天名精	杀虫	吐剂			理血剂	理血剂			
天竺黄	泻热		消化剂—消痰清化药	镇痉药	祛风剂	祛风剂	镇痉药	化痰之剂	化痰类
田螺	泻水					杂剂		泻火之剂	
铁粉	镇健			强壮药	理血剂	理血剂	强壮药	熄燥之剂	镇痉类

续表

效用名\药名	《本草汇纂》	《化学实验新本草》	《实验药物学》	《新本草纲目》	《中国药物学》	《中国药物学集成》	《最新实验药物学正续编》	《本草用法研究》	《大同药物学》
通草	渗湿		通利剂——气利、利尿药			利尿剂		利水之剂	
蜂通草			开透剂——轻清透络药；通利剂——通血利溺药					利水之剂	
铜青	泻热					杂剂		涌吐之剂	
童便	泻火		清凉剂——大凉血热药	收敛药					
葶苈子	泻水		通利剂——气利、利尿药	利尿药	泻水药剂	除痰剂	利尿药	攻里之剂	逐水类
土茯苓	渗湿	变质剂	通利剂——通血利溺药	变质解凝药	变质剂	变质剂	变质解凝药	利水之剂	
土荆芥				健胃消化药			强胃消化药		
菟丝子	温肾			强壮药	补养剂	补养剂	强壮药	扶阳之剂	补益类
瓦楞子	下血		消化剂——消痰温化药			理血剂		化痰之剂	

药名＼著作	《本草汇纂》	《化学实验新本草》	《实验药物学》	《新本草纲目》	《中国药物学》	《中国药物学集成》	《最新实验药物学正续编》	《本草用法研究》	《大同药物学》
王不留行	温血			通经药	理血剂	理血剂	通经药	理血之剂	
葳蕤	平补			镇痛药	补养剂	补养剂	镇痛药		外科类
威灵仙	驱风		发散剂（温散风寒药）	镇痛药	祛风剂	祛风剂	镇痛药	祛风之剂	镇痛类
蜗牛	解毒			利尿药		利尿剂	利尿药	泻火之剂	利尿类
乌梅	收敛			寄生虫驱除药		解热剂		收湿之剂	杀虫类
乌药	温散			冲动药	理气剂	理气剂	冲动药	调气之剂	镇痛类
乌梢蛇				变质解凝药	祛风剂	祛风剂	变质解凝药	祛风之剂	
无花果		缓利剂		缓和药		润燥剂	缓和药		
芜荑	平散		消化剂——消化虫积药	寄生虫驱除药	驱虫剂	驱虫剂		杀虫之剂	
吴茱萸	温散	强壮剂	温热剂——温中健胃药	冲动药	祛寒剂	祛寒剂	冲动药	逐寒之剂	温寒类
蜈蚣	驱风		发散剂——解散解毒药	冲动药	祛风剂	祛风剂	冲动药	祛风之剂	外科类

续表

药名	《本草汇纂》	《化学实验新本草》	《实验药物学》	《新本草纲目》	《中国药物学》	《中国药物学集成》	《最新实验药物学正续编》	《本草用法研究》	《大同药物学》
五倍子	寒湿	收敛剂		收敛药	收敛剂	收敛剂	收敛药	收湿之剂	收敛类
五加皮	平散		发散剂—燥散风湿药	镇痛药	祛风剂	祛风剂	镇痛药	搜湿之剂	
五灵脂	下血		攻泻剂—攻血泻瘀药	收敛药	理血剂	理血剂	收敛药	理血之剂	通瘀类
五味子	收敛			祛痰药	收敛剂	收敛剂	祛痰药	收湿之剂	止咳类
无名异	凉血	兴奋剂		收敛药	消毒剂	消炎药	收敛药		
犀角	泻火		开透剂—凉透络药	解热药	解热剂	解热剂	解热药	泻火之剂	除热类
西瓜	泻热		清凉剂—凉血清热药	利尿药	利尿剂	利尿剂	利尿药	清暑之剂	
西瓜硝			开透剂—凉透络药					清暑之剂	
西洋参	温补							益阴之剂	
稀莶草	平散		发散剂—燥散风湿药	冲动药	祛风剂	祛风剂	冲动药	搜湿之剂	外科类

续表

药名 ＼ 著作	《本草汇纂》	《化学实验新本草》	《实验药物学》	《新本草纲目》	《中国药物学》	《中国药物学集成》	《最新实验药物学正续编》	《本草用法研究》	《大同药物学》
细辛	散寒	杂录	发散剂——升散郁火药	镇痛药	发汗剂、祛风剂	祛风剂	镇痛药	发表之剂	止咳类
夏枯草	平散		清凉剂——轻清血热药	变质解凝药	明目剂	明目剂	变质解凝药	清暑之剂	外科类
仙茅	补火		温热剂——壮元阳药	强壮药	补养剂	补养剂		扶阳之剂	
仙鹤草			清凉剂——轻清血热药						
鲜竹叶			发散剂——凉散风热药						
香附	温散		和解剂——解三焦药	通经药	理气剂	理气剂	通经药	调气之剂	导滞类
香薷	散热		发散剂（温散风寒药）	解热药	发汗剂	发汗剂	解热药	清暑之剂	解表类
香橼			消化剂——消食温化药		理气剂	理气剂		调气之剂	
象牙	发毒							泻火之剂	

续表

药名	《本草汇纂》	《化学实验新本草》	《实验药物学》	《新本草纲目》	《中国药物学》	《中国药物学集成》	《最新实验药物学正续编》	《本草用法研究》	《大同药物学》
相思子		驱虫药		寄生虫驱除药		消毒剂	寄生虫驱除药		
小茴香	温散	兴奋剂		健胃消化药	健胃剂	健胃剂	强胃消化药	逐寒之剂	
小蓟	温血	解热剂及清凉剂						理血之剂	收敛类
硝石				清凉药		解热剂	清凉药		通便类
缬草	温散	兴奋剂		镇痉药			镇痉药		
薤白	驱风							润燥之剂	宣通类
辛夷			发散剂（温散风寒药）	冲动药	祛风剂	祛风剂	冲动药	祛风之剂	宣通类
新绛			开透剂—轻清透络药						
雄蚕蛾	补火							祛风之剂	
雄黄	温散		消化剂—消化虫积药	腐蚀药	消毒剂	消毒剂	腐蚀药	杀虫之剂	杀虫类
熊胆	泻热		清凉剂—大凉血热药	镇痉药	明目剂	明目剂	镇痉药	泻火之剂	镇痉类

药名	《本草汇纂》	《化学实验新本草》	《实验药物学》	《新本草纲目》	《中国药物学》	《中国药物学集成》	《最新实验药物学正续编》	《本草用法研究》	《大同药物学》
续断	温肾			镇痛药	补养剂	补养剂	镇痛药	搜湿之剂	
续随子	泻水	下剂	攻泻剂—气泻水药	泻下药	理血剂	理血剂	泻下药	攻里之剂	
楂草	平泻		通利剂—通利淋浊药（根）						
玄参	泻火		清凉剂—轻清泄热药	清凉药		解热剂	清凉药	益阴之剂	补益类
旋覆花	下气		消化剂—消痰温化药	祛痰药	诸剂	理气剂	祛痰药	调气之剂	止咳类
慈姑子		收敛剂					收敛药		
血竭	下血			收敛药	理血剂	理血剂	收敛药	理血之剂	镇痛类
血余炭	凉血								收敛类
雪水	泻热		清凉剂—大凉气热药						
烟草	温散	兴奋剂		兴奋药		兴奋剂	兴奋药		
鸦胆子			攻泻剂—攻积泻虫药			杂剂		麻醉之剂	

续表

药名 \ 著作名	《本草汇纂》	《化学实验新本草》	《实验药物学》	《新本草纲目》	《中国药物学》	《中国药物学集成》	《最新实验药物学正续编》	《本草用法研究》	《大同药物学》
鸭肉	平补							益阴之剂	
延胡索	温散			镇痛药	理血剂	理血剂	镇痛药	理血之剂	通瘀类
燕窝	平补							益阴之剂	
阳起石	补火	杂录	温热剂——壮元阳药	强壮药	补养剂	补养剂		扶阳之剂	温暖类
羊肉	平补				补养剂	补养剂		补养之剂	
羊踯躅、闹羊花		麻醉剂			麻醉剂	麻醉剂		麻醉之剂	
芫花	泻水		攻泻剂——气泻水药	泻下药	泻水药剂	利尿剂	泻下药	攻里之剂	逐水类
夜明砂	凉血		攻泻剂——攻血泻瘀药	眼科应用药	明目剂	明目剂	眼科应用药	理血之剂	
益母草	下血		清凉剂——轻清血热药	收敛药	理血剂	理血剂	收敛药	理血之剂	
饴糖	温补			强壮药		补养剂		补养之剂	
益智	温散	杂录	温热剂——温健中气药（仁）	强壮药	补养剂（仁）	补养剂（仁）	强壮药	逐寒之剂	

药名	《本草汇纂》	《化学实验新本草》	《实验药物学》	《新本草纲目》	《中国药物学》	《中国药物学集成》	《最新实验药物学正续编》	《本草用法研究》	《大同药物学》
薏苡仁	平泻	强壮剂	通利剂—通气利利尿药	强壮药	利尿剂	利尿剂	强壮药	利水之剂	补益类
薏苡根			开透剂—轻清透络药						
茵陈	泻湿	利尿剂	通利剂—通气利利尿药	利尿药	利尿剂	利尿剂	利尿药	利水之剂	利尿类
茵藤	驱风			镇痛药	诸剂				
阴阳水	平泻		和解剂—和解表里药						
银硃	杀虫	变质剂				变质剂		搜湿之剂	外科类
银柴胡	凉血		清凉剂—轻清血热药					发表之剂	
淫羊藿	补火			强壮药	补养剂	补养剂	强壮药	扶阳之剂	补益类
罂粟壳		收敛剂		收敛药	收敛剂	收敛剂	收敛药	麻醉之剂	
禹余粮	温涩			收敛药	收敛剂	收敛剂	收敛药	收涩之剂	
榆白皮	滋水	缓利剂	通利剂—通利淋浊药	利尿药			利尿药	润燥之剂	

续表

药名＼著作（效用）	《本草汇纂》	《化学实验新本草》	《实验药物学》	《新本草纲目》	《中国药物学》	《中国药物学集成》	《最新实验药物学正续编》	《本草用法研究》	《大同药物学》
郁金	下血		开透剂——幽香开窍药	收敛药	理血剂	理血剂	收敛药	调气之剂	通瘀类
郁李仁	下血		攻泻剂——气滞水药	利尿药	下剂、润燥剂	润燥剂		润燥之剂	通便类
郁李皮		强壮剂					强壮药		
远志	补火	祛痰剂	消化剂——消痰温化药	祛痰药	补养剂	补养剂	祛痰药	安神之剂	化痰类
云母石	镇虚			杂药					
芸香		兴奋剂		镇痉药			镇痉药	补养之剂	
藏红花			温热剂——温和血分药					理血之剂	
皂矾		防腐及消毒药				消毒剂			
皂刺			开透剂——轻清透络药					涌吐之剂	
皂荚	驱风			冲动药	祛风剂	祛风剂	冲动药	涌吐之剂	化痰类
皂荚子			攻泻剂——气滞水药					涌吐之剂	

效用药名	《本草汇纂》	《化学实验新本草》	《实验药物学》	《新本草纲目》	《中国药物学》	《中国药物学集成》	《最新实验药物学正续编》	《本草用法研究》	《大同药物学》
蚤休	解毒				消毒剂	消毒剂		泻火之剂	外科类
杜心土	温散		温热剂—和血分药	收敛药	诸剂	杂剂	收敛药	理血之剂	
泽兰	温血		温热剂—和血分药		理血剂	理血剂		理血之剂	宣通类
泽漆			通利剂—通利淋浊药	利尿药		下剂	利尿药		
泽泻	泻湿			利尿药	利尿剂	利尿剂	利尿药	利水之剂	利尿类
樟脑	温散	兴奋剂	发散剂—解散风毒药	兴奋药	兴奋剂	兴奋剂	兴奋药	搜湿之剂	宣通类
蝼蛄			消化剂—消化虫积药						
赭石	镇痉			收敛药	诸剂	杂剂	收敛药	调气之剂	镇痉类
浙贝母			消化剂—消痰温化药	祛痰药	除痰剂	除痰剂	祛痰药	化痰之剂	化痰类
珍珠	泻热			眼科应用药	明目剂	明目剂	眼科应用药	安神之剂	镇痉类
珍珠母								熄风之剂	

续表

药名	效用	《本草汇纂》	《化学实验新本草》	《实验药物学》	《新本草纲目》	《中国药物学》	《中国药物学集成》	《最新实验药物学正续编》	《本草用法研究》	《大同药物学》
知母	泻火			清凉剂——凉气热热药	解热药	解热剂	解热剂	解热药	清暑之剂	利尿类
栀子	泻火			开透剂——轻透清络药	解热药	解热剂	解热剂	解热药	泻火之剂	除热类
枳壳	下气			消化剂——消食清化药		理气剂	理气剂		调气之剂	
枳实	下气			消化剂——消食化药	祛痰药	理气剂	理气剂	祛痰药	调气之剂	导滞类
枳椇子				消化剂——消化酒毒药	利尿药			利尿药	润燥之剂	
朱砂			变质剂				变质剂		安神之剂	外科类
猪苓	泻湿			通利剂——利淋泄药	利尿药	利尿剂	利尿剂	利尿药	利水之剂	利尿类
猪肉	滋水					补养剂	补养剂		补养之剂	
猪尾血	凉血			开透剂——大凉透络药						

续表

著作＼药名（效用）	《本草汇纂》	《化学实验新本草》	《实验药物学》	《新本草纲目》	《中国药物学》	《中国药物学集成》	《最新实验药物学正续编》	《本草用法研究》	《大同药物学》
猪胆汁			清凉剂—大凉血热药						通便类
竹沥	降痰		消化剂—痰清化药（浓）	祛痰药	祛剂	祛风剂		化痰之剂	化痰类
竹茹	泻热		开透剂—轻清透络药	收敛药	解热剂	解热剂		清暑之剂	
苎麻根		收敛剂	通利剂—通淋浊浊药					泻火之剂	
紫草	凉血		开透剂—轻清透络药	解毒药	理血剂	理血剂	解毒药	理血之剂	
紫菀	泻痰			祛痰药	除痰剂	除痰剂	祛痰药	调气之剂	止咳类
紫河车								补养之剂	
紫荆皮			消化剂—消淡清化药					理血之剂	
紫砂糖	温血			通经药	理血剂	理血剂	通经药	润燥之剂	
紫参	下血							理血之剂	

续表

著作 / 效用 / 药名	《本草汇纂》	《化学实验新本草》	《实验药物学》	《新本草纲目》	《中国药物学》	《中国药物学集成》	《最新实验药物学正续编》	《本草用法研究》	《大同药物学》
紫苏	散寒		发散剂（温散风寒药）	解毒药	发汗剂	发汗剂	解毒药	发表之剂	解表类
紫苏子				解毒药			解毒药		
紫檀香	温散		消化剂——消淤温化药					理血之剂	
紫石英	平散			强壮药	诸剂	杂剂	强壮药	逐寒之剂	镇痉类
紫花地丁			清凉剂——轻清血热药		消毒剂	消毒剂		泻火之剂	
自然铜	下血				诸剂	杂剂		理血之剂	外科类
棕榈皮	新增				理血剂	理血剂		收涩之剂	

参考文献

史料文献

（唐）苏敬等撰，尚志钧辑校：《新修本草（辑复本）》，安徽科学技术出版社 1981 年版。

（明）李时珍：《本草纲目》，万历二十四年金陵胡成龙刻本。

（明）缪希雍：《先醒斋医学广笔记》，上海卫生出版社 1958 年版。

（清）孔继良译撰，[美] 嘉约翰校正：《新增西药略释》，广州博济医局 1886 年版。

（清）陆以湉：《冷庐医话》，上海科学技术出版社 1959 年版。

（清）沈萍如：《鲒残篇》，载裘庆元辑《三三医书》第 3 集，中国中医药出版社 2012 年版。

（清）屠道和：《本草汇纂》，长沙思贤书局 1903（光绪癸卯）年版。

（清）韦协梦：《医论三十篇》，清道光刻本。

（清）吴其濬：《植物名实图考》，上海商务印书馆 1957 年版。

（清）吴汝纶：《桐城吴先生全书·尺牍一》，光绪甲辰桐城吴氏家刻本。

（清）徐大椿：《洄溪医案·医学源流论》，中国书店 1987 年版。

安干青：《药铺有代顾客煎药之必要》，《北京医药月刊》第 2 期，1939 年。

安冠英等：《中华百年老药铺》，中国文史出版社 1993 年版。

包伯寅：《致本会书》，《医学杂志》第 4 期，1921 年。

包农辅：《上张南通意见书》，《医学杂志》第 6 期，1922 年。

蔡壬奇：《从改良医药说到佛慈药厂》，《医铎》第 1 卷第 3 期，1936 年。

蔡士侯：《药用植物》，《客观》第 10 期，1946 年。

蔡元培：《〈现代本草生药学〉序》，载赵燏黄、徐伯鋆编著《现代本草生药学》上编，中华民国药学会 1934 年版。

曹炳章：《曹炳章自传》，《华西医药杂志》第 2 卷第 1 期，1947 年。

曹炳章：《中华本草历代变迁》，《中国出版月刊》第 2 卷第 4—6 期，1934 年。

曹伯荫：《中医参用西药注射之我见》，《松江县中医师公会会刊》第 6 期，1947 年。

曹三：《忆先贤钟宪鬯先生》，《宁波人》第 6 期，1946 年。

岑志湘：《煎药与服药》，《家庭医学杂志》第 2 卷第 9 期，1931 年。

常山种植实验场：《农林部中央林业实验所常山种植实验场周年工作概况》，《推广专刊》第 2 期，1946 年。

陈存仁：《津津有味谭·素食卷》，广西师范大学出版社 2006 年版。

陈存仁：《银元时代生活史》，上海人民出版社 2000 年版。

陈存仁主编：《中国药学大辞典》，世界书局 1935 年版。

陈继武编：《中西验方新编》，台北新文丰出版公司 1977 年版。

陈潘：《论葶苈子》，《中西医学报》第 2 期，1910 年。

陈克、岳宏主编：《新军旧影：清末新军照片文献资料选》，天津古籍出版社 2008 年版。

陈学鹏、周路山：《刘明：本草天地耕耘人》，载徐皖生主编《中医药治学经验录》，中国中医药出版社 1993 年版。

粹华：《月缺重圆》，《绍兴医药学报星期增刊》第 122 号，1922 年。

丁福保：《〈二十世纪新本草〉序》，《申报》1908 年 3 月 17 日。

丁福保：《〈药物学纲要〉绪言》，《申报》1908 年 3 月 25 日。

丁福保：《畴隐居士自传》，上海诂林精舍出版部 1948 年版。

丁福保编纂：《家庭新本草》，上海医学书局 1929 年版。

丁福保编译：《新本草纲目》，上海医学书局 1930 年版。

丁福保译述：《化学实验新本草》，上海文明书局 1909 年版。

董振舜：《杭州产药用植物初步调查录（续）》，《药报》第 43 期，1935 年。

董振舜：《杭州产药用植物初步调查录》，《药报》第 42 期，1935 年。

杜子良：《中西药性论》，《神州医药学报》第 2 卷第 2 期，1914 年。

峨峰山人编译：《药用植物栽培法（一）》，《健社月刊》第 2 卷第 1 期，1936 年。

峨山林业试验场：《峨山药用植物调查》，《建设周讯》第 7 卷第 23 期，1939 年。

方尧章：《药用作物学》，上海新学会社 1913 年版。

费普炎：《针疗谈》，《吴兴国医周刊》第 58 期，1932 年。

费泽尧：《齿痛治验方论》，《医学杂志》第 6 期，1922 年。

费泽尧：《伤寒结胸痞气研究之吾见》，《医学杂志》第 6 期，1922 年。

冯明政：《玉慧观先生略历》，《海潮音》第 14 卷第 9 期。

佛慈药厂：《科学国药》第 2 集，上海佛慈药厂 1933 年版。

佛慈药厂：《科学国药》第 3 集，上海佛慈药厂 1936 年版。

佛慈药厂：《中风之病理与海藻晶之药理》，上海佛慈药厂 1933 年版。

傅再希：《致本会书》，《医学杂志》第 12 期，1923 年。

高凌：《外国科学之伟大》，《立言画刊》第 76 期，1940 年。

高思潜：《甲鱼滋阴的原因》，《绍兴医药学报》第 10 卷第 12 期，1920 年。

高思潜：《人参之成分与功效》，《医学杂志》第 13 期，1923 年。

葛荫春：《论中医急宜设法采访新药》，《医学杂志》第 19 期，1924 年。

耿鉴庭：《关于煎药》，《中医新生命》第 28 期，1937 年。

耿鉴庭：《记江苏省立医政学院药物试植场》，《明日医药》第 3 卷第 1 期，1937 年。

工商部上海工商辅导处调查资料编辑委员会编：《制药工业》，上海
　　工商印书馆 1948 年版。

管光地：《当归生药源考》，《药讯期刊》第 5 期，1947 年。

广人：《关于中医应否使用注射器注射剂之商榷》，《广东医药旬刊》
　　第 1 卷第 15—16 期，1942 年。

郭敏清：《药物学讲义》，私立山东国医专科学校 1936 年版。

郭若定：《汉药新觉（增订本）》，上海科学技术文献出版社 2010
　　年版。

郭若定编著：《汉药新觉》上集第 1 册，北平郭氏医所 1937 年版。

何廉臣：《实验药物学》，浙江中医专门学校 1924 年版。

何时希编著：《名医何鸿舫事略及墨迹》，学林出版社 1988 年版。

洪佩纶：《药学一斑》，《中西医学报》第 3 期，1910 年。

胡安邦编：《药性大辞典》，上海中央书店 1939 年版。

胡德茂：《生药与化学药在治疗上之利弊》，《医学杂志》第 90 期，
　　1936 年。

胡定安、赵燏黄：《关于"生药学"的二封信》，《新医药》第 2 卷
　　第 6 期，1934 年。

胡康年：《整理国医国药之我见》，载华北国医学院编《华北国医学
　　院第一届毕业纪念刊》，华北国医学院 1935 年版。

胡真编著：《山草药指南》，广东科技出版社 2009 年版。

华润龄：《吴门医派》，苏州大学出版社 2004 年版。

桦：《中尾博士药学演讲》，《药报》第 42 期，1935 年。

槐荫：《防疫处创设药用植物园之用意》，《陕西卫生月刊》第 1 卷
　　第 8 期，1936 年。

黄国材：《生药与化学药在治疗上之利弊》，《医学杂志》第 90 期，
　　1936 年。

黄劳逸：《生石膏对于人体有否功效论》，《新医药刊》第 45 期，
　　1936 年。

黄胜白：《汤姆斯先生东游记之一：欢迎筹备会纪事》，《同德医药学》第 6 卷第 6 期，1923 年。

黄胜白：《西医利用中药的问题》，《同德医学》第 1 卷第 3 期，1920 年。

黄瑛：《近代上海著名中医实业家李平书》，《中医药文化》第 5 期，2011 年。

黄永平问，编者答：《栽药用植物可否有专书》，《建设周讯》第 7 卷第 5 期，1938 年。

寄痕：《参观粹华制药厂记》，《申报》1922 年 2 月 9 日第 20 版。

蒋得保、邱梦觉：《安化药用植物之调查（一）》，《修农》第 29 期，1941 年。

蒋维乔：《钟宪鬯先生传》，《群雅》第 2 卷第 2 期，1941 年。

蒋文芳：《序言》，载《中国医学院第四届毕业纪念刊》，上海中国医学院事务处 1933 年版。

蒋玉伯：《中国药物学集成》，国药研究社 1935 年版。

劲：《中国药材急宜改良》，《申报》1920 年 12 月 17 日第 17 版。

经利彬、石原皋：《玄参之药理作用》，《国立北平研究院生理学研究所中文报告汇刊》第 2 卷第 5 号，1936 年。

经利彬、石原皋、李登榜：《数种主治消渴本草植物对于血糖之影响》，《国立北平研究院生理学研究所中文报告汇刊》第 3 卷第 1 号，1936 年。

经利彬、吴征镒、匡可任等编著：《滇南本草图谱》，云南科技出版社 2007 年版。

荆印山：《北京西山一带产药用植物》，《中法教育界》第 7 期，1927 年。

孔繁荣：《"上海佛慈制药厂"迁兰三十年》，载《甘肃文史资料选辑》第 33 辑，甘肃人民出版社 1991 年版。

孔庆莱等编：《植物学大辞典》，上海商务印书馆 1918 年版。

兰州佛慈制药股份有限公司编：《科学国药：用药指南》，甘肃人民出版社 2009 年版。

乐民成：《国药世家三百年》，中国中医药出版社 2012 年版。

黎伯概：《中药整理运用谈》，《医药月刊》第 5 期，1930 年。

黎年祉：《煎药与服药》，载《中国医学院第四届毕业纪念刊》，上
　　海中国医学院事务处 1933 年版。

李承祜：《安顺之药用植物（未完）》，《药学季刊》第 1 期，1942 年。

李承祜：《安顺之药用植物（续）》，《药学季刊》第 2 期，1943 年。

李承祜：《生药学系》，《军医杂志》第 2 卷第 3—4 期，1942 年。

李承祜：《洋地黄之栽培》，《药学季刊》第 7—8 期，1944 年。

李嘉和：《从中药单味提取说起》，《中成药研究》第 10 期，1983 年。

李健颐：《用中药注射之进步》，《现代医药》第 2 卷第 8 期，1935 年。

李健颐：《用中药注射之新发明》，《国医公报》第 2 卷第 7 期，1935 年。

李景河：《晓庄药物种植实验区之沿革》，《药报》第 41 期，1934 年。

李克蕙：《国医的科学丛书·药理篇》，吉安李克蕙诊所 1942 年版。

李克蕙：《说假话卖真药：毁誉中医的焦点所在》，《医学导报》第
　　9—10 期，1947 年。

李克蕙：《为中国医药之发明谨告立法委员书》，《医界春秋》第 10
　　卷第 12 期，1936 年。

李钟珏：《且顽七十岁自叙》，载北京图书馆编《北京图书馆藏珍本
　　年谱丛刊》第 183 册，北京图书馆出版社 1999 年版。

林大燮：《论中医宜一变汤液之制》，《中西医学报》第 8 期，1910 年。

林德仁：《新生药掘发》，《明日医药》第 3 卷第 1 期，1937 年。

林君宜：《记注射不瘳之病为中药治愈二案》，《医药月刊》第 12
　　期，1931 年。

刘绍光、张发初、张耀德：《贝母之药理研究续报，第三报告：浙贝
　　母甲种赝碱对于肺枝气管肌之作用》，《中华医学杂志》第 22 卷第
　　2 期，1936 年。

刘式乔：《本所常山种植实验场成立三周年来工作概况》，《林业通
　　讯》第 13 期，1948 年。

刘式乔：《黄常山六种田间试验初步报告摘要》，《新中华医药月刊》

第 2 卷第 6—7 期，1947 年。

刘式乔：《金佛山黄常山种植概况》，《新中华医药月刊》第 2 卷第 6—7 期，1947 年。

刘寿山：《补记赵燏黄轶事》，《药学通报》第 19 卷第 6 期，1984 年。

刘寿山主编：《中药研究文献摘要（1820—1961）》，科学出版社 1963 年版。

陆渊雷：《国药杂忆》，《医报》第 2 卷第 1 期，1934 年。

陆渊雷：《陆渊雷先生来函》，《杏林医学月报》第 1 期，1929 年。

陆渊雷：《陆氏论医集》卷 3，上海陆渊雷医室 1933 年版。

陆渊雷：《脏腑论》，《医光》第 1 卷第 1 期，1928 年。

陆渊雷：《脏腑论（续）》，《医光》第 1 卷第 2 期，1929 年。

陆渊雷：《中药新典弁言》，《明日医药》第 4 卷第 1 期，1947 年。

陆渊雷：《中医的前途》，《南汇医学月刊》第 2 卷第 12 期，1949 年。

马荫良：《医药小谈》，《申报》1929 年 12 月 17 日第 17 版。

米焕章：《煎药法之研究》，《医学杂志》第 37 期，1927 年。

潘智澄：《中医改用成药征求同志》，《同济》第 2 期，1918 年。

庞京周：《注射与打针的不同》，《家庭》第 1 期，1922 年。

裴鉴：《青霉菌及其他抗生性植物》，《科学》第 28 卷第 2 期，1946 年。

裴鉴：《谈常山》，《青年与科学》第 2 卷第 2 期，1945 年。

裴鉴：《鸦胆子》，《科学世界》第 16 卷第 2 期，1947 年。

裴鉴：《中国药用植物图志（一）》，《科学》第 20 卷第 6 期，1936 年。

裴鉴：《中国药用植物图志（二）》，《科学》第 20 卷第 12 期，1936 年。

裴鉴编著：《中国药用植物志》（第一册），中国科学社生物研究所 1939 年版。

秦伯未编：《常用中药手册》，上海中医书局 1954 年版。

秦伯未：《接方与送药》，《现代国医》第 1 卷第 6 期，1931 年。

秦伯未：《药物学讲义》，上海秦氏同学会 1930 年版。

全国经济委员会卫生实验处编印：《药物研究室工作报告——二十三
　　年份》，1935 年。

冉雪峰：《范氏〈本草便读〉序》，《医学杂志》第 28 期，1925 年。

冉雪峰：《冉雪峰医著全集·方药》，京华出版社 2004 年版。

阮其煜：《中医拉杂谈》，《广济医刊》第 4 卷第 1 期，1927 年。

阮其煜、王一仁、董志仁：《本草经新注》，上海千顷堂书局 1935
　　年版。

山西中医改进研究会：《致上海粹华制药公司董事长李平书先生缄》，
　　《医学杂志》第 6 期，1922 年。

上海市医药公司等编著：《上海近代西药行业史》，上海社会科学院
　　出版社 1988 年版。

上海通志编纂委员会编：《上海通志》第 3 册，上海人民出版社、上
　　海社会科学院出版社 2005 年版。

上海图书馆编：《上海图书馆藏历史原照（下）》，上海古籍出版社
　　2007 年版。

邵公佑：《本校药用植物园之复兴观》，《药报》第 43 期，1935 年。

邵公佑：《中国今日急应栽培药用植物》，《药报》第 47 期，1937 年。

沈崇斌：《煎药法之研究》，《镇江医学公会月刊》第 24 期，1929 年。

沈仲圭：《胃欲寒饮说》，《医学杂志》第 31 期，1926 年。

施济群：《欧美学者研究中国医药之努力》，《医药年刊》，1940 年。

施济群：《中医之基业》，《医药年刊》，1940 年。

时从夏：《河南药用植物及禹县药材之调查》，《国立河南大学学术
　　丛刊》第 1 期，1943 年。

史公山编：《药用植物栽培法》，上海商务印书馆 1936 年版。

史济行：《煮药新法》，《卫生报》第 64 期，1929 年。

释印顺：《太虚大师年谱》，中华书局 2011 年版。

守志：《追悼玉慧观居士大会纪事》，《海潮音》第 14 卷第 9 期。

寿守型：《读〈内经〉杂记三则》，《医学杂志》第 12 期，1923 年。

宋大仁：《研究中国方剂应取之途径》，《中西医药》第 30 期，1946 年。

宋鞠舫：《集锦录·第五章·有志者事竟成》，《吴兴国医周刊》第 9 期，1930 年。

诵穆：《〈现代本草生药学〉之展阅》，《中医新生命》第 18 期，第 20—23 期，1936 年。

孙醒东等：《常山种植专号》，《新中华医药月刊》第 2 卷第 6—7 期，1947 年。

孙玉声：《退醒庐笔记》，台北文海出版社 1972 年版。

谭次仲：《中医与科学·中药性类概说》，上海中西医药图书社 1947 年版。

谭守仁：《现代本草生药学编辑之经过》，《新医药刊》第 10 期，1933 年。

汤济良：《煎药商榷》，《卫生杂志》第 25 期，1935 年。

同春堂国药号编辑部编：《煎药之研究》，上海同春堂 1936 年版。

顽铁：《新发明粹华药水之溯源》，《绍兴医药学报星期增刊》第 100 号，1921 年。

顽铁：《咏粹华杏仁精》，《戏杂志》第 4 期，1922 年。

汪浩权：《石膏》，《华西医药杂志》第 1 卷第 3 期，1946 年。

王发明：《李天禄传略》，载中国人民政治协商会议云南省易门县委员会文史资料编辑委员会编《易门县文史资料选辑》（第 9 辑），易门县委员会文史资料编辑委员会 2005 年版。

王吉民：《哲学博士伊博恩传》，《中华医学杂志》第 35 卷第 11—12 期，1949 年。

王少楠：《改进中医说》，《医学杂志》第 23 期，1925 年。

王绍文：《悼日本理学博士、药学博士长井长义先生》，《天津特别市卫生局月刊》第 1 卷第 2 期，1929 年。

王世深：《永安药用植物调查报告》，《新农季刊》第 3 卷第 5 期，1944 年。

王一仁：《我对中医所感想者》，《浙江中医专门学校校友会会刊》
　　第 6 期，1933 年。

王一仁：《修习国医学书籍要目概说》，《中国出版月刊》第 2 卷第
　　4—6 期，1934 年。

王一仁：《饮片新参序》，《医药卫生月刊》第 33—34 期，1935 年。

王泽敷：《中西医疗法观》，载华北国医学院编《华北国医学院第一
　　届毕业纪念刊》，华北国医学院 1935 年版。

王仲和：《中西医学理同而说异之一端》，《医学杂志》第 27 期，
　　1925 年。

卫生部编：《中华药典》，上海中华书局 1930 年版。

苇舫：《佛教访问团日记》，载太虚《太虚大师全书》第 32 卷，宗
　　教文化出版社 2005 年版。

慰民：《访打针师傅记》，《民众医报》第 9 期，1931 年。

温敬修：《汇症药用植物学自序》，《医铎》第 1 卷第 8 期，1936 年。

温敬修编：《最新实验药物学正续编》，上海中医书局 1936 年版。

文化部古文献研究室、安徽阜阳地区博物馆阜阳汉简整理组：《阜阳
　　汉简〈万物〉》，《文物》第 4 期，1988 年。

吴承洛：《中国之化学药品及化学工业原料》，《经济建设季刊》第 1
　　卷第 4 期，1943 年。

吴汉仙：《医界之警铎》下编，长沙市国医公会、长沙民智书局 1931
　　年版。

相里规：《红升白降丹之煅炼法与功效》，《医学杂志》第 11 期，
　　1923 年。

相里规：《红升白降丹之煅炼法与功效（续）》，《医学杂志》第 12
　　期，1923 年。

萧步丹撰：《岭南采药录》，广东科技出版社 2009 年版。

谢斐予：《检讨石膏在治疗上之价值》，《中国医药》第 1 卷第 7 期，
　　1939 年。

谢筠寿：《佛慈药厂的出品是真正科学化吗?》，《社会医报》第 175

期，1932 年。

谢璿编著：《中西医学速成法》，上海会文堂书局 1923 年版。

徐日新：《对畏惧打针的人说几句》，《民众医报》第 12 期，1931 年。

徐召南：《覆高思潜君缄》，《医学杂志》第 14 期，1923 年。

许晚成：《战后上海暨全国各大工厂调查录》，龙文书店 1940 年版。

阎子珩：《新药物学纂要序》，载卢谦编《新药物学纂要》，天津卢
　　氏医院 1933 年版。

杨焕文：《神农时代之医药》，《医学杂志》第 33 期，1926 年。

杨阶三：《杨如侯著灵素生理新论序二》，《医学杂志》第 15 期，
　　1923 年。

杨念萱：《医界珍闻》，《国医评论》第 1 卷第 4 期，1933 年。

杨叔澄：《中国制药学大纲》，北京中药讲习所 1938 年版。

杨叔澄编述，肖红艳整理：《中药大义：中国药物学》，学苑出版社
　　2012 年版。

杨赞民：《改良煎剂刍议（一）》，《医林一谔》第 3 卷第 4 期，
　　1933 年。

杨赞民：《改良煎剂刍议（二）》，《医林一谔》第 3 卷第 5 期，
　　1933 年。

杨赞民：《改良煎剂刍议（六）》，《医林一谔》第 3 卷第 10 期，
　　1933 年。

杨志一：《中央国医馆故编审委员李克蕙先生小传》，《华西医药杂
　　志》第 1 卷第 9 期，1946 年。

叶瀚：《物类释·草木植物》，《蒙学报》第 2 期，1897 年。

叶劲秋：《药质与药性》，《卫生报》第 2 卷第 25 期，1930 年。

叶劲秋：《叶劲秋君致本会缄》，《医学杂志》第 29 期，1926 年。

叶明东：《粹华制药厂总视察报告》，《经济汇报》第 2 卷第 2 期，
　　1923 年。

佚名：《本会致中华医药联合会意见书》，《南京医学报》第 5 期，
　　1912 年。

佚名：《兵信西药》，《卫生学报》第 2 期，1906 年。

佚名：《参观粹华制药厂》，《医药杂志》第 5 卷第 3 期，1922 年。

佚名：《参观粹华制药厂记》，《绍兴医药学报星期增刊》第 106 号，1922 年。

佚名：《陈列所研究会消息》，《申报》1921 年 11 月 30 日第 14 版。

佚名：《筹设药用植物试验场计划》，《浙江农业》第 36—39 期，1941 年。

佚名：《粹华药水之说明》，《绍兴医药学报星期增刊》第 100 号，1921 年。

佚名：《粹华制药厂之大宴客》，《绍兴医药学报星期增刊》第 103 号，1922 年。

佚名：《代客煎药》，《医界春秋》第 8 卷第 8 期，1934 年。

佚名：《灯节谈虎》，《申报》1922 年 2 月 15 日 17 版。

佚名：《发起编订〈中药经〉》，《绍兴医药学报星期增刊》第 76 号，1921 年。

佚名：《福州药商反对代售佛慈药品近闻》，《光华医药杂志》第 3 卷第 6 期，1936 年。

佚名：《复旦大学栽培及炼制药用植物》，《农业推广通讯》第 1 卷第 1 期，1939 年。

佚名：《覆尹医天民先生书》，《医学杂志》第 5 期，1922 年。

佚名：《各地爱读本刊者肖影之二》，《医界春秋》第 49 期，1930 年。

佚名：《关山林区试种药用植物》，《陕农月报》第 1 卷第 1 期，1940 年。

佚名：《国医学校学生采取药用植物》，《光华医药杂志》第 3 卷第 7 期，1936 年。

佚名：《欢迎由美归来之陈克恢博士》，《星华》第 1 卷第 9 期，1936 年。

佚名：《记王祖德在青年会之演说》，《申报》1922 年 11 月 9 日 17 版。

佚名：《煎药法》，《国医卫生半月刊》第 1 期，1939 年。

佚名：《江苏省立医政学院各重要部份摄影》，《江苏教育》第 4 卷第 11 期，1935 年。

佚名：《教务主任陆渊雷》，《上海国医学院辛未级毕业纪念刊》，1931 年。

佚名：《李平书铜像模》，《美育杂志》第 3 期，1929 年。

佚名：《利济为怀》，《申报》光绪九年四月十八日（1883 年 5 月 24 日）。

佚名：《利用寒假栽种药用植物》，《同济校刊》第 11 期，1949 年。

佚名：《论天津增设医院并及扬州考试医生事》，《申报》光绪辛巳九月初十日（1881 年 11 月 1 日）第 1 版。

佚名：《论中西医学之异》，《申报》光绪十三年六月十一日（1887 年 7 月 31 日）第 1 版。

佚名：《民国医界名人录（13）》，《同仁医学》第 3 卷第 7 期，1930 年。

佚名：《莫名其妙》，《医界春秋》第 34 期，1929 年。

佚名：《南市粹华制药厂之参观多》，《申报》1922 年 4 月 26 日 15 版。

佚名：《南溪县府改良药用植物》，《四川农业》第 1 卷第 8 期，1934 年。

佚名：《农林部中央林业实验所常山种植实验场周年纪念全体战警摄影》，《新中华医药月刊》第 2 卷第 6—7 期，1947 年。

佚名：《阮其煜医师玉照》，《立兴杂志》第 5 期，1931 年。

佚名：《上海粹华制药厂》，《时报图画周刊》第 110 期，1922 年。

佚名：《社友消息》，《社友》第 54 期，1936 年。

佚名：《时人汇志·裴鉴》，《国闻周报》第 10 卷第 50 期，1933 年。

佚名：《武术会参观粹华制药厂》，《申报》1922 年 11 月 19 日 17 版。

佚名：《西医使用中药注射收特效》，《光华医药杂志》第 2 卷第 1 期，1934 年。

佚名：《药科教室及药用植物园之一部》，《医药学生》第 1 期，1934 年。

佚名：《药科一二年级学生赴花坞采集生药》，《浙江省立医药专门学校》第 2 期，1935 年。

佚名：《药物学系》，《协医校刊》第 3 期，1931 年。

佚名：《药物种植试验场征集药用植物》，《广西健社医学月刊》第 3 卷第 8 期，1938 年。

佚名：《药友三百人传——赵燏黄》，《药友》第 2 卷第 6 期，1937 年。

佚名：《伊博恩博士逝世》，《新医学报》第 1—3 期，1949 年。

佚名：《医论》，《申报》同治壬申四月十七日（1872 年 5 月 23 日）第 1 版。

佚名：《医院说》，《申报》光绪九年六月十七日（1883 年 7 月 20 日）第 1 版。

佚名：《益智录》，《杭州白话报》第 2 卷第 7 期，1902 年。

佚名：《曾广方》，《药友》第 1 卷第 7 期，1936 年。

佚名：《中西医学研究会会员题名录》，《中西医学报》第 5 期，1910 年。

佚名：《中央军医学校》，《今日中国》第 2 卷第 11 期，1940 年。

于凌波：《中国近现代佛教人物志》，宗教文化出版社 1995 年版。

余云岫：《科学的国产药物研究之第一步（未完）》，《学艺》第 2 卷第 4 期，1920 年。

余云岫：《科学的国产药物研究之第一步（续前）》，《学艺》第 2 卷第 5 期，1920 年。

於达准：《江苏省立医政学院附设药物试植场过去一年之工作概况》，《医事公论》第 4 卷第 15 期，1937 年。

袁云瑞：《本校鲜药展览会之意义》，《苏州国医杂志》第 11 期，1936 年。

曾广方讲，王铭鼎、聂志农笔记：《中国本草科学之研究》，《社会医药》第 2 卷第 9 期，1935 年。

张炳翔：《创制精液丹丸汤饮药汁说》，《医学杂志》第 10 期，1922 年。

张汝伟：《与上海粹华制药厂书》，《绍兴医药学报》第 12 卷第 1 期，1922 年。

张山雷：《张山雷先生致本会理事长书》，《医学杂志》第 19 期，
　1924 年。

张叔彭：《张叔彭先生致本会书》，《医学杂志》第 8 期，1922 年。

张廷栋：《中药西制之嚆矢》，《医药杂志》第 5 卷第 1 期，1922 年。

张锡纯：《辨东人猪子氏论人参》，《医学杂志》第 5 期，1922 年。

张锡纯：《羚羊角辨》，《医学杂志》第 23 期，1925 年。

张锡纯：《石膏论》，《医学杂志》第 7 期，1922 年。

张锡纯著，河北省卫生工作者协会审订：《医学衷中参西录》第 2
　册，河北人民出版社 1957 年版。

张耀德、张发初、刘绍光：《贝母之药理研究，第一报告：浙贝母素
　之初步药理试验》，《中华医学杂志》第 21 卷第 7 期，1935 年。

张又良：《本校添设药物试植场之经过与现况》，《苏州国医杂志》
　第 11 期，1936 年。

张子清：《答汉药代用西药之指针》，《绍兴医药学报星期增刊》第
　52 号，1921 年。

章次公：《药物学》，谭春雨校注，收入张如青、黄瑛总主编《近代
　国医名家珍藏传薪讲稿·中药类》，上海科学技术出版社 2013
　年版。

赵逸仙：《中西医学竞争论》，《绍兴医药学报》第 14 期，1909 年。

赵幼祥：《评〈现代本草生药学上〉》，《明日医药》第 1 卷第 3 期，
　1935 年。

赵燏黄：《〈重刊古本草食疗本草〉序》，《医药评论》第 59 期，
　1931 年。

赵燏黄：《本草纲目今释（未完）》，《同德医药学》第 5 卷第 5 期，
　1923 年。

赵燏黄：《本草纲目今释（续）》，《同德医药学》第 5 卷第 6 期，
　1923 年。

赵燏黄：《本草纲目今释（续完）》，《同德医药学》第 6 卷第 1 期，
　1923 年。

赵燏黄：《本草药品实地之观察（华北之部别集之一）》，北平研究
　　院生理学研究所 1937 年版。

赵燏黄：《采用国药应付非常时期之代用西药论》，《药报》第 47
　　期，1937 年。

赵燏黄：《东京帝国大学医科大学药科生药学教室侧面之一部》，
　　《科学》第 17 卷第 9 期，1933 年。

赵燏黄：《近年整理本草研究国药之方案及其实例（未完）》，《中
　　华药刊》第 1 卷第 1 期，1939 年。

赵燏黄：《纠正"国药钩吻之研究"》，《国药新声》第 9 期，
　　1939 年。

赵燏黄：《祁州药志（第一集）》，《国立北平研究院生理学研究所
　　中文报告汇刊》第 3 卷第 2 号，1936 年。

赵燏黄：《序黄劳逸氏〈本草学〉》，《新医药刊》第 53 期，1937 年。

赵燏黄：《研究国产药材计划方针》，《医药评论》第 25 期，1930 年。

赵燏黄：《在国立中央研究院纪念周报告中药研究概况》，《新医药
　　刊》第 9 期，1933 年。

赵燏黄：《浙江公立医药专门学校药科汉药目录》，《同德医药学》
　　第 7 卷第 1 期，1924 年。

赵燏黄：《中国新本草图志自序》，《医药评论》第 49 期，1931 年。

赵燏黄：《中央研究院拟设中药研究所计划书》，《医药评论》第 1
　　期，1929 年。

赵燏黄、［日］石户谷勉：《蒙古本草药之原植物》，《"国立"北京
　　大学医学杂志》第 3 卷第 2 期，1941 年。

赵燏黄、［日］石户谷勉、米景森：《蒙疆所产本草药材关于其原植物
　　之考察》，《"国立"北京大学医学杂志》第 4 卷第 2 期，1942 年。

赵燏黄、徐伯鋆：《关于生药学之学术探讨（未完）》，《新医药》
　　第 4 卷第 1 期，1936 年。

赵燏黄、徐伯鋆编著：《现代本草生药学》（上编），中华民国药学
　　会 1934 年版。

郑肖岩著，曹炳章增订：《增订伪药条辨》，绍兴和济药局 1928 年版。

钟观光：《论植物邦名之重要及其整理法》，《国立中央研究院自然历史博物馆丛刊》第 3 卷第 1 期，1932 年。

钟观光：《植物学上应参考之国籍》，《国立浙江大学农学院周刊》第 1 卷第 4 期，1928 年。

周复生：《历代本草书目考》，《华西医药杂志》第 2 卷第 11—12 期，1948 年。

周太炎：《药专药圃植物名录》，《药讯期刊》第 2 期，1943 年。

周筱农：《创立医校宜慎编教科书》，《医学杂志》第 3 期，1921 年。

周咏曾：《提倡栽培药用植物论》，《湖南建设季刊》第 5—6 期，1941 年。

周镇：《粹华制药厂无锡分发行所开业卮言》，《绍兴医药学报星期增刊》第 146 号，1922 年。

周正：《金佛山药用植物之调查》，《新中华医药月刊》第 2 卷第 6—7 期，1947 年。

周志林编：《本草用法研究》，上海中华书局 1941 年版。

朱菊庭：《改良国药谈》，《医界春秋》第 60 期，1931 年。

朱君宜：《鲜药展览会归来》，《苏州国医杂志》第 11 期，1936 年。

朱寿朋：《日人木村康一发明石斛栽培新法》，《医界春秋》第 121 期，1937 年。

子英：《徐重道的代煎药》，《卫生杂志》第 1 期，1932 年。

［美］洪士提反：《万国药方》，上海美华书馆 1886 年版。

［美］粦为仁：《真假人物论》，上海美华书馆 1868 年版。

［日］木村康一：《汉药之研究》，王一木译，《近代杂志》第 1 卷第 1 期，1938 年。

［日］冈西为人：《中国之医药》，《同仁医学》第 12 卷第 1 期，1939 年。

［日］久保田晴光：《汉药之知识》，《中医新生命》第 12 期，1935

年—第 31 期，1937 年。

［日］久保田晴光：《属于防己科之汉和药的研究》，郭光武译，《新医药》第 1 卷第 1 期，1931 年。

［日］铃木幸太郎著，［日］竹中成宪补订：《药物学纲要》，（清）丁福保译，上海中新书局 1908 年版。

［日］小泉荣次郎：《汉药实验谈》，晋陵下工译述，上海医学书局 1926 年版。

［日］中尾万三：《日人的汉药观》，匡麟译，《新中医刊》第 3 卷第 2 期，1940 年。

［意］利类思：《狮子说》，载黄兴涛、王国荣编《明清之际西学文本：50 种重要文献汇编》第 4 册，中华书局 2013 年版。

［英］傅兰雅口述，（清）赵元益笔述：《西药大成》，江南制造局 1887 年版。

［英］合信：《博物新编》，上海仁济医馆 1855 年版。

［英］合信：《西医略论》，上海仁济医馆 1857 年版。

［英］伟烈亚力：《六合丛谈小引》，《六合丛谈》第 1 期，1857 年。

［英］伊博恩编纂，宋大仁译述：《中国药用植物考证：〈本草纲目〉之植物学、化学、药学的考证目录》，《中西医药》第 2 卷第 8 期，1936 年。

Graves, R. H. , *Forty Years in China, or China in Transition*, Baltimore: R. H. Woodward Company, 1895.

Lambuth, Walter R. , *Medical Missions: The Twofold Task*, New York: Student Volunteer Movement for Foreign Missions, 1920.

Read, Bernard E. , *Chinese Medicinal Plants from the Pen Ts'ao Kang Mu A. D. 1596* 本草纲目 *of a Botanical, Chemical and Pharmacological Reference List*, Peking: Peking Natural History Bulletin, 1936.

Read, Bernard E. , *Famine Foods Listed in the Chiu Huang Pen Ts'ao: Giving Their Identity, Nutritional Values and Notes on Their Preparation*, Shanghai: Henry Lester Institute of Medical Reaearch, 1946.

王煥文：「茯苓の成分に就て」、『藥學雜誌』第 327 號、1909 年。

上海自然科學研究所『上海自然科學研究所十周年紀念誌』、上海自然科學研究所、1942 年。

上海自然科學研究所『上海自然科學研究所要覽』、上海自然科學研究所、1936 年。

中尾万三、木村康一「漢藥寫眞集成」第 1 辑、『上海自然科學研究所彙報』1929 年第 1 卷第 2 號。

中尾万三、木村康一「漢藥寫眞集成」第 2 辑、『上海自然科學研究所彙報』1930 年第 1 卷第 5 號。

中尾万三「食療本草の考察」、『上海自然科學研究所彙報』1930 年第 1 卷第 3 號。

研究文献

北京中医学院一九五七年班编：《中药简史》，科学技术出版社 1960 年版。

曹晖：《中国药学会创始会员生平史料考略》，《中国药学杂志》第 38 卷第 2 期，2003 年。

陈兵、邓子美：《二十世纪中国佛教》，民族出版社 2000 年版。

陈新谦、张天禄编著：《中国近代药学史》，人民卫生出版社 1992 年版。

邓铁涛、程之范主编：《中国医学通史·近代卷》，人民卫生出版社 2000 年版。

定宜庄、张海燕、邢新欣：《个人叙述中的同仁堂历史》，北京出版集团公司、北京出版社 2014 年版。

傅维康主编：《中药学史》，巴蜀书社 1993 年版。

高晞：《德贞传：一个英国传教士与晚清医学近代化》，复旦大学出版社 2009 年版。

国家中医药管理局《中华本草》编委会编：《中华本草》第 5 册，上海科学技术出版社 1999 年版。

胡宗刚：《北平研究院植物学研究所史略》，上海交通大学出版社

2010 年版。

李建民主编：《从医疗看中国史》，中华书局 2012 年版。

李尚仁主编：《帝国与现代医学》，中华书局 2012 年版。

梁其姿：《面对疾病：传统中国社会的医疗观念与组织》，中国人民大学出版社 2012 年版。

廖育群：《传统医学纵横谈——漫步在科学与人文之间》，上海交通大学出版社 2014 年版。

廖育群：《古今中医的异与变》，载万辅彬主编《究天人之际、通古今之变——第 11 届中国科学技术史国际学术研讨会论文集》，广西民族出版社 2009 年版。

廖育群：《医者意也：认识中医》，广西师范大学出版社 2006 年版。

廖育群、傅芳、郑金生：《中国科学技术史·医学卷》，科学出版社 1998 年版。

廖育群：《汉代内服药的剂型演变与"汤液"研究》，《自然科学史研究》第 9 卷第 2 期，1990 年。

廖育群编著：《吉益东洞：日本古方派的"岱宗"与"魔鬼"》，上海交通大学出版社 2009 年版。

刘德荣、王邦彦校辑：《俞慎初著〈中国药学史纲〉评介资料汇编》，1990 年。

刘国杰主编：《中成药学》，中国医药科技出版社 1991 年版。

潘吉星：《中外科学技术交流史论》，中国社会科学出版社 2012 年版。

皮国立：《近代中医的身体观与思想转型：唐宗海与中西医汇通时代》，生活·读书·新知三联书店 2008 年版。

渠时光编：《中国药学简史（初稿）》，沈阳药学院、辽宁省药学会、辽宁省药物研究所 1979 年版。

桑兵：《晚近中国研究的史料与史学》，载教育部社会科学委员会历史学学部编《史学调查与探索》，北京师范大学出版社 2011 年版。

沈伟东：《医界春秋 1926—1937：民国中医变局中的人和事》，广西师范大学出版社 2011 年版。

王锋主编:《中国回族科学技术史》,宁夏人民出版社 2008 年版。

王吉民:《本草纲目译本考证》,《中华医学杂志》第 28 卷第 11 期,
　　1942 年。

王吉民:《李时珍〈本草纲目〉外文译本谈》,《中华医史杂志》第 5
　　卷第 4 期,1953 年。

薛愚主编:《中国药学史料》,人民卫生出版社 1984 年版。

杨念群:《再造"病人":中西医冲突下的空间政治(1832—
　　1985)》,中国人民大学出版社 2013 年版。

于一飞、陈锦正:《钟观光》,载谈家桢主编《中国现代生物学家
　　传》(第 1 卷),湖南科学技术出版社 1985 年版。

余新忠主编:《清以来的疾病、医疗和卫生:以社会文化史为视角的
　　探索》,生活・读书・新知三联书店 2009 年版。

俞慎初:《中国药学史纲》,中华全国中医学会福建分会 1981 年版。

张昌绍:《三十年来中药之科学研究》,《中华医学杂志》第 35 卷第
　　7 期,1949 年。

张昌绍编著:《现代的中药研究》,中国科学史料丛书(现代之部),
　　中国科学图书仪器公司 1953 年版。

张明皋主编:《药学发展简史》,中国医药科技出版社 1993 年版。

张宁:《阿司匹灵在中国:民国时期中国新药业与德国拜耳药厂间的
　　商标争讼》,《中央研究院近代史研究所集刊》第 59 期,2008 年。

张宁:《脑为一身之主:从"艾罗补脑汁"看近代中国身体观的变
　　化》,《中央研究院近代史研究所集刊》第 74 期,2011 年。

张廷模编著:《张廷模临床中药学讲稿》,人民卫生出版社 2010
　　年版。

章国镇:《我国现代本草学和生药学先驱赵燏黄——纪念赵燏黄先生
　　诞生一百周年》,《中药通报》第 9 卷第 2 期,1984 年。

章国镇:《赵燏黄》,载中国科学技术协会编《中国科学技术专家传
　　略・医学编・药学卷 1》,中国科学技术出版社 1996 年版。

赵洪钧：《回眸与反思：中西医结合二十讲》，安徽科学技术出版社 2007 年版。

赵洪钧编著：《近代中西医论争史》，安徽科学技术出版社 1989 年版。

郑金生：《内容提要》，载（明）兰茂著，（清）朱景阳图说《滇南本草图说》，中医古籍出版社 2007 年版。

郑金生：《药林外史》，广西师范大学出版社 2007 年版。

郑金生：《中药》，"图说中医"丛书，人民卫生出版社 2011 年版。

中国科学技术协会学会学术部编：《中医药的科学研究》，中国科学技术出版社 2007 年版。

朱建平主编：《近代中医界重大创新之研究》，中医古籍出版社 2009 年版。

朱建平主编：《中医方剂学发展史》，学苑出版社 2009 年版。

朱晟、何端生：《中药简史》，广西师范大学出版社 2007 年版。

［俄］贝勒（Emil Bretschneider）：《中国植物学文献评论》，石声汉译，国立编译馆 1935 年版。

［美］范发迪：《清代在华的英国博物学家：科学、帝国与文化遭遇》，袁剑译，中国人民大学出版社 2011 年版。

［美］托马斯·海格：《显微镜下的恶魔——第一种抗生素的发现》，肖才德译，湖南科学技术出版社 2011 年版。

［美］约翰·伯纳姆：《什么是医学史》，颜宜葳译，张大庆校，北京大学出版社 2010 年版。

［英］李约瑟：《中国科学技术史·第 6 卷第 6 分册·医学》，刘巍译，科学出版社、上海古籍出版社 2013 年版。

Sean Hsiang-lin Lei, "From Changshan to a New Anti-malarial Drug: Re-networking Chinese Drugs and Excluding Traditional Doctors", *Social Studies of Sciences*, Vol. 29, No. 3, 1999.

Unschuld, Paul U., *Medicine in China: A History of Pharmaceutics*, Berkeley, Los Angeles, London: University of California Press, 1986.

后　记

　　本书是基于笔者 2015 年的博士学位论文《近代科学背景下传统中药知识的嬗变（1840—1949）》完成的。数载光阴匆匆而过，当书稿呈现在眼前，心中百感交集，既有对人事变迁的感怀和追念，更要向历年来为本书提供过各种形式帮助的师友们一一致谢。

　　首先要感谢我在中国科学院自然科学史研究所攻读博士学位时期的导师徐凤先研究员和韩健平研究员。徐老师是一位严谨认真的学者，学风清正、待人至诚，在论文选题方面为我提供了很大的自主空间，并尽最大努力帮我开展研究事宜。韩老师多年从事医学史研究，在论文写作过程中多方提点，为我提供了很多不可或缺的帮助。尤其要感谢的是廖育群研究员，这项研究的选题和进行均离不开他的启发和指导。他不仅提供了诸多关键文献资料，还多次就我的疑惑给出及时而精准的解答，使我获益匪浅。他的亲切关怀和精心指导令我终生难忘。还要特别感谢的是中国中医科学院的郑金生研究员和牛亚华研究员，两位老师在我开题、中期、答辩的各个环节都给予了精心指导，提供了诸多切中肯綮的意见和操作性强的建议，使论文最终得以顺利完成。限于学力水平，对各位老师的意见、建议难免有领会不到之处，因此文中尚存的不足，当然概由笔者负责。

　　读博期间，我一直在中国科学院自然科学史研究所编辑部工作。编辑部主任艾素珍老师对我的工作和学业给予了高度理解和支持，不仅承担了很多本该由我完成的工作，而且在生活上也像家人一样多方关照，为我免除了诸多后顾之忧，令我至今感激不已。此外，我多年参加北京大学科学技术与医学史系张藜教授团队的工作，在学术发展和工作当中多次得到她的悉心指点和关照，使我受益良深。

博士毕业后，因种种原因，我辗转多处，在生活和工作当中几经变故，好在师友们以丰富的同情心和实际行动为我提供了大量帮助，使我得以坚持下来。在此需要感谢的领导、老师、同事还有很多，无法——道及，但笔者永远铭感于心，感谢他们一直以来对我的包容、理解、关心和支持。

2018 年我到北京科技大学科技史与文化遗产研究院工作，一方面工作趋于稳定，另一方面获得学校经费的支持，得以对博士论文进行润色、修改，最终形成书稿。在此过程中，对研究院的领导和同事们提供的大量帮助和便利，笔者深表感谢！此外，在修改书稿的过程中，先后获益于中英学术交流基金和国家留学基金的资助，笔者两度赴英国剑桥李约瑟研究所访学，深深受益于研究所丰富的藏书资源以及学术交流活动，对此铭感于心。

初稿完成后，中国社会科学出版社编辑王丽媛老师认真校阅，提出了诸多宝贵意见，指正了书稿中存在的不少细节错误和不当表述，为本书出版提供了有力保障和便利。

还要特别感谢我的爱人陈丽娟女士提供了周到细致的后勤保障和默默支持，她是我坚强的支撑和奋斗的动力。

此外，还需特别说明的是，本书以有限的资料探讨如此宏大的问题，难免考虑不周、挂一漏万，期待学界同行的批评和建议，共同推进相关研究的开展。

最后，再次向多年来指导我、陪伴我走过这段历程的师友们致以诚挚的谢意！

王传超

2024 年 3 月